U0741343

全国高职高专临床医学专业"十三五"规划教材

（供临床医学、预防医学、口腔医学、护理、助产专业用）

医学计算机应用

主 编　庞　津

副主编　江朝兵　马学涛

编 者　（以姓氏笔画为序）

马学涛（漯河医学高等专科学校）

刘月娟（天津医学高等专科学校）

江朝兵（江苏医药职业学院）

李　琪（山东医药技师学院）

张学刚（广东食品药品职业学院）

庞　津（天津医学高等专科学校）

赵丽坤（长春医学高等专科学校）

郝龙海（黑龙江护理高等专科学校）

中国健康传媒集团

中国医药科技出版社

内 容 提 要

本教材是"全国高职高专临床医学专业'十三五'规划教材"之一。本教材一共 8 个项目，主要包括绪论、计算机基础知识、Windows 7 操作系统及其应用、计算机网络与 Internet 应用、Word 2010 的使用、Excel 2010 的使用、PowerPoint 2010 的使用、医学信息系统等内容。本教材在结构上采用项目分解知识，通过项目的任务分析、相关知识点解析、项目任务的具体实现，深入浅出应用计算机解决实际问题，将技能训练和学生思维的启迪相结合，同时在每个项目设置了学习目标、知识链接、知识拓展、考点提示，使学生不仅明确重点，而且便于向相关领域知识求知。本教材具有针对性强、紧密结合岗位知识和职业能力要求、理论与实践紧密联系、对接全国计算机等级一级 MS Office 考试要求等特点。本教材为书网融合教材。即纸质教材有机融合电子教材、教学配套资源、题库系统、数字化教学服务（在线教学、在线作业、在线考试）。

本教材主要作为高职高专临床医学、预防医学、口腔医学、护理、助产等专业师生的计算机基础教材，也可作为医学生计算机应用基础培训和自学用书。

图书在版编目（CIP）数据

医学计算机应用/庞津主编 . —北京：中国医药科技出版社，2018.8

全国高职高专临床医学专业"十三五"规划教材

ISBN 978 - 7 - 5214 - 0119 - 6

Ⅰ . ①医… Ⅱ . ①庞… Ⅲ . ①计算机应用 - 医学 - 高等职业教育 - 教材 Ⅳ . ①R319

中国版本图书馆 CIP 数据核字（2018）第 060687 号

美术编辑 陈君杞
版式设计 南博文化

出版 **中国健康传媒集团** | 中国医药科技出版社
地址 北京市海淀区文慧园北路甲 22 号
邮编 100082
电话 发行：010 - 62227427 邮购：010 - 62236938
网址 www.cmstp.com
规格 889 × 1194mm ¹⁄₁₆
印张 17
字数 280 千字
版次 2018 年 8 月第 1 版
印次 2019 年 2 月第 2 次印刷
印刷 大厂回族自治县彩虹印刷有限公司
经销 全国各地新华书店
书号 ISBN 978 - 7 - 5214 - 0119 - 6
定价 **39.00 元**

数字化教材编委会

主　编　庞　津
编　者　（以姓氏笔画为序）
　　　　马学涛（漯河医学高等专科学校）
　　　　刘月娟（天津医学高等专科学校）
　　　　江朝兵（江苏医药职业学院）
　　　　李　琪（山东医药技师学院）
　　　　杨朝晖（天津医学高等专科学校）
　　　　张学刚（广东食品药品职业学院）
　　　　庞　津（天津医学高等专科学校）
　　　　赵丽坤（长春医学高等专科学校）
　　　　郝龙海（黑龙江护理高等专科学校）

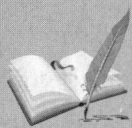

出版说明

为贯彻落实国务院办公厅《关于深化医教协同进一步推进医学教育改革与发展的意见》（〔2017〕63号）等有关文件精神，不断推动职业教育教学改革，推进信息技术与医学教育融合，加强医学人才培养，使职业教育切实对接岗位需求，教材内容与形式及呈现方式更加切合现代职业教育需求，适应"3+2"等多种临床医学专科教育人才培养模式改革要求，大力提升临床医学人才培养水平和教育教学质量，培养满足基层医疗卫生服务要求的临床医学专业人才，在教育部、国家卫生健康委员会、国家药品监督管理局的支持下，在本套教材建设指导委员会和评审委员会顾问、华中科技大学同济医学院文历阳教授，主任委员、厦门医学院王斌教授等专家的指导和顶层设计下，中国健康传媒集团·中国医药科技出版社组织全国80余所以高职高专院校及其附属医疗机构为主体的，近300名专家、教师历时近1年精心编撰了"全国高职高专临床医学专业'十三五'规划教材"，该套教材即将付梓出版。

本套教材包括高职高专临床医学专业理论课程主干教材共计20门，主要供全国高职高专临床医学专业教学使用，也可供预防医学、口腔医学等专业教学使用。

本套教材定位清晰、特色鲜明，主要体现在以下方面。

一、紧扣培养目标，满足培养基层医生需要

本套教材的编写，始终坚持"去学科、从目标"的指导思想，淡化学科意识，遵从高职高专临床医学专业培养目标要求，对接职业标准和岗位要求，培养从事基层医疗卫生服务工作（预防、保健、诊断、治疗、康复、健康管理）的高素质实用型医学专门人才，并适应"3+2"等多种临床医学专科教育人才培养模式改革要求。教材内容从理论知识的深度、广度和技术操作、技能训练等方面充分体现了上述要求，特色鲜明。

二、密切联系应用，强化培养岗位胜任能力

本套教材理论知识、方法、技术等与基层医疗卫生服务实际紧密联系，体现教材的先进性和适用性，满足"早临床、多临床、反复临床"的培养要求。教材正文中插入编写模块（课堂互动、案例讨论等），起到边读边想、边读边悟、边读边练，做到理论知识与基层医疗实践应用结合，为学生"早临床、多临床、

反复临床"创造学习条件，提升岗位胜任能力。

三、人文融合医学，注重培养人文关怀素养

本套教材公共基础课、医学基础课、临床专业课、人文社科课教材内容选择，面向基层（乡镇、村）、全科导向（全科医疗、全民健康），紧紧围绕基层医生岗位（基本医疗卫生服务、基本公共卫生服务）对知识、能力和素养的基本要求。在强化培养学生病情观察能力和应急处置能力的同时，注重学生职业素养的训练和养成，体现人文关怀。

四、对接考纲，满足医师资格考试要求

本套教材中，涉及执业助理医师资格考试相关课程教材的内容紧密对接执业助理医师资格考试大纲，并插入了执业助理医师资格考试"考点提示"，有助于学生复习考试，提升考试通过率。

五、书网融合，使教与学更便捷、更轻松

全套教材为书网融合教材，即纸质教材与数字教材、配套教学资源、题库系统、数字化教学服务有机融合。通过"一书一码"的强关联，为读者提供全免费增值服务。按教材封底的提示激活教材后，读者可通过 PC、手机阅读电子教材和配套课程资源（PPT、微课、视频、动画、图片、文本等），并可在线进行同步练习，实时反馈答案和解析。同时，读者也可以直接扫描书中二维码，阅读与教材内容关联的课程资源（"扫码学一学"，轻松学习 PPT 课件；"扫码看一看"，即刻浏览微课、视频等教学资源；"扫码练一练"，随时做题检测学习效果），从而丰富学习体验，使学习更便捷。教师可通过 PC 在线创建课程，与学生互动，开展在线课程内容定制、布置和批改作业、在线组织考试、讨论与答疑等教学活动；学生通过 PC、手机均可实现在线作业、在线考试，提升学习效率，使教与学更轻松。此外，平台尚有数据分析、教学诊断等功能，可为教学研究与管理提供技术和数据支撑。

编写出版本套高质量教材，得到了全国知名专家的精心指导和各有关院校领导与编者的大力支持，在此一并表示衷心感谢。出版发行本套教材，希望受到广大师生欢迎，并在教学中积极使用本套教材和提出宝贵意见，以便修订完善。让我们共同打造精品教材，为促进我国高职高专临床医学专业教育教学改革和人才培养做出积极贡献。

中国医药科技出版社

2018 年 5 月

全国高职高专临床医学专业"十三五"规划教材

建设指导委员会

刘圆月（益阳医学高等专科学校）

江秀娟（重庆三峡医药高等专科学校）

孙　静（漯河医学高等专科学校）

苏衍萍（山东第一医科大学）

杨林娴（楚雄医药高等专科学校）

杨留才（江苏医药职业学院）

杨智昉（上海健康医学院）

李士根（济宁医学院）

李济平（安庆医药高等专科学校）

张加林（楚雄医药高等专科学校）

张兴平（毕节医学高等专科学校）

张爱荣（安庆医药高等专科学校）

陈云华（长沙卫生职业学院）

罗红波（遵义医药高等专科学校）

周少林（江苏医药职业学院）

周鸿艳（厦门医学院）

庞　津（天津医学高等专科学校）

郝军燕（江苏医药职业学院）

秦红兵（江苏医药职业学院）

徐宛玲（漯河医学高等专科学校）

海宇修（曲靖医学高等专科学校）

黄　海（江苏医药职业学院）

崔明辰（漯河医学高等专科学校）

康红钰（漯河医学高等专科学校）

商战平（山东第一医科大学）

韩中保（江苏医药职业学院）

韩扣兰（江苏医药职业学院）

蔡晓霞（红河卫生职业学院）

全国高职高专临床医学专业"十三五"规划教材

评审委员会

前言

本教材是在贯彻落实国务院办公厅印发《关于深化医教协同进一步推进医学教育改革与发展的意见》(【2017】63号)文件等有关教育教学改革文件精神的新形势下,主要根据高职高专临床医学专业培养目标和主要就业方向及职业能力要求,按照本套教材编写指导思想和原则要求以及教育部考试中心制定的《全国计算机等级一级MS Office考试大纲(2018年版)》,结合本课程教学大纲,由全国多所院校从事教学一线的教师悉心编写而成。

本课程教材系医学专业的公共课教材,学习本课程能够掌握计算机基础知识、微型计算机基本使用和Office 2010的使用,熟悉常见的医学信息系统等计算机在医学领域的应用,在生活和工作中能够有意识地借鉴计算机应用科学的一些理念、技术和方法,识别并解决一些实际问题。

本教材具有针对性强、紧密结合岗位知识和职业能力要求、理论与实践紧密联系、对接全国计算机等级一级MS Office考试要求。本教材在结构上采用项目分解知识,通过项目的任务分析、相关知识点解析、项目任务的具体实现,深入浅出应用计算机解决实际问题,将技能训练和学生思维的启迪相结合,同时在每个项目设置了学习目标、知识链接、知识拓展、考点提示,使学生不仅明确重点,而且便于向相关领域知识求知。本教材一共8个项目,主要包括绪论、计算机基础知识、Windows 7操作系统及其应用、计算机网络与Internet应用、Word 2010的使用、Excel 2010的使用、PowerPoint 2010的使用、医学信息系统等内容。本教材为书网融合教材。即纸质教材有机融合电子教材、教学配套资源(PPT、微课、视频、图片等)、题库系统、数字化教学服务。

本教材主要作为高职高专临床医学、预防医学、口腔医学、护理、助产等专业师生的计算机基础教材,也可作为计算机应用基础培训和自学的用书。

本教材各章编写分工如下:项目一、二、五由庞津编写,项目三由刘月娟编写,项目四由张学刚编写,项目六由庞津和郝龙海共同编写,项目七由李琪编写,项目八由赵丽坤编写。江朝兵和马学涛对全书各项目进行了详细的订正和审定。天津医学高等专科学校杨朝晖参与了部分项目课件的修正。教材出版中得到了中国医药科技出版社的大力帮助和指导,参考借鉴了国内外有关学者和研究人员的相关成果,在此一并表示衷心的感谢。

　　教学改革既需要在教学观念上变革，也需要在教材编写、教学实施中进行更新。我们尝试做了一些工作，但由于水平有限、经验不足和时间仓促，尽管经过了反复修改，书中仍难免有疏漏和不足之处，望广大读者赐教指正。

编　者

2018 年 3 月

项目一　绪　　论

学习目标

1. **掌握**　医学信息学的内涵。
2. **熟悉**　医学数据、医学信息、医学知识的概念。
3. **了解**　计算机在医学领域的应用。
4. 具备基本的医学信息素质。

20 世纪初，美国医学专家掀起了医院标准化浪潮，从而带动医学信息技术的发展，主要体现在医疗记录及其管理。到了 20 世纪 40 年代，数字计算机的诞生推动了这一发展。20 世纪 60 年代，计算机技术与信息科学在医疗卫生领域不断应用，逐步形成了医疗卫生科学、计算机科学和信息科学相结合的交叉学科——医学信息学（Medical Informatics，MI）。

20 世纪 70～80 年代，美国医学信息学的研究以开发医院信息系统为主，集中应用在计算机存储和检索病历、临床数据、医药信息等数据处理。从 20 世纪 80 年代开始至今，美国医学信息学处于知识处理阶段，研究重点为医学人工智能和专家系统。

我国从 20 世纪 70 年代开始在医院信息管理中应用医学信息学。1981 年，中国电子学会医药信息学分会（CMIA）成立，成员由医药卫生领域内从事计算机工作的专业人士组成；1994 年成立中华医学会医学信息学分会，成员主要有医学图书馆的专业人员构成。我国医学信息学的发展主要集中在医院信息系统、医学情报研究和医学信息资源建设、检索及服务研究。

任务一　医学信息概述

一、医学数据、医学信息、医学知识的概念

我国医疗卫生领域的信息化建设从 20 世纪 70 年代末 80 年代初开始，至今已有 20 多年的历史。随着全国各行各业信息化进程的推进，医院信息系统、远程医学、远程医学教育、医疗保险系统、社区医疗保健系统等数字医学系统广泛深入到医疗保健的各种业务工作和部门。

（一）医学数据

1. 医学数据的概念　医学数据是用来记录位病人的观察的原始符号。

2. 医学数据的要素　医学数据包含的要素有：①病人基本信息的数据，如年龄、性别、联系方式等；②观察的参数，如体重、体温等；③参数的值，如体重 70kg 的 70kg、体温 36.9℃ 的 36.9℃ 等；④观察的时间，如 20170108　09：30AM 等。

3. 医学数据的类型　从表现形式划分医学数据的类型为：①叙述数据，病人描述的病情数据；②文本数据，以文本形式记录的数据；③测量数据，化验等得到的检查结果数据；

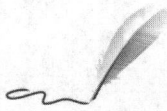

④计算机存储的电子数据，各项参数的电子记录，如心电图、脑电图等。

4. 医学数据的用途　医学数据的用途有：①创建病史记录的基础，储备便于临床研究的数据集；②支持医疗人员之间的交流与个案分析；③预测未来健康问题；④记录标准预防措施；⑤识别与预期趋势的偏差；⑥支持临床研究；⑦提供法律记录。

（二）医学信息

狭义的医学信息是指临床决策者在面对医学数据处理的过程中，通过观察、诊断和治疗的诊断－治疗循环，进行的各种分析、推理和判断。医学信息以各种形式作为载体：纸质病历、X 光片、电子病历等。医学信息是有实际含义的数据，可以明确表达出来，如白细胞值 $120 \times 10^9/L$，说明病人存在一定程度的感染。广义的医学信息指一切与生命健康科学有关的信息。

医学信息在国内外有不同角度的定义，比较有代表性的有以下几种。

1. 从科技信息的宏观角度定义　医学信息是科技信息的重要组成部分，是人们长期同疾病做斗争、保障健康、延年益寿的智慧结晶。医学信息分为专业医学信息和大众医学信息两大类，前者产生于医学科技人员，传播于医学科技界，促进了医学科技的发展；后者起源于医学实践，传播于广大民众，起着医疗保健养生的功效。

2. 从医药学领域角度定义　医学信息指以医学、医疗卫生和公众健康或药学、药物为信息内容和应用领域的各种信息。

3. 从信息的社会性角度定义　医学信息是人类在医疗中所需的信息总和，包括自然信息（如环境、气候）、生命信息（如病人的各种身体情况、检验检查结果）和社会信息（如医疗法规、医疗措施、医学文献）。

4. 从信息表现形式角度定义　医学信息主要由诊疗信息、医学数据信息、医学文字信息、医学语言信息、医学图像信息和医学标本信息组成。

5. 从信息应用角度定义　医学信息分为：疾病预测与监测信息、疾病诊断与治疗信息、医学研究与教学信息、医药研制与购销信息、医学图书编撰与出版信息和现代医学与医药管理信息。

6. 以医院为界线定义　医学信息包括医院内部产生的信息和院外环境产生的信息。医院内部产生的信息又称医院信息，从方便管理与操作的角度分为：医疗信息、管理信息和财务信息。医疗信息包括病人信息、医疗统计信息、医技检验信息等；管理信息包括药品供应、设备库存及人事资源等信息；财务信息是包括病人费用在内的各项财务活动所产生的信息。其中，医疗信息是医院信息的主要组成部分。院外环境产生的信息又称院外信息，其范围很广，主要为医学文献信息、医疗政策和法规信息等。

（三）医学知识

医学知识是对大量医学数据、医学信息的推理、归纳、提炼与总结，必须经过科学验证与推理之后是科学的、正确的判断，如吸烟者容易患肺癌。

二、医学信息学的内涵

（一）医学信息学的定义

国内外的学者和机构关于医学信息学有不同的定义，其中有代表性的主要有以下几种。

（1）英国信息学会指出，医学信息学研究通过对概念的理解、通过一定的技能和方法促进信息的使用和共享，提供卫生保健服务，改进人们的健康水平。

（2）德国医学信息学、生物计量和流行病学协会认为，医学信息学利用现代信息技术服务于卫生保健的各个方面。

（3）Allan H. Levy 认为，医学信息学处理医疗保健过程中与信息相关的问题，包括获取、分析、处理和传播。

（4）M. S. Blois 认为，医学信息学是对支持问题解决和决策制定的医学信息、数据和知识进行存储、检索和最优使用的学科。

（5）Morris F. Collen 在第三次国际医学信息学大会上将医学信息学定义为：医学信息学就是计算机技术在所有医学领域中的应用，包括医疗保健、医学教学和医学研究等。

总的来说，医学信息学就是探讨生物学的、医学的或者更广义的健康数据的采集、存储、交互和展观的过程的科学；探讨如何利用信息科技来优化这些过程的科学；以及探讨如何利用这些数据实现信息和知识层次的各种应用的科学。

（二）医学信息学的研究内容

1. 医学知识表达　医学知识表达包括医学信息资源、医学知识组织和医学信息处理等。其中，医学知识组织系统能对各种医学概念、术语进行定义和导航，确立每个数据的唯一标识符，便于不同医疗信息系统间健康数据的共享与互通，也为医疗机构和决策部门对健康数据的统计、获取、分析和检索提供便利的途径及可供参考的标准。计算机与计算机网络、集成系统等相互间的兼容是医疗信息系统建设的基础保障。

2. 医学知识发现　医学知识发现即运用各种计算机技术发现潜在的、新的知识与关系。

3. 临床决策支持系统　临床决策支持系统是在病人的诊断过程中，为临床决策提供不同程度的医学知识和辅助作用的计算机系统。

4. 医学信息系统　医学信息系统包括电子病历、HIS 系统等。

5. 公众健康信息学　公众健康信息学即公众心理及认知的研究，包括公众健康信息的存储、检索与分析研究。

任务二　计算机在医学领域的应用

电子计算机在医学领域中的应用开始于 20 世纪 50 年代末，经过几十年的发展，已深入到医学领域的方方面面，在医学研究、临床诊断治疗与监护、医学教学与科研、医院管理和疾病预防上发挥着巨大和不可替代的作用。

一、计算机在医学信息领域的应用

1. 医学图像处理与识别　医学研究与临床诊断中许多重要信息都以图像形式出现，医学对图像信息的依赖十分紧密。医学图像一般分为二类：一类是信息随时间变化的一维图像，多数医学信号属于此类，如心电图、脑电图等；另一类是信息在空间分布的多维图像，如 X 射线照片、组织切片、细胞立体图像等。大量医学图像的处理和识别在以往都采用人工方式；其优点是由经验丰富的医生进行专业综合分析，缺点是分析速度慢，正确率随医生而有差异。特别是有一些医学图像如脑电图的分析，凭人工观察只能提取少量信息，浪费了大量有用信息。而计算机速度快、精度高、容量大，不仅能识别、提取图像中许多有

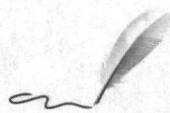

价值的信息，而且能够完成许多人工难以做到或者做不到的工作。例如心血管造影，用手工测量容积导出血压容积曲线时，只能分析出心脏收缩和舒张的特点；而用计算机计算，每张片子只需要一秒钟，并且得到瞬时速度、加速度、面积和容积等有用的参数。

2. 临床决策支持系统和医疗专家系统 临床决策支持系统（Clinical Decision Support System，CDSS）和医疗专家系统是运用模糊数学、概率统计、知识库和人工智能技术等辅助临床工作人员、病人以及其他潜在用户智能化获取或筛选临床医学知识，进行专项问题的辅助判断，提出诊断意见和治疗方案，达到改善医疗服务和提高医疗质量目的的系统。不仅帮助医生缩短诊断时间、避免疏漏和减轻劳动强度，而且提供了其他专家的诊治意见，使治疗方案更科学严谨。例如美国斯坦福大学的 MYCIN 系统，能识别引起疾病的细菌种类，提出适当的抗菌药物。

3. 医院信息管理 计算机主要通过医院信息管理系统进行医院信息管理，通常包括门诊收费管理、住院部收费管理、医嘱管理、药品管理、病案管理、财务管理和医院行政办公管理等功能，不仅实现了医疗数据的准确、严谨、便捷、高效的使用，而且为医院管理的科学化、规范化和标准化提供了基础条件，是提高医疗服务质量、医院管理水平和降低成本的必然结果。

4. 远程医学 远程医学（telemedicine）从狭义上指远程医疗，即以现代通信、计算机和现代医学等先进技术为手段，以诊断和治疗为目的，以病人为对象的远程医疗服务。从广义上讲，是指不受"时间"和"地点"限制的医学活动，是电子医学数据和信息（高分辨率图像、声音、视像和病人记录等）在异地间的传递，例如把生化分析结果从实验室传送到临床科室，把放射学图像从县市区医院传输到省级医院；也是使用通信技术和计算机多媒体技术提供远程医学信息服务，包括远程医疗、远程护理、远程教育、远程医学学术研讨和远程医学信息服务等医学活动。远程医学突破地域的限制，共享病人的病例和诊断数据，极大地节约了医生和病人的时间和成本。随着因特网技术的发展与智能手机的普及，远程医学也开始和云计算、云服务结合起来，提供更方便、更贴心的日常医疗预防和医疗监控服务。

5. 医学资源检索 网络上海量的医学资源，不仅有各医学学会协会、医学教学机构、医学研究机构和医学期刊等网站上的电子刊物、会议信息、视频内容等信息资源，还有各种医学文献数据库、临床数据库、医学算法数据库、影像数据库和基因数据库等。通过计算机网络检索，能够快速准确地检索到大量所需数据，而这些数据在过去是需要几天甚至几个月也未必能够检索到的。

6. 多媒体的创新应用 在医学活动中展示人体结构、相关疾病的发生条件以及各种疾病的发展过程等，传统的教学方式都难以或者不能实现，而计算机通过图片和操作细节的高精度放大、视频慢动作分解、3D 模型立体分解动画等技术处理，使之一目了然。例如，美国国家医学图书馆的可视人体教学资源，将男、女两具尸体以一定的距离进行切片，通过 3D 重建后建成巨大的人体结构图像库，成为医学临床使用、研究和教学等的宝贵参考资料。而且在这些资源的计算机网址，还可以对人体结构的数据图像进行二次开发。

二、计算机在医学领域的其他应用

1. 医疗设备智能化 医疗设备智能化是指现代医疗仪器与计算机技术及其各种软件结

合的应用，使仪器设备具有自动采样、自动分析、自动数据处理等功能，并可实时控制。它是医疗仪器发展的一个方向。

2. 3D 打印 近年来，随着打印设备和打印材料的不断研发，基于计算机辅助设计（CAD）技术和多次连续打印技术的 3D 打印技术在医学领域的应用得到了长足发展。

（1）3D 打印制作的辅助治疗装置能够精度更高。更加适合个体的差异，例如口腔医学正畸治疗中的透明塑料矫正器。

（2）3D 打印制作的体外模型和体内移植物模型，与病人真实病灶具有较高的一致性，可帮助医生研究疾病的病灶位置、疾病性质和手术方案，也是医学生进行解剖和临床操作教学的理想教具。例如肝切除手术，在目前对肝脏恶性肿瘤的治疗方法中，肝切除是唯一有效的方法。肝切除需要准确定位肝内的血管、肝管和肿瘤的位置，常规的 CT、MRI 等方法无法为医生提供直观的效果，而经过想象确定各部位之间的空间关系往往不准确，这就为手术埋下了隐患。3D 打印技术可以制造出与病人肝脏空间结构一致的模型，精确定位血管、肿瘤的位置，为手术路径提供指示，提高手术的精确性，减少对健康部位的损伤，减少出血和术后并发症。

3. 虚拟现实 综合了计算机图形技术、计算机仿真技术、传感器技术和显示技术等多种科学技术的虚拟现实技术，通过建模和仿真，在多维信息空间上创建虚拟信息环境，使用户具有身临其境的沉浸感，具有与环境完善的交互作用能力，并有助于用户启发构思。例如，对医学上的大量实体模型使用计算机三维制作软件构建出具有三维数据的医学模型，不仅大大低于实物模型的成本，而且可立体、生动、形象地呈现信息，更有利于学习者理解、掌握。又如，在药物研究中，虚拟现实技术的应用可以将微观的和抽象的事物以更加具体的方式呈现出来，将微小的分子结构放大，从而在药物研究中可以对各类化学反应进行清晰地分析，使药物各研发环节避免各类失误的出现。还有，医学研究的试验器材费用非常高昂，利用虚拟现实技术创设一个沉浸式虚拟实验环境，还原真实情境，体验各种治疗方案的实验训练，不仅降低医学研究的成本，还打破了实物标本、时间、空间的限制，大大利用了碎片化时间，提高效率。

项目总结

本项目首先明确医学数据、医学信息和医学知识的概念，从而深入理解医学信息学的内涵。然后，本项目结合实际例子介绍了计算机在医学领域的具体应用，展示计算机已深入到医学领域的方方面面，在医学研究、临床诊断治疗与监护、医学教学与科研、医院管理和疾病预防上发挥着巨大和不可替代的作用。

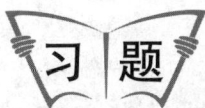

习 题

一、选择题

1. 医学数据是用来记录有关一位病人的观察的（　　　）符号。

  A. 简单   B. 直观   C. 医学   D. 原始

2. 医学信息是有（ ）的数据。

  A. 意义   B. 价值   C. 实际含义   D. 依据

3. 医学信息学研究的内容有医学知识表达、医学知识发现、临床决策支持系统、医学信息系统和（ ）。

  A. 信息学   B. 公众健康信息学

  C. 健康信息   D. 营养保健

4. 临床决策支持系统是（ ）。

  A. CDSS   B. CDS   C. DDCS   D. CDDS

5. 医学信息学的英文简称是（ ）。

  A. MI   B. CI   C. IM   D. DI

6. 医学数据包含的要素有（ ）。

  A. 病人基本信息的数据   B. 观察的参数

  C. 参数的值   D. 观察的时间

7. 从表现形式划分医学数据的类型为（ ）。

  A. 叙述数据   B. 文本数据

  C. 测量数据   D. 计算机存储的电子数据

8. 医学信息比较有代表性的几种定义，分别是从下角度进行定义（ ）。

  A. 科技信息的宏观角度   B. 医药学领域角度

  C. 信息的社会性角度   D. 信息表现形式角度

9. Morris F. Collen 在第三次国际医学信息学大会上将医学信息学定义为：医学信息学就是计算机技术在所有医学领域中的应用，包括（ ）。

  A. 医疗保健   B. 医学教学   C. 医学研究   D. 公众健康

10. M. S. Blois 认为，医学信息学是对支持问题解决和决策制定的医学信息、数据和知识进行（ ）的学科。

  A. 存储   B. 检索   C. 查找   D. 最优使用

二、思考题

1. 简述医学数据的用途。

2. 狭义的医学信息指什么？

扫码"练一练"

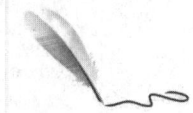

项目二 计算机基础知识

📖 学习目标

  1. **掌握**　计算机系统的组成及主要性能指标；数制转换；计算机病毒的定义、特点及其防治。

  2. **熟悉**　计算机中数据的表示；ASCII 码；汉字编码。

  3. **了解**　计算机的发展和类型；计算机病毒的分类；多媒体技术；信息安全。

  4. 具备判断多媒体计算机系统的完整组成和信息安全防护的能力。

  5. 培养学生应用计算机基础知识分析、解决实际问题的意识和能力。

    计算机的全称是电子计算机，是一种能够按照程序运行，自动、高速处理海量数据的现代化智能电子设备，具有自动化程度高、运算速度快、计算精度高、可靠性高、存储容量大、具有记忆和逻辑判断能力等特点。

    1946 年 2 月，美国宾夕法尼亚大学研制出了大型电子数字积分计算机（Electronic Numerical Integrator And Computer，ENIAC），也就是人们常常提到的世界上第一台电子计算机，从而开启了计算机的发展历史。ENIAC 诞生后，数学家冯·诺伊曼提出了存储程序和计算机采用二进制的思想，至今仍采用。

    根据计算机采用的主要元器件，将计算机的发展分为四个阶段。①第一代是电子管计算机（1946—1958），采用电子管作为主要元器件，体积大、运算速度慢（每秒几千次到几万次）、成本高、寿命短、内存容量小，主要用于军事和科学计算领域。②第二代是晶体管计算机（1959—1964），采用晶体管作为主要元器件，比电子管计算机体积小、运算速度高（每秒几万次到几十万次）、可靠性强，主要用于科学计算和事务处理，并开始进入工业控制领域。③第三代是集成电路计算机（1965—1971），采用小规模集成电路和中规模集成电路，体积更小、运算速度更高（每秒几十万次到几百万次）、可靠性更强，并和通信技术结合，广泛应用于科学计算、数据处理、事务管理、工业控制等领域。④第四代是大规模集成电路计算机（1972 年至今），采用大规模集成电路和超大规模集成电路，运算速度大幅提高（每秒上千万次到万亿次）、可靠性大幅增强，出现了微处理器。微型计算机以体积小、重量轻、性能高、功耗低、价格便宜等优势，迅速进入社会各个领域。

知识拓展

    1958 年，我国第一台小型电子管计算机 103 机诞生。2008 年，我国研制了百万亿次超级计算机曙光 5000，标志我国成为继美国之后第二个能制造和应用超百万亿次商用高性能计算机的国家。

任务一 计算机系统的组成与工作原理

一、计算机系统的组成

计算机系统由硬件系统和软件系统两大部分组成。硬件系统（简称硬件）是构成计算机的物理装置，指在计算机中看得见、摸得着的有形实体。软件系统（简称软件）是指使用计算机所运行的全部程序的总称。在计算机系统中，硬件和软件之间并没有一条明确分工的分界线。一般来说，任何一个由软件完成的操作也可以直接由硬件来实现，而任何一个由硬件执行的指令也能够用软件来完成。硬件和软件的功能有一定的等价性，例如图像的解压。以前低档微机是用硬件解压，现在高档微机则用软件来实现解压。要从价格、速度、可靠性等多种因素综合考虑，来确定哪些功能用硬件实现更合适，而哪些功能由软件实现更合适。

（一）硬件

尽管计算机在性能、规模、结构和应用等方面存在着很大的差别，但其基本结构都遵循冯诺依曼的设计思想，即计算机的硬件由运算器、控制器、存储器、输入设备和输出设备这五个基本功能部件组成。计算机硬件的组成框架如图 2-1 所示。

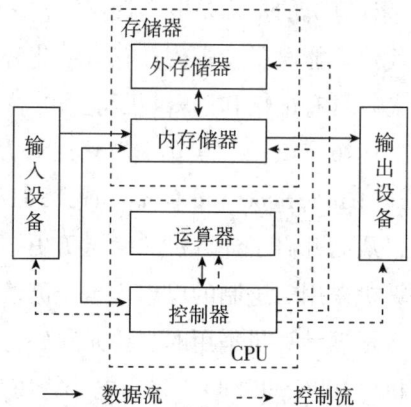

图 2-1 计算机硬件的组成框架

1. 运算器 运算器（Arithmetic Logic Unit, ALU）是执行算术运算和逻辑运算的部件，负责对信息进行加工处理。运算器性能指标有字长和运算速度。字长是计算机运算器一次能同时处理的二进制数据的位数，通常是 8 的整数倍。字长越长，计算机的运算精度和处理能力越高。运算速度指计算机每秒钟能完成多少次运算，单位是 MIPS（百万次/秒）。

2. 控制器 控制器（Control Unit, CU）是计算机的神经中枢，负责从内存储器中取出指令并对指令进行译码，然后按时间的先后顺序向其他各部件发出控制信号，保证各部件协调一致地工作，一步步完成各种操作。控制器主要由指令寄存器、译码器、程序计数器、操作控制器等组成。

3. 存储器 存储器是计算机的记忆部件，计算机中的全部信息包括原始的输入数据、经过初步加工的中间数据以及最后处理完成的结果数据，都存放在存储器中，而且指挥计算机运行的各程序也存放在存储器中。存储器分为内存储器和外存储器。内存储器最突出的特点是存取速度快，但是容量小、价格贵；外存储器的特点是容量大、价格低，但是存取速度慢。

存储器的主要性能指标有两个：存取速度和存储容量。存取速度一般用存储周期（也称读写周期）表示快慢。存储周期指连续两次访问存储器所需的最短时间。一般半导体存储器的存取周期约为几十到几百 ns（10^{-9}秒）。存储容量即存储器的容量，包括内存容量和外存容量，一般用字节（Byte）数来度量。1 个二进制的位是 bit，8 个二进制位称为一个字节 B（Byte）。字节是计量内存容量的基本单位，其他的单位还有 KB，MB，GB，TB，它们的转换公式如下。

字节　1Byte = 8bits

千字节　1KB = 1024B

兆字节　1MB = 1024KB = 1024 × 1024B

吉字节　1GB = 1024MB = 1024 × 1024KB

太字节　1TB = 1024GB = 1024 × 1024MB

4. 输入设备　输入设备是向计算机输入数据程序及各种信息的部件。其主要作用是把人们可读的信息转换为计算机能识别的二进制代码输入计算机。目前常用的输入设备有键盘（keyboard）和鼠标（mouse）、扫描仪等。

5. 输出设备　输出设备是将计算机的处理结果以人们或其他机器所能识别的形式输出的设备。其主要作用是把计算机处理后的各种内部格式的信息转换为人们能识别的形式（如文字、图形、图像、声音等）表达出来。目前常用的输出设备是显示器和打印机等。

（二）软件

软件系统（简称软件）是为运行、管理和维护计算机而编制的各种程序、数据和文档的总称。其中，程序是让计算机按照一定的顺序执行的指令的集合。软件是发挥计算机功能的关键。有了软件，人们不必过多地去了解机器本身的结构与原理，就可以方便灵活地使用计算机。

二、计算机系统的工作原理

计算机是一种按程序自动进行信息处理的通用工具。它的工作就是处理信息。信息处理的一般过程是：用户针对要解决的问题编制程序并存入计算机内，然后利用存储程序指挥、控制计算机自动进行各种基本操作，直至获得预期的处理结果。可见，计算机的工作过程实际上是自动连续地执行程序的每条指令的过程。

指令是能被计算机识别并执行的二进制代码，它规定了计算机能完成的某一种操作。一条指令通常由操作码和操作数两个部分组成，如图 2 - 2 所示。操作码指明该指令要完成的操作，如存数、取数等。操作数指操作对象的内容或者所在的单元格地址。

操作码	操作数

图 2 - 2　指令的组成

下面，以指令的执行过程来认识计算机的基本工作原理。

第一步，取指令。从内存储器中取出指令送到指令寄存器。

第二步，分析指令。对指令寄存器中存放的指令进行分析，由译码器对操作码进行译码，将指令的操作码转换成相应的控制电信号，并由地址码确定操作数的地址。

第三步，执行指令。它是由操作控制线路发出的完成该操作所需要的一系列控制信息，以完成该指令所需要的操作。

第四步，为执行下一条指令作准备。形成下一条指令的地址，指令计数器指向存放下一条指令的地址，最后控制单元将执行结果写入内存。

上述完成一条指令的执行过程叫作一个"机器周期"。指令的执行过程如图 2 - 3 所示。

因此，计算机系统的工作原理可以概括为存储程序控制，即用户把程序及所需要的数据存储到计算机里，当计算机开始工作，便自动地逐条读取程序指令并执行，直至完成程序指定的所有操作。

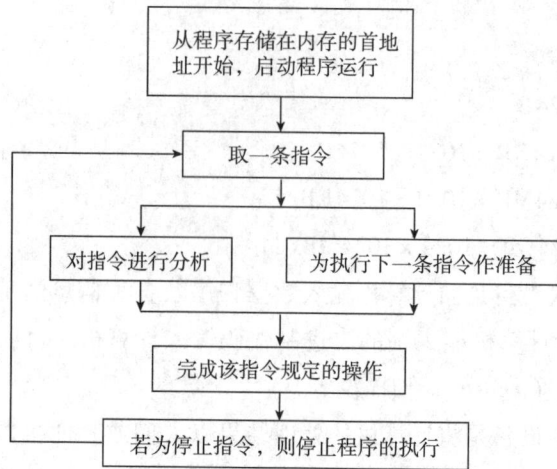

图2-3　计算机指令的执行过程

任务二　微型机的硬件系统

自从1981年美国IBM公司推出第一台微型计算机IBM-PC，微型机以其执行结果精确、处理速度快捷、性价比高、轻便小巧等特点迅速进入社会各个领域，成为大多数人在工作、生活当中接触最多也最熟悉的计算机。微型机的硬件系统主要由中央处理器（CPU）、存储器、输入/输出接口电路和系统总线组成。其中微型机的中央处理器通常称为微处理器。

一、主板与总线结构

微型机与其他类型计算机的系统结构一致，主要区别在于其广泛采用了集成度相当高的电子元件和独特的总线（Bus）结构。

（一）主板

主板是计算机的主要电路板（PCB），主要功能是支撑和协调主板上的各个功能部件运行工作，为它们提供信息通路和数据通道。计算机的主要电路和核心部件都集成在主板上，按其电路功能分为6大模块：CPU模块、内存模块、芯片组、BIOS（基本输入输出系统）、总线扩展槽、外设接口。

（二）总线结构

总线就是各种信号线的集合，是计算机各部件之间传送信息的公共通道。通过总线把微型机的各组成部件连接在一起并实现它们之间的通讯与数据传送。总线的概念是理解微型机和主板的组成结构、工作原理及部件之间相互关系的基础。微型机的总线化硬件结构图如图2-4所示。

1. 按照传输信号的性质划分　总线为数据总线（Date Bus）、地址总线（Address Bus）和控制总线（Control Bus）。

（1）数据总线　数据总线是用来传送数据信息的信号线，这些数据信息可以是原始数据或者程序。数据总线来往于CPU、内存和I/O设备之间，一般为双向传输。一条数据线

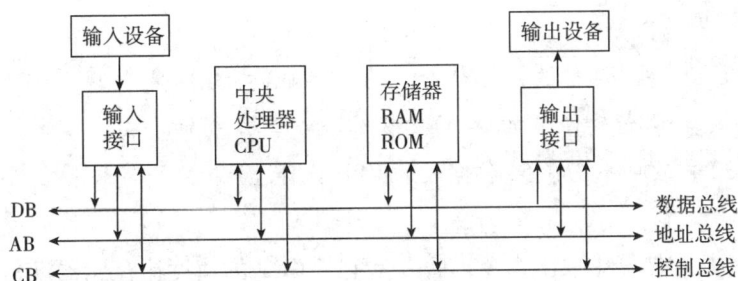

图 2-4　微型机的总线化硬件结构图

一次可传送一位二进制数，因此数据总线的数目决定了 CPU 一次传输的数据量。例如，32位的 CPU 芯片，其数据总线是 32 根。

（2）地址总线　地址总线是用来传送地址信息的信号线。地址信号一般都由 CPU 发出，采用单向传输。地址总线的数目决定了直接寻址的范围，例如 16 根地址线，可以构成 $2^{16}=65536$ 个地址，可直接寻址 64KB 地址空间。24 根地址线可直寻址 16MB 地址空间。

（3）控制总线　控制总线是用来传送控制信息的信号线。控制总线来往于 CPU、内存和 I/O 设备之间，一般为双向传输。

2. 按总线的层次结构划分　为 CPU 总线、存储器总线、系统总线和外部总线。

（1）CPU 总线　CPU 总线用来连接 CPU 和控制芯片，包括 CPU 数据线、CPU 地址线和 CPU 控制线。

（2）存储器总线　存储器总线用来连接内存控制器和内存，包括存储器数据线、存储器地址线和存储器控制线。

（3）系统总线　系统总线也称为 I/O 通道总线或 I/O 扩展总线，用来与 I/O 扩展槽上的各种扩展卡相连接，包括系统数据线、系统地址线和系统控制线。系统总线分为 ISA、PCI、AGP 等多种标准。ISA（Industry Standard Architecture，工业标准结构）是 IBM 公司为 286AT 电脑制定的总线工业标准，也称为 AT 标准。PCI（Peripheral Component Interconnet，外部设备互连）是 SIG（Spelial Interest Group）集团推出的总线结构。AGP（Accelerated Graphics Port，加速图形端口）是一种为了提高视频带宽而设计的总线规范，因为它是点对点连接，即连接控制芯片和 AGP 显卡，因此严格说来，AGP 也是一种接口标准。

（4）外部总线（外围芯片总线）　外部总线用来连接各种外设控制芯片，如主板上的 I/O 控制器（如硬盘接口控制器、软盘驱动控制器、串行/并行接口控制器等）和键盘控制器，包括外部数据线、外部地址线和外部控制线。

二、中央处理器

中央处理器（Central Processing Unit，CPU）由运算器和控制器两个部件构成。微型机的中央处理器通常被称为微处理器。在微型机中，将运算器和控制器集成在一个芯片上组成微处理器，并采用特定的材料封装以防损坏。CPU 是计算机的核心部件，其性能直接决定了由它构成的计算机的性能。CPU 的主要性能指标为时钟主频。时钟主频越高，计算机的运算速度就快。

现在 CPU 大多是 64 位的，但大多以 32 位字长运行，没有体现 64 位字长的性能。因为 CPU 必须与 64 位软件（如 64 位的操作系统等）相辅才成。也就是说，受软件的制约，在 32 位软件系统中 64 位字长的 CPU 只能当 32 位用。

早先，CPU 从存储器中取出指令，后来，由于 CPU 的速度比存储器读写数据的速度快得多，造成 CPU 从内存读取数据时需要等待内存的读写，严重地降低了系统的效率。为了提高 CPU 读写程序和数据的速度，在奔腾（Pentium）处理器出现之后，CPU 芯片中又集成了高速缓冲存储器（Cache），在 Cache 中保存内存常用内容的部分副本。当 CPU 读写数据，首先访问 Cache，如果 Cache 中有欲读取的数据就从 Cache 中读取数据；当 Cache 中没有所需数据时，CPU 才去访问内存。由于 Cache 的读写速度更快，因此 CPU 能迅速地完成数据的读写进而提高计算机整体的工作速度。

主板上的控制系统基于一种统计规律，会自动统计内存中最频繁使用的指令与数据，从而决定将哪些内容保存在高速缓存中。一般说来 256KB 的高速缓存能使整机速度平均提高 10% 左右。

三、存储器

存储器分为两类：一类是设在主机中的内部存储器（简称内存），也叫主存储器（简称主存），用于存放当前运行的程序和程序所需的数据，属于临时存储器；另一类是外部存储器（简称外存），也叫辅助存储器（简称辅存），用于存储暂时不用的程序和数据，属于永久性存储器。内存可以直接和 CPU 进行数据交换；而外存中的数据，首先需要被调入内存，才能被计算机系统的其他部件直接访问。内存储器最突出的特点是存取速度快，但是容量小、价格贵；外存储器的特点是容量大、价格低，但是存取速度慢。

（一）内存

内存按使用的功能可分为只读存储器（Read Only Memory，ROM）和随机访问存储器（Random Access Memory，RAM）。内存容量一般仅仅指 RAM 的容量。

1. 随机访问存储器 随机访问存储器的内容可以随机地读出和写入，主要用来存放用户当前运行的程序和数据。当计算机断电（关机或者意外掉电）时，RAM 中的信息随之丢失。RAM 分为 SRAM（静态随机存储器）和 DRAM（动态随机存储器）两大类。DRAM 的功耗低、集成度高、成本低，广泛被用作内存；SRAM 功耗大、集成度低、价格贵，但是存取速度比 DRAM 快，所以 SRAM 被用作高速缓存 Cache。

2. 只读存储器 只读存储器的内容由计算机生产厂家一次性写入并经固化处理，用户只能读出、不能修改、不能写入。ROM 的内容是非易失性的，常常用来保存一些固定的程序如系统监控程序、检测程序等。ROM 分为 PROM（可编程只读存储器）、EPROM（可擦除可编程只读存储器）和 EEPROM（电擦除可编程只读存储器）等。

（二）外存

外存在断电的情况下可以脱机长期保存信息，属于永久性存储器。目前使用最多的外存是磁表面存储器和光存储器。磁表面存储器是将磁性材料沉积在盘片基体上形成记录介质，并在磁头与记录介质的相对运动中存取信息，常用的有硬盘、移动硬盘、U 盘等。光存储器主要是光盘（Optical Disk），通常称为 CD（Compact Disk）。光盘用光学方式读写信息，必须通过机电装置才能存取信息。这些机电装置称之为"驱动器"，如常用的硬盘驱动器和光盘驱动器等。目前外存的容量不断增大，从 MB 级到 GB 级，还有海量存储器等。

四、外部设备

（一）输入设备

计算机往往无法直接处理输入的信息，必须通过输入设备把它们转换成相应的数字编码后才能处理。PC 最常用的输入设备是键盘和鼠标，还有扫描仪、条形码阅读器、光学字符阅读器（OCR）、手写笔、数码相机、耳麦、传感器等。

（二）输出设备

输出设备的任务是将计算机的处理结果以人们或其他机器所能识别的形式如数字、字符、图像、声音等表示出来。最常用的输出设备是显示器和打印机，还有绘图仪、投影仪、刻字机、各种语音输出设备（音箱、耳机）等。

1. 显示器 显示器是微型机不可缺少的输出设备，是人机对话的主要工具。目前普遍使用的显示器是液晶显示器（Liquid Crystal Display，LCD）。显示器上的字符和图形是由一个个独立显示的点，即像素（Pixel）组成的。显示器的分辨率一般用整个屏幕上像素的数目（列数×行数的乘积）来表示。如 640×480 的分辨率指水平方向上有 640 个像素，垂直方向上有 480 个像素。目前常用的分辨率有 640×480、800×600、1024×768、1280×1024 等。屏幕上两个像素之间的距离叫点距。像素越小，点距越小，分辨率就越高，显示器清晰度越高。

2. 打印机 打印机用于将计算机的信息以单色和彩色字符、汉字、表格、图像等形式打印在纸上。打印机按工作机构可分为两类：击打式打印机和非击打式打印机。

（1）击打式打印机的优点是耗材（包括色带和打印纸）便宜，缺点是速度慢、噪声大、打印质量较差。目前微型机常用的击打式打印机有 24 针打印机，如图 2-5 所示。

（2）非击打式打印机利用光、电、磁、喷墨等物理和化学的方法把字印出来，特点是速度快、无噪声、分辨率高、耗材贵，主要有激光打印机和喷墨打印机，如图 2-6 和图 2-7 所示。

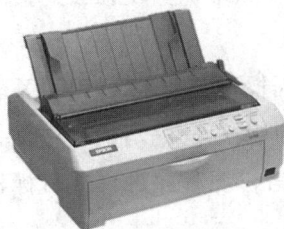

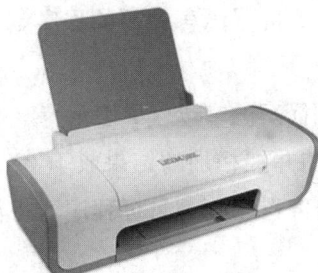

图 2-5　针式打印机　　　图 2-6　喷墨打印机　　　图 2-7　激光打印机

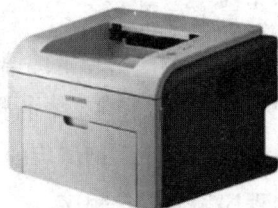

任务三　软件系统

软件系统（简称软件）是程序、数据以及有关的文档（如程序相关的资料手册、图表等）的总称。其中，计算机程序是用某种程序设计语言来编写的，包括源程序和目标程序。

源程序是用高级语言或汇编语言编写的程序，目标程序是指源程序经过解释处理以后，可以由计算机直接执行的程序。所谓文档，是指用自然语言或者形式化语言所编写的文字资料和图表，用来描述程序的内容、组成、设计、功能规格、开发情况、测试结果及使用方法。程序和数据必须输入计算机内部才能工作，而文档一般是给人看的，不一定输入计算机。软件是计算机系统的重要组成，没有配备软件的计算机是不能工作的，称为裸机。

计算机使用早期，程序员必须编写与机器直接相关联的各种操作代码，还需要进行大量的重复设计一些操作如保存操作。渐渐地，计算机的设计者考虑把公共的操作统一编制为一个可以被许多程序调用的程序，把对实际问题的处理和对机器的操作分开，以减少编程的复杂性和不必要的重复过程。随着这种设计过程的逐步完善，系统软件（System Software）和应用软件（Application Software）就组成了计算机软件系统的两个部分，如图2-8所示。

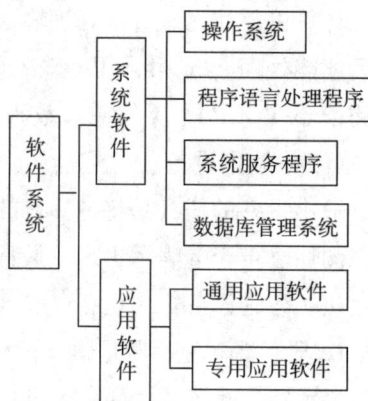

图2-8 计算机软件系统的组成

一、系统软件

系统软件是管理、监控和维护计算机资源的软件。

1. 操作系统 操作系统是管理、控制和监督计算机软、硬件资源协调运行的程序系统，由一系列具有不同控制和管理功能的程序组成，提供了一个软件运行的环境，既直接支持用户使用计算机硬件，也支持用户通过应用软件使用计算机。

2. 程序语言处理程序 程序语言处理程序是将用户编写的程序处理转化为计算机可以直接识别、执行形式的软件。程序即计算机语言编写的指令集合。人和计算机交流信息使用的语言称为计算机语言或称程序设计语言。计算机语言通常分为机器语言、汇编语言和高级语言三类。

（1）机器语言 机器语言是直接用二进制代码表达的计算机语言，是计算机硬件唯一可以识别、直接执行的语言。机器语言直接依赖机器的指令系统，不同类型甚至不同型号的计算机的机器语言是不同的，因此机器语言编写的程序难于修改和维护。现在极少使用机器语言编写程序了。

（2）汇编语言 汇编语言利用简短的字母代码表示特定的机器操作，如ADD BX AX 表示把存储器BX 和AX 中的数据相加并把相加的结果放于BX。用汇编语言编写的程序称为汇编语言源程序。翻译后的机器语言程序称为目标程序。将汇编语言源程序翻译成目标程序的程序称为汇编程序。

（3）高级语言 高级语言使用简单的英文单词和熟悉的数学表达式，常用的有 FORTRAN、C、JAVA 等。用高级语言编写的程序称为高级语言源程序。计算机无法直接执行高级语言源程序，必须翻译成机器语言程序才能执行。翻译程序本身是一组程序，高级语言源程序的翻译程序有编译程序和解释程序两种。编译程序编译的过程是把源程序翻译成目标程序（以 . OBJ 为扩展名），然后

考点提示

汇编程序和编译程序处理得到的机器语言目标程序，经过链接后得到可执行程序。解释程序不形成可执行程序。

再用连接程序把目标程序与库文件相连接形成可执行程序。编译形成的可执行程序（以 . EXE 为扩展名）可以反复执行，速度较快。解释程序是将源程序逐句翻译、逐句执行，并不产生目标程序，不形成可执行程序。因此每次运行都要经过解释，边解释边执行。

3. 系统服务程序　系统服务程序指为计算机系统提供服务的工具软件和支撑软件，如编辑程序、调试程序、系统诊断程序等。系统服务程序主要是维护计算机系统的正常运行，方便用户在软件开发和实施过程中的应用，如微型机上经常使用的诊断程序、调试程序等。实际上许多操作系统都有附加的实用工具程序，如 Windows 中的磁盘整理工具程序等，因此随着操作系统功能的延伸，已经很难严格划分系统软件和系统服务软件，这种对系统软件的分类方法也在变化之中。

4. 数据库管理系统（Database Management System，DBMS）　数据库管理系统是一种管理和使用数据库的软件，用于建立、使用和维护数据库。它把各种不同性质的数据进行组织，以便能够有效地进行查询、检索，并管理这些数据、保证数据库的安全性和完整性。用户通过 dbms 访问数据库中的数据，数据库管理员也通过 dbms 进行数据库的维护工作。由于对数据库的操作都由数据库管理系统完成，所以数据库可以独立于具体的应用程序而存在。因此，有观点认为数据库管理系统属于系统软件，也有观点认为数据库系统是构成应用系统的基础，应当被归类到应用软件。其实这种分类并没有实质的意义。

二、应用软件

应用软件是为解决各类实际问题而设计的程序系统，由用户自己开发或者由第三方软件公司开发。从其服务对象的角度，应用软件分为通用应用软件和专用应用软件两类。专用应用软件只完成某一特定任务，例如学籍管理系统、财务管理系统、工资管理系统、人事管理系统、库存管理系统、图书管理系统等管理信息系统（MIS）。而通用应用软件，人们利用它完成某个方面各种各样的工作，如文字处理软件、电子表格软件、辅助设计软件如 AutoCAD 等。

软件一般都有对应的软件授权，用户必须在获得某软件的使用许可下进行合法的使用该软件。软件的许可条款不能够与法律相抵触。未经软件版权所有者许可的软件拷贝将会引发法律问题，一般来讲，购买和使用盗版软件也是违法的。

任务四　计算机中的信息存储

计算机中，信息的最小存储单位是二进制的一个数位，简称为位，用 0 和 1 表示。信息的最基本存储单位是字节，1 个字节由 8 位组成。通常 1 个字节存放 1 个西文字符或符号，用 2 个字节存放 1 个汉字等。

一、数制与转换

（一）进位计数制

数制也称计数制，是用一组固定的符号和统一的规则来表示数值的方法。数据用少量的数字符号按先后位置排列成数位，并按照由低到高的进位方式进行计数，这种表示数的方法称为进位计数制。在进位计数制中，每种数制都包含有两个基本要素：基数和位权。基数是数制中所用到的数字符号的个数。例如，十进制的基数为 10。如果数制采用 R 个基本符号（例如，0，1，2，3，…，R-1）表示数值，则称为 R 数制（Radix-R Number System），R 称为该数制的基数（Radix）。数制中表示基本数值大小的不同数字符号，称为数码。例如，十进制有 10 个数码：0、1、2、3、4、5、6、7、8、9。一个数字符号处在某个位上所代表的数值是其本身的数值乘上所处数位的一个固定常数，这个不同数位的固定常数称为位权。例如，十进制数 523，其中 5 的位权是 100（即 10^2），2 的位权是 10（即 10^1），3 的位权是 1（即 10^0）。人们通常采用的数制有十进制、二进制、八进制和十六进制，见表 2-1。

表 2-1 计算机中常用的数制

进制	基数	基本符号	权	表示字母	运算法则
二进制	2	0, 1	2^1	B	逢二进一
八进制	8	0, 1, 2, 3, 4, 5, 6, 7	8^1	O	逢八进一
十进制	10	0, 1, 2, 3, 4, 5, 6, 7, 8, 9	10^1	D	逢十进一
十六进制	16	0, 1, 2, 3, 4, 5, 6, 7, 8, 9, A, B, C, D, E, F	16^1	H	逢十六进一

1. 二进制数（Binary notation） 二进制数的基数为 2，用 2 个数码 0、1 来表示，进位规则是逢二进一，各位的位权是以 2 为底的幂。二进制数 11101011.11101 可以表示为 11101011.11101B 或 $(11101011.11101)_2$。

2. 八进制数（Octal notation） 八进制数的基数为 8，用 8 个数码 0、1、2、3、4、5、6、7 来表示，进位规则是逢八进一，各位的位权是以 8 为底的幂。八进制数 353.72 可以表示为 353.72O 或 $(353.72)_8$。

3. 十六进制数（Hexadecimal notation） 十六进制数的基数为 16，用 16 个数码 0、1、2、3、4、5、6、7、8、9、A、B、C、D、E、F 来表示，进位规则是逢十六进一，各位的位权是以 16 为底的幂。十六进制数 EB.E8 可以表示为 EB.E8H 或 $(EB.E8)_{16}$。

4. 十进制数（Decimal notation） 十进制数的基数为 10，用 10 个数码 0、1、2、3、4、5、6、7、8、9 来表示，进位规则是逢十进一，各位的位权是以 10 为底的幂。十进制数 94 可以表示为 94D 或 $(94)_{10}$。

5. R 进制数 扩展到一般形式，一个 R 进制数的基数为 R，用 R 个数码 0、1、…、R-1 来表示，进位规则是逢 R 进一，各位的位权是以 R 为底的幂。

（二）数制的转换

对日常生活中数值的表示，人们习惯采用十进位数。在计算机中，数值的表示形式则采用二进制，这是由计算机所使用的逻辑器件决定的。逻辑器件是具有两种状态的电路（触发器），如电开关有接通与断开两种状态，可分别表示数字 1 和 0，1 和 0 与逻辑代数的"真"和"假"相吻合，适合计算机进行逻辑运算。而且二进制数运算规则简单、实现方便、成本低。由于二进制数书写时位数较长，容易出错，所以还采用了八进制和十六进制的形式。

1. 其他进制转换为十进制 根据按权展开式，即各位数字与它的权相乘然后把乘积相加的式子，得到的和就是该数对应的十进制数。

【例 2-1】将 $(10110)_2$、$(27)_8$、$(5E)_{16}$ 转化为十进制数。

$(10110)_2 = 1 \times 2^4 + 0 \times 2^3 + 1 \times 2^2 + 1 \times 2^1 + 0 \times 2^0 = 16 + 4 + 2 = (22)_{10}$

$(27)_8 = 2 \times 8^1 + 7 \times 8^0 = 16 + 7 = (23)_{10}$

$(5E)_{16} = 5 \times 16^1 + 14 \times 16^0 = 80 + 14 = (94)_{10}$

2. 十进制转换为其他进制 将十进制整数转化为其他进制数，方法是采用除以其他进制的基数取余法。

【例 2 - 2】 将 $(179)_{10}$ 转化为二进制数。

整数部分 179 除 2 取余　　低位

<pre>
2 | 179
  2 | 89   ……1
    2 | 44   ……1
      2 | 22   ……0
        2 | 11   ……0
          2 | 5   ……1
            2 | 2   ……1
              2 | 1 ……0
                0 ……1
</pre>

　　　　　　　　　　　高位

$(179)_{10} = (10110011)_2$

【例 2 - 3】 将 $(179)_{10}$ 转化为八进制数。

整数部分 179 除以 8 取余

<pre>
8 | 179   ……3   低位
  8 | 22   ……6
    8 | 2   ……2
      0   高位
</pre>

$(179)_{10} = (263)_8$

【例 2 - 4】 将 $(179)_{10}$ 转化为十六进制数。

整数部分 179 除 16 取余

<pre>
16 | 179   ……3   低位
   16 | 11   ……B
       0   高位
</pre>

$(179)_{10} = (B3)_{16}$

3. 二进制和十六进制之间的转换 二进制转换成十六进制时，是以小数点为中心向左右两边延伸，每 4 位一组，小数点前不足 4 位时，在首位前面添 0 补足 4 位；小数点后不足 4 位时，在末位后面添 0 补足 4 位。然后，将各组的四位二进制数转换成十六进制数。

【例 2 - 5】 将 $(11010101011.011001)_2$ 转换成十六进制数。

$(11010101011.011001)_2 = 0110\ 1010\ 1011.\ 0110\ 0100 = (6AB.64)_{16}$

十六进制数转换成二进制数时，和二进制转换成十六进制的过程相反，将十六进制数中的每一位拆成对应的四位二进制数，然后按顺序连接起来。

【例 2 - 6】 将 $(38B)_{16}$ 转换成二进制数。

$(38B)_{16} = 3\ 8\ B = 0011\ 1000\ 1011 = (1110001011)_2$

4. 二进制和八进制之间的相互转换 二进制数转换成八进制数时，以小数点为中心向左右两边延伸，每 3 位一组，小数点前不足 3 位时，在首位前面添 0 补足 3 位；小数后不足

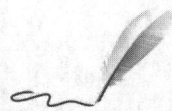

3 位时，在末位后面添 0 补足 3 位。然后将各组二进制数转换成八进制数。

【例 2 - 7】将（10110011.011101110）$_2$化为八进制数。

（10110011.011101110）$_2$ = 010 110 011. 011 101 110 =（263.356）$_8$

八进制转换成二进制数则可概括为"一位拆三位"，即把一位八进制写成对应的三位二进制，然后按顺序连接起来即可。

【例 2 - 8】将（1237）$_8$转化为二进制数。

（1237）$_8$ = 1 2 3 7 = 001 010 011 111 =（1010011111）$_2$

二、ASCII 码

目前，微型机采用国际通用的键盘字符，总共有 128 个。这些字符包括 26 个大写英文字母、26 个小写英文字母、10 个十进制数字、32 个标点符号、运算符、专用字符以及 34 个通用控制字符，都以二进制编码形式存入计算机并加以处理。使用最广泛的编码系统是美国国家标准信息交换码（American Standard Code for Information Interchange），简称为 ASCII 码。ASCII 码有 7 位码和 8 位码两种版本。国际上通用的 ASCII 码是 7 位码，见表 2 - 2。用 7 位二进制数表示一个字符，共可以表示 2^8 = 128 个字符，并且由于 ASCII 码 7 位版本在一个字节中只占用 7 位，所以规定最高位恒为 0。

表 2 - 2　7 位 ASCII 编码表

$b_2b_2b_1b_0$ ＼ $b_6b_3b_4$	000 (0)	001 (1)	010 (2)	011 (3)	100 (4)	101 (5)	110 (6)	111 (7)
0 0 0 0 (0)	NUL	DLE	SP	0	@	P	`	p
0 0 0 1 (1)	SOH	DCl	!	1	A	Q	a	q
0 0 1 0 (2)	STX	DC2	"	2	B	R	b	r
0 0 1 1 (3)	ETX	DC3	#	3	C	S	c	s
0 1 0 0 (4)	EOT	DCT	$	4	D	T	d	t
0 1 0 1 (5)	ENQ	NAK	%	5	E	U	e	u
0 1 1 0 (6)	ACK	SYN	&	6	F	V	f	v
0 1 1 1 (7)	BEL	ETB	'	7	G	W	g	w
1 0 0 0 (8)	BS	CAN	(	8	H	X	h	x
1 0 0 1 (9)	HT	EM	)	9	I	Y	i	y
1 0 1 0 (A)	LF	SUB	*	:	J	Z	j	z
1 0 1 1 (B)	VT	ESC	+	;	K	[	k	¦
1 1 0 0 (C)	FF	FS	,	<	L	\	l	¦
1 1 0 1 (D)	CR	GS	-	=	M	]	m	¦
1 1 1 0 (E)	SO	RS	.	>	N	^	n	~
1 1 1 1 (F)	SI	US	/	?	O	_	o	DEL

如表 2 - 2 所示，一些常见字符如数字 0 的 ASCII 码为 0110000B，对应的十进制数是 48；大写字母 A 的 ASCII 码为 1000001B，对应的十进制数是 65；小写字母 a 的 ASCII 码为 1100001B，对应的十进制数是 97；SP（空格）的 ASCII 码为 0100000B 等。

▶ 知识拓展

ASCII 码的 8 位版本使用 8 位二进制数进行编码，可表示 256 种字符。当最高位为 1 时，形成扩充的 ASCII 码（通常作为自己本国语言的代码）。

三、汉字编码

计算机中处理汉字的过程是：首先将每个汉字以外部码输入计算机；再将外部码转换成计算机能识别的汉字内码进行存储；然后将内码转换成字形码输出。各种汉字编码之间的关系如图2-9所示。

（一）汉字外部码

汉字外部码又称为汉字输入码，是指从键盘上输入汉字时采用的编码。汉字输入编码有很多种，目前广泛使用的输入码为：国标码；以汉字读音为基础的拼音码，如全拼输入法、双拼输入

图2-9　各种汉字编码之间的关系

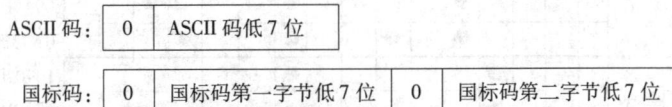

法、词汇输入法、智能 ABC 输入法等；以汉字字形为基础的拼形码，如五笔字型输入法等。不同的汉字输入方法有不同的外码，但内码只能有一个。好的输入方法应具备规则简单、操作方便、容易记忆、重码率低、速度快等特点。

1981 年我国颁布了《信息交换用汉字编码字符集 – 基本集》，即国家标准 GB2312 – 80，一共收录了汉字和图形符号7445 个，其中包括6763 个常用汉字和682 个图形符号。根据使用的频率，常用汉字又分为两个等级。一级常用汉字使用频率最高，包括汉字 3755 个，覆盖了常用汉字数的99%，按汉字拼音字母顺序排列；二级常用汉字有 3008 个，属次常用汉字，按部首排列。GB2312 – 80 编码简称国标码。由于一个字节只能表示 256 种编码，而汉字数量大，所以使用两个字节对汉字进行编码，每个字节的最高位为0。国标码和 ASCII 码的格式如图 2 – 10 所示。

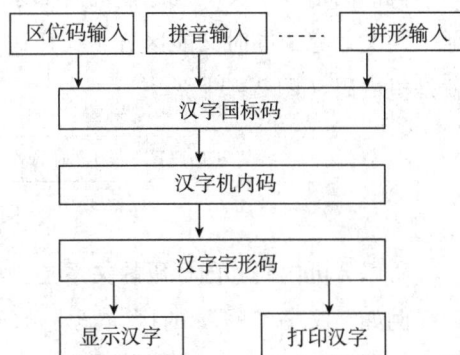

ASCII 码：　| 0 | ASCII 码低 7 位 |

国标码：　| 0 | 国标码第一字节低 7 位 | 0 | 国标码第二字节低 7 位 |

图 2 – 10　ASCII 码、国标码的格式

一个字节只能有 128 – 34 = 94 种状态用于汉字编码（34 是指 34 种控制字符），所以两个字节可以表示 94 × 94 = 8836 种状态。汉字按照规则排列成 94 行和 94 列的矩阵，形成汉字编码表，其行号称为区号，列号称为位号，第一个字节表示汉字在国标字符集中的区号，第二个字节表示汉字在国标字符集中的位号。区号和位号都采用十进制数表示，简单地组合在一起就构成了这个汉字的区位码。区位码可以唯一的确定一个汉字，例如，汉字"青"的区号为 39，位号为 64，其区位码是 3964。

国标码是以十六进制数编码，编码范围从 2121H 到 7F7FH。国标码和区位码之间的关系是：国标码 = 区位码（用十六进制表示）+ 2020H。即将一个汉字的十进制区号和十进制位号分别转换成十六进制，再分别加上 20H，就得到该汉字的国标码了。

考点提示

区位码转换为国标码时，先将十进制的区码和位码分别转换为十六进制，再分别加上 20H。

使用区位码输入汉字的方法是在区位码输入状态下直接输入区位码，例如汉字"啊""综"的区位码分别是 1601 和 5559。

（二）机内码

机内码指一个汉字被计算机内部系统进行存储、处理和传输时而使用的编码。为了保证中西文兼容，同时又能区分 ASCII 码和汉字，将国标码的两个字节的最高位置为"1"，就是机内码（图2–11）。

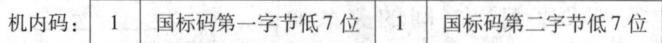

机内码： | 1 | 国标码第一字节低7位 | 1 | 国标码第二字节低7位 |

图 2–11　机内码

所以，机内码和国标码的关系是：机内码 = 国标码 + 8080H。

例如，汉字"啊"的区位码是 1601，则其国标码为 1001 + 2020 = 3021；机内码为 3021 + 8080 = B0A1。

（三）字形码

字形码又称汉字字模，用于汉字的输出。汉字的字形通常采用点阵的方式产生。汉字点阵有 16×16 点阵、32×32 点阵、64×64 点阵，点阵不同，汉字字形码的长度也不同。点阵数越大，字形质量越高，字形码占用的字节数越多。

如图 2–12 所示是"次"字 12×12 的点阵字形。深色小正方形可以表示一个二进制位的信息"1"，浅色小正方形表示二进制位的信息"0"。

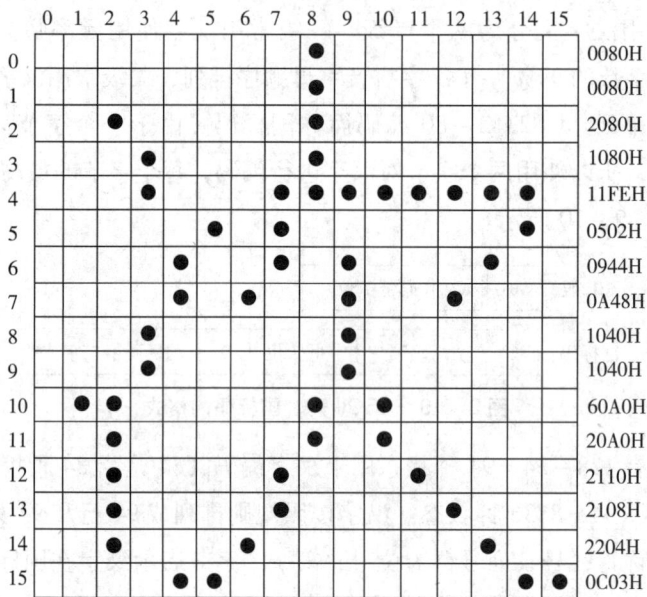

行	机内码
0	0080H
1	0080H
2	2080H
3	1080H
4	11FEH
5	0502H
6	0944H
7	0A48H
8	1040H
9	1040H
10	60A0H
11	20A0H
12	2110H
13	2108H
14	2204H
15	0C03H

图 2–12　"次"字 12×12 的点阵字形

汉字字形码又称为汉字输出码或汉字发生器的编码。一个 32×32 点阵的汉字需要 2×32 = 64 个字节用于存放图形信息，这就构成了一个汉字的图形码。所有汉字的图形码就构成了汉字字库。

【例 2–9】按 32×32 点阵存放两级汉字的汉字库，大约需要多少字节的存储空间？

解：32×32×6763÷8 = 865664B≈845KB，大约需要 845KB。

（四）其他的汉字编码

除了国标码，还有另外的一些汉字编码方案。例如，在我国的台湾地区，就使用 Big5 汉字编码方案。这种编码不同于我们的国标码，因此在双方的交流中就会涉及汉字内码的转换，特别是 Internet 的发展使人们更加关注这个问题。目前，市场推出了许多支持多内码的汉字操作系统平台，全球汉字信息编码的标准化已成为社会发展的必然趋势。

任务五　多媒体技术简介

早在没有声卡之前，显卡就已经出现了，至少显示芯片已经出现。显示芯片的出现标志着计算机已经初具处理图像的能力。到了 20 世纪 80 年代声卡的出现，不仅标志着计算机具备了音频处理能力，也标志着计算机的发展进入了一个崭新的阶段：多媒体技术发展阶段。1988 年 MPEG（Moving Picture Expert Group，运动图像专家小组）的建立又对多媒体技术的发展起到了推波助澜的作用。进入 20 世纪 90 年代，随着硬件技术的提高，自 80486 微处理器推出以后，多媒体时代终于到来。

多媒体技术发展的速度让人惊叹不已。不过，无论在技术上多么复杂，在发展上多么混乱，基本上有两条主线可循：一条主线是视频技术的发展，另一条主线是音频技术的发展。从 AVI 出现开始，视频技术进入蓬勃发展时期。这个时期内的三次高潮主导者分别是 AVI、Stream（流格式）以及 MPEG。AVI 的出现无异于为计算机视频存储奠定了一个标准，而 Stream 使得网络传播视频成为非常轻松的事情，那么 MPEG 则是将计算机视频应用进行了最大化的普及。而音频技术的发展大致经历了两个阶段，一个是以单机为主的 WAV 和 MIDI，另一个就是随后出现的形形色色的网络音乐压缩技术的发展。

一、多媒体的概念

（一）多媒体及其特点

媒体就是人与人之间实现信息交流的中介，简单说，就是信息的载体，也称为媒介。多媒体就是多重媒体的意思，即多种信息载体的表现形式和传递方式。可以理解为直接作用于人感官的文字、图形、图像、动画、声音和视频等各种媒体的统称，或是显示器、扬声器、电视机等信息的展示设备和传递信息的光纤、电缆、电磁波、计算机等中介媒质，还可以是存储信息的磁盘、光盘等存储实体。

多媒体具有多样性、交互性、集成性、数字化、实时性的特点。

（1）多样性是相对于计算机而言的，即指信息媒体的多样性。

（2）交互性是指用户可以与计算机的多种信息媒体进行交互操作，从而为用户提供了更加有效地控制和使用信息的手段。

（3）集成性是指以计算机为中心综合处理多种信息媒体，它包括信息媒体的集成和处理这些媒体的设备的集成。

（4）数字化指媒体数据以数字形式存在。

（5）实时性是指声音、动态图像（视频）随时间变化。

（二）多媒体计算机系统

通常将具有对多种媒体进行处理能力的计算机称为多媒体计算机（Multimedia Personal Computer，MPC）。传统的微型机处理的信息往往仅限于文字和数字，人机之间的交互只能通过键盘和显示器，缺乏多样性的信息交流途径。为了改变人机交互的接口，使计算机能够集声、文、图、像处理于一体，适应多媒体系统的功能目标和应用需求，目前在以下两

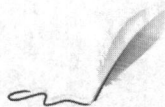

个方向上发展改进。

一方面改进微型机体系结构，使微型机性能升级，适应更丰富、更复杂的数据类型。芯片设计技术的发展，将多媒体和通信功能集成到了 CPU 芯片中，形成了专用的多媒体微处理器，使得处理音频和视频就如处理数字和文字一样快捷。如 Micro Unity、Philips 等公司将媒体处理器与通用的 CPU 结合，扩展了 CPU 的多媒体处理和通信功能，Intel 公司推出了带有 MMX 技术的处理器。MMX 技术提供了面向多媒体和通信功能的特性，并保持了微处理器的体系结构。

另一方面运用多媒体专用芯片和板卡，集成以微型机为中心的组合平台。目前，微型机的多媒体功能大都是通过附加插件和设备实现的，如音频卡、视频卡、3D 图形卡、网络卡以及 CD – ROM 驱动器、扫描仪、数码相机等。因此，一个完整的多媒体计算机系统由多媒体计算机硬件系统和多媒体计算机软件系统组成。

1. 多媒体计算机硬件系统　多媒体计算机硬件系统可以看成是在微型机的基础上进行了硬件扩充，是由计算机硬件及声像等媒体的输入输出设备构成的多媒体硬件平台，以适应多媒体信息处理功能的需求。多媒体计算机的主要硬件除了常规的微型机硬件如主机、移动硬盘、鼠标、键盘、显示器、打印机之外，还要有音频信息处理硬件、视频信息处理硬件等以及和它们连接的音视频信息的输入输出设备如话筒、录音机、摄像机、VCR 影碟机等。

（1）音频卡　音频卡也称声卡，是音频信息处理硬件。它的作用是把话筒、录音机、电子乐器等输入的声音信息进行模数转换（A/D）、压缩等处理，把经过计算机处理的数字化的声音信号通过还原（解压缩）、数模转换（D/A）后用音箱播放出来，或者用录音设备记录下来。音频卡的分类主要根据其数据采样量位数来确定，通常分为 8 位、16 位和 32 位等。位数越多，其量化精度越高，音质就越好。

（2）视频卡　视频卡也称为显示卡，是基于微型机的一种多媒体视频信号处理平台，用来支持视频信号的输入与输出。视频卡可细分为视频捕捉卡、视频处理卡、视频播放卡以及 TV 编码器等专用卡，其功能是连接摄像机、VCR 影碟机、TV 等设备，以便获取、处理和表现各种动画和数字化视频媒体。

2. 多媒体计算机软件系统　多媒体计算机软件系统主要包括多媒体操作系统、多媒体创作工具软件、多媒体素材编辑软件和多媒体应用软件等。

（1）多媒体操作系统　多媒体操作系统必须具备对多媒体环境下的各个任务进行管理和调度；支持多媒体应用软件运行；对多媒体声像及其他多媒体信息的控制和实时处理；支持多媒体的输入输出及相应的软件接口；对多媒体数据和多媒体设备的管理和控制以及图形用户界面管理等功能。目前，Apple 公司的 Quick Time 以及 Microsoft 的 Windows 系列 Windows 98、Windows ME、Windows 2000、Windows XP 等都是多媒体操作系统。

（2）多媒体创作工具软件　多媒体创作工具软件介于多媒体操作系统与应用软件之间，是支持应用开发人员进行多媒体应用软件创作的工具，用来将各种媒体素材按照超文本节点和链结构的形式进行组织，形成多媒体应用系统。多媒体创作工具软件按照组织方式与数据管理方式可大致分为：页面模式的创作工具，如 PowerPoint、Tool Book 等；时序模式的创作工具，如 Director、Flash 等；图标模式的创作工具，如 Authorware 等；窗口模式的创作工具如 Visual Basic、Visual C + +、Delphi 等。

（3）多媒体素材编辑软件　多媒体素材编辑软件用于采集、整理和编辑各种媒体数据，主要包括：字处理工具，如 WPS、Notebook（记事本）、Writer（写字板）、Word、OCR（光学字符识别）等；图形/图像工具，如 PhotoShop、Illustrator、PhotoDeluxe、PageMaker、CorelDraw、AutoCAD、Freehand、3ds max、Screen Thief 等；动画工具，如 GIF Construction Set、Xara3D 等；视频工具，如 Media Studio Pro、Premiere 等；音频工具，如 CoolEditPro、Gold-Wave、Cake Walk Pro Audio 等；播放工具，如 Media Player（媒体播放器）、ACDSee 等。

（4）多媒体应用软件　多媒体应用软件是具体实用的应用程序及演示软件。这类软件直接与用户接口，只要根据应用软件所给出的操作命令，通过最简单的操作便可使用这些软件。根据多媒体系统终端用户要求而开发的应用软件有：特定的专业信息管理系统；语音/Fax/数据传输调制管理应用系统；多媒体监控系统；光盘的播放软件（如播放 MP3 的 Winamp，播放 VCD 或 DVD 的豪杰超级解霸等）；各种多媒体 CAI 软件；各种游戏软件等。除面向终端用户而制定的应用软件外，另一类是面向某一个领域的用户应用软件系统，这是面向大规模用户的系统产品，如多媒体会议系统、点播电视服务（VOD）等。

二、多媒体文件格式

表示媒体的各种编码数据在计算机中都是以文件的形式存储的，是二进制数据的集合。文件的命名遵循特定的规则，一般由主名和扩展名两部分组成，主名与扩展名之间用"."隔开，扩展名用于表示文件的格式类型。

多媒体信息的类型包括文本、图像、动画、声音、视频影像等，多媒体文件分别存储这些不同类型的多媒体信息，文件格式如下。

（一）图像文件格式

目前常见的图像文件格式有 BMP、GIF、JPG、PSD、CDR、DIF、WMF、PNG、TIF、IFF 等。

1. BMP　BMP（Bit Map Picture）是微型机上最常用的位图格式，有压缩和不压缩两种形式，该格式可表现从 2 位到 24 位的色彩，分辨率也可从 480×320 至 1024×768。该格式在 Windows 环境下相当稳定，在文件大小没有限制的场合中运用极为广泛。

2. GIF　GIF（Graphics Interchange Format）是在各种平台的各种图形处理软件上均可处理的经过压缩的图形格式，支持多图像文件和动画文件。缺点是存储色彩最高只能达到 256 种。

3. JPG　JPG（Joint Photographics Expert Group）是可以大幅度地压缩图形文件的一种图形格式。对于同一幅画面，JPG 格式存储的文件大小是其他类型图像文件的 1/10 到 1/20，而且色彩数最高可达 24 位，所以它被广泛应用于 Internet 上的主页或图片库。

4. PSD　PSD（Photoshop Standard）是 Photoshop 中的标准文件格式，专门为 Photoshop 而优化的格式。

5. CDR　CDR（Coreldraw）是 CorelDraw 的文件格式。另外，CDX 是所有 CorelDraw 应用程序均能使用的图形（图像）文件，是发展成熟的 CDR 文件。

6. DIF　DIF（Drawing Interchange Formar）是 AutoCAD 中的图形文件，以 ASCII 方式存储图形，表现图形在尺寸大小方面十分精确，可以被 CorelDraw、3DS 等大型软件调用编辑。

7. WMF WMF（Windows Metafile Format）是 Microsoft Windows 图元文件，具有文件短小、图案造型化的特点。该类图形比较粗糙，并只能在 Microsoft Office 中调用编辑。

8. PNG PNG（Portable Network Graphics，便携式网络图形）是一种无损压缩的位图图形格式，支持索引、灰度、RGB［A］三种颜色方案以及 Alpha 通道等特性，最高支持48 位真彩色图像以及 16 位灰度图像。较低版本的浏览器和程序可能不支持 PNG 文件。

9. TIF TIF（Tagged Image File Format）文件体积庞大，但存储信息量亦巨大，细微层次的信息较多，有利于原稿阶调与色彩的复制。该格式有压缩和非压缩两种形式，最高支持的色彩数可达 16M。

10. IFF IFF（Image File Format）用于大型超级图形处理平台，比如 AMIGA 机，好莱坞的特技大片多采用该图形格式处理。图形（图像）效果，包括色彩纹理等逼真再现原景。当然，该格式耗用的内存外存等的计算机资源也十分巨大。

（二）音频文件格式

音频文件通常分为两类：MIDI 文件和声音文件。MIDI 文件是一种音乐演奏指令序列，相当于乐谱，由于不包含声音数据，其文件尺寸较小。声音文件指的是通过声音录入设备录制的原始声音，直接记录了真实声音的二进制采样数据，通常文件较大。目前常见的声音文件有 WAVE 文件、MPEG 音频文件、RealAudio 文件、音乐 CD 文件等。

1. WAVE 文件 WAVE 文件的扩展名为 .WAV。该格式记录声音的波形，故只要采样率高、采样字节长、机器速度快，利用该格式记录的声音文件能够和原声基本一致，质量非常高，但这样做的代价就是文件太大。多用于存储简短的声音片段。

2. MPEG 音频文件 MPEG 音频文件的扩展名为 .MP1、.MP2、.MP3、.MP4 等。MPEG（Moving Picture Experts Group，运动图像专家组）代表 MPEG 运动图像压缩标准，这里的音频文件格式指的是 MPEG 标准中的音频部分，即 MPEG 音频层（MPEG Audio Layer）。MPEG 音频文件的压缩是一种有损压缩，根据压缩质量和编码复杂程度的不同可分为三层（MPEG Audio Layer 1/2/3），分别对应 MP1、MP2 和 MP3 这三种声音文件。MPEG 音频编码具有很高的压缩率，MP1 和 MP2 的压缩率分别为 4∶1 和 6∶1~8∶1，而 MP3 的压缩率则高达 10∶1~12∶1，也就是说一分钟 CD 音质的音乐，未经压缩需要 10MB 存储空间，而经过 MP3 压缩编码后只有 1MB 左右，同时其音质基本保持不失真，因此，目前使用最多的是 MP3 文件格式。

3. RealAudio 文件 RealAudio 文件的扩展名为 .RA、.RM、.RAM。RealAudio 文件是 RealNetworks 公司开发的一种新型流式音频（Streaming Audio）文件格式，它包含在 RealNetworks 公司所制定的音频、视频压缩规范 RealMedia 中，主要用于在低速率的广域网上实时传输音频信息。由于主要是为了解决网络传输带宽资源而设计的，所以主要目标是压缩比和容错性，其次才是音质。网络连接速率不同，客户端所获得的 RealAudio 文件声音质量也不尽相同：对于 14.4Kbps 的网络连接，可获得调幅（AM）质量的音质；对于 28.8Kbps 的连接，可以达到广播级的声音质量；如果拥有 ISDN 或更快的线路连接，则可获得 CD 音质的声音。

4. CD Audio CD Audio（音乐 CD）扩展名为 .CDA。该文件格式是唱片采用的格式，又叫"红皮书"格式，记录的是波形流，绝对的纯正、HIFI。但缺点是无法编辑，文件长度太大。

5. MIDI（Musical Instrument Digital Interface，乐器数字接口） MIDI 文件的扩展名为 MID，是目前最成熟的音乐格式，实际上已经成为一种产业标准，其科学性、兼容性、复杂程度等各方面当然远远超过前面介绍的所有标准（除交响乐 CD、Unplug CD 外，其他 CD 往往都是利用 MIDI 制作出来的），它的 General MIDI 就是最常见的通行标准。作为音乐工业的数据通信标准，MIDI 能指挥各音乐设备的运转，而且具有统一的标准格式，能够模仿原始乐器的各种演奏技巧甚至无法演奏的效果，而且文件的长度非常小。

总之，如果有专业的音源设备，那么要听同一首曲子的 HIFI 程度依次是：

原声乐器演奏 > MIDI > CD 唱片 > 所谓声卡上的 MIDI，而 MP3 及 RA 要看它的节目源是采用 MIDI 还是 CD。

（三）视频文件格式

视频文件可以分两类：动画文件和影像文件。动画文件指由相互关联的若干帧静止图像所组成的图像序列，这些静止图像连续播放便形成一组动画，通常用来完成简单的动态过程演示。目前常用的动画文件格式有 .GIF、.SWF 等。影像文件主要指那些包含了实时的音频、视频信息的多媒体文件，其多媒体信息通常来源于视频输入设备，同时包含了大量的音频、视频信息。目前常用的影像文件格式有 .AVI、.MOV、.QT、.MPEG、.RM 等。

1. GIF GIF（Graphics Interchange Format，图形交换格式）是一种高压缩比的彩色图像文件格式，扩展名为 .GIF。最初 GIF 只是用来存储单幅静止图像，后来进一步发展为可以同时存储若干幅静止图像并进而形成连续的动画。目前 Internet 网上的动画文件多为这种格式的 GIF 文件。在 Flash 中可以将你的设计输出为 GIF 格式。GIF 动画可用 ACDSee 观看。

2. SWF SWF 是一种流式动画格式，扩展名为 .SWF。SWF 文件体积小、功能强、交互能力好、支持多个层和时间线程，因此被越来越多地应用到网络动画中。SWF 文件是 Flash 的一种发布格式，已广泛用于 Internet 上，客户端浏览器安装 Shockwave 插件即可播放，也可用 Flash 播放器观看。

3. AVI AVI（Audio Video Interleaved，音频视频交错）是 Microsoft 公司开发的一种数字音频与视频文件格式，扩展名为 .AVI。AVI 文件主要应用在多媒体光盘上，用来保存电影、电视等各种影像信息。有时也出现在 Internet 上，供用户下载、欣赏新影片的精彩片断。

4. Quick Time 文件 Quick Time 文件的扩展名为 .MOV、.QT。Quick Time 文件是 Apple 公司开发的一种音频、视频文件格式，用于保存音频和视频信息，具有先进的视频和音频功能。

5. MPEG 文件 MPEG 文件的扩展名为 .MPEG、.MPG、.DAT、.VOB。MPEG（Moving Picture Experts Group，运动图像专家组）代表 MPEG 运动图像压缩算法的国际标准，采用有损压缩方法减少运动图像中的冗余信息，同时保证每秒 30 帧的图像动态刷新率，已被几乎所有的计算机平台共同支持。MPEG 压缩的方法是：在单位时间内采集并保存第一帧信息，然后只存储其余帧相对第一帧发生变化的部分，从而达到压缩的目的。MPEG 的平均压缩比为 50:1，最高可达 200:1，压缩效率非常高，同时图像和声音的质量也非常好。MPEG 有三个版本：MPEG - 1，MPEG - 2，MPEG - 4。VCD 使用 MPEG - 1 标准制作，VCD 视频文件的格式是 .DAT；DVD 使用 MPEG - 2，DVD 视频文件的格式是 .VOB；MPEG - 4 标准主要应用于视频电话、电子新闻等，该标准的视频文件的格式是 .MPEG、.MPG。

6. RealVideo 文件　RealVideo 文件的扩展名为 .RM、.RA、.RAM。RealVideo 文件是 RealNetworks 公司开发的一种新型流式视频文件格式，主要用来在低速率的广域网上实时传输活动视频影像，可以根据网络数据传输速率的不同而采用不同的压缩比率，从而实现影像数据的实时传送和实时播放。即在数据传输过程中边下载边播放视频影像，而不必像大多数视频文件那样，必须先下载然后才能播放。目前，Internet 上已有不少网站利用 RealVideo 技术进行重大事件的实况转播。

三、多媒体信息处理技术

多媒体技术是指以计算机为核心，交互地综合处理文本、图形、图像、视频、活动视频和动画等多种媒体信息，并通过计算机进行有效控制，使这些信息建立逻辑连接，以表现出更加丰富、更加复杂信息的信息技术和方法。

（一）多媒体技术的主要特点

多媒体技术具有集成性、可控性、交互性、数字化等 4 个主要特点。

1. 集成性　多媒体技术的集成性主要表现在两个方面：多种信息媒体的集成和处理这些媒体设备的集成。

2. 可控性　多媒体技术的可控性体现在其友好的界面技术上，可以充分增强和改善人机界面功能，使其更加形象、直观、友好，能表达更多的信息。

3. 交互性　交互性是指用户可以与计算机的多种信息媒体进行交互操作，从而为用户提供更加有效地控制和使用信息的手段。由于交互可以增加对信息的注意力和理解，延长信息保留的时间，因此，借助于交互性，用户不是被动地接受文字、声音、图形、图像、活动视频和动画，而是主动地进行检索、提问和回答。例如 CD - ROM 可以轻而易举地将几十卷的百科全书存储在一张光盘上，用户可以随时查询浏览 CD - ROM 中的信息，并选取感兴趣的内容阅读，这一特点是普通书籍、录音带、录像带所远远不及的，它使 CD - ROM 被广泛地应用到教育领域中去。

4. 数字化　从技术实现的角度来看，多媒体技术必须把各种媒体信息数字化后才能使各种信息融合在统一的多媒体计算机平台上，才能解决多媒体数据类型繁多、数据类型之间差别大的问题，这也是多媒体技术唯一可行的方法。因此，数字化是多媒体技术发展的基础。

（二）多媒体技术

1. 音频技术　音频技术主要包括音频数字化、语音处理、语音合成及语音识别等技术。音频技术的数字化就是将连续的模拟的音频信号等价地转换成离散的数字音频信号，以便利用计算机进行处理。这种技术目前较为成熟，多媒体声卡就是采用这种技术设计的。音频信息处理主要集中在音频信息压缩上，例如，目前最新的语音压缩算法可将声音压缩 6 倍以上。语言合成是指将普通正文合成语言播放。该技术已达到实用阶段。难度最大的尚属语音识别，相信无须多久会取得更大的突破和进展。

2. 视频技术　视频技术包括视频信号的数字化和视频编码技术。视频数字化的目的是将模拟视频信号经 A/D（模数）转换和彩色空间变换，转换成多媒体计算机可以显示和处理的数字信号。视频编码技术是将数字化的视频信号经过编码成为电视信号，从而可以录制到录像带中或在电视系统中播放。目前视频技术比较成熟，其产品应用范围很广。

3. 数据压缩和解压缩技术 在多媒体中数据的压缩主要指图像（视频）和音频的压缩，是计算机处理图像和视频以及网络传输的重要基础。图像压缩技术包括基于空间线形预测（DPCM）技术的无失真编码和基于离散余弦变换（DCT）与哈夫曼编码的有失真算法。前者虽无失真，但压缩比不大；后者虽有失真，但压缩超过20倍时，人眼视力就不能分辨出是否失真了。目前，国际上通用的压缩编码标准大致有如下4种。

（1）JPEG JPEG（Joint Photogragh Coding Experts Group，联合照片专家组）是一种基于DCT 的静止图像压缩和解压缩算法，主要针对静止图像，由 ISO（国际标准化组织）和CCITT（国际电报电话咨询委员会）共同制定。它是把冗长的图像信号和其他类型的静止图像去掉，甚至可以减小到原图像的百分之一（压缩比100∶1）。但是在这个级别上，图像的质量并不好；压缩比为20∶1 时，能看到图像稍微有点变化；当压缩比大于20∶1 时，一般来说图像质量开始变坏。

（2）MPEG MPEG（Moving Pictures Experts Group，动态图像专家组）是一组由 ITU 和ISO 制定发布的视频、音频、数据的压缩标准，主要针对全动态影像。它采用的是一种减少图像冗余信息的压缩算法，它提供的压缩比可以高达200∶1，同时图像和声音的质量也非常高。

（3）DVI DVI 的视频图像的压缩算法的性能与 MPEG－1 相当，即图像质量可达到VHS 的水平，压缩后的图像数据率约为 1.5Mbit/s。为了扩大 DVI 技术的应用，Intel 公司又推出了 DVI 算法的软件解码算法，称为 Indeo 技术，它能将数字视频文件压缩到五分之一至十分之一。

4. 大容量光学存储技术 大容量光学存储技术是通过光学的方法读出（有时也包括写入）数据的技术。由于它使用的光源基本上是激光，所以又称为激光存储。

5. 超文本和超媒体链接技术 超文本（Hypertext）是随着多媒体计算机发展而发展起来的文本处理技术。超文本中不仅包含有文本信息，还包含图像、声音、视频等多媒体信息，因此称"超"文本。超文本中还可以包含指向其他网页的链接，这种链接称为超链接（Hyper Link）。在一个超文本文件里可以包含多个超链接，它们把分布在本地或远程服务器中的各种形式的超文本文件链接在一起，形成一个纵横交错的链接网。这样，用户可以根据自己的需要选择任意链接的内容阅读。

6. 媒体同步技术 在多媒体技术系统所处理的信息中，各个媒体都与时间有着或多或少的依从关系，例如图像、语音都是时间的函数。随着通信技术的不断发展，因特网和其他数据通信网的传输速度不断提高，再结合压缩技术，市场已经推出了远程图像传输系统、远程教育、远程医疗、动态视频传输系统、可视电话、电视会议等。

任务六 信息安全和计算机病毒

一、信息安全概述

计算机信息安全是指信息网络的硬件、软件及其系统中的数据受到保护，不遭受偶然的或者恶意的破坏、更改、泄露，系统连续可靠正常地运行，信息服务不中断。计算机信息安全的实质就是保证信息的安全性。根据国际标准化组织的定义，信息安全性的含义主

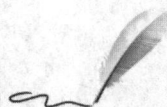

要是指信息的完整性、可用性、保密性和可靠性。信息安全是任何国家、政府、部门、行业都必须十分重视的问题，是一个不容忽视的国家安全战略。但是，对于不同的部门和行业来说，其对信息安全的要求和重点却是有区别的。

（一）计算机信息安全的范畴

计算机信息安全是一门涉及计算机科学、网络技术、通信技术、密码技术、信息安全技术、应用数学、数论、信息论等多种学科的综合性学科。计算机信息安全的范畴包括实体安全、运行安全、信息安全和网络安全。

1. 实体安全　实体安全是计算机信息安全的前提。实体安全是指计算机的硬件设备及相关设施的安全、正常运行，内容包括三个方面：环境安全、设备安全和媒体安全。

（1）环境安全　环境安全指计算机硬件设备及相关设施所放置的机房的地理环境、气候条件、污染状况以及电磁干扰等对实体安全的影响。

（2）设备安全　设备安全指计算机硬件设备及相关设施的防盗、防毁以及抗电磁干扰、静电保护、电源保护等。

（3）媒体安全　媒体安全指对存储有数据的媒体进行安全保护。

2. 运行安全　运行安全是指计算机运行过程中的安全保证，使计算机能正常工作，对信息和数据进行正确的处理。影响运行安全主要有以下几种情况。

（1）工作人员的误操作　常见的误操作有误删除程序和数据、误移动程序和数据的存贮位置、误切断电源以及误修改系统的参数等。

（2）硬件故障　略。

（3）软件故障　通常是由于程序编制错误而引起。

（4）计算机病毒　计算机病毒是破坏计算机信息系统运行安全的最重要因素之一。

（5）"黑客"攻击　"黑客"具有高超的技术，对计算机硬、软件系统的安全漏洞非常了解。黑客的攻击使网站的运行安全受到不同程度的影响。

（6）恶意破坏　恶意破坏是一种犯罪行为，包括对计算机信息系统的物理破坏和逻辑破坏两个方面。物理破坏是对实体进行毁坏。逻辑破坏是利用冒充身份、窃取口令等方式进入计算机信息系统，改变系统参数、修改有用数据、修改程序等，造成系统不能正常运行。逻辑破坏具有较强的隐蔽性，常常不能及时发现。

3. 信息安全　信息安全是指防止信息数据被故意的或偶然的泄漏、破坏、更改，保证信息使用的完整、有效、合法。信息安全的破坏主要表现在以下几个方面。

（1）信息可用性遭到破坏　即将某数据文件的文件名称或者路径进行了改变，对于它的处理程序来说，这个数据文件就变成了不可用，因为它不能找到要处理的文件。另一种情况是在数据文件中加入一些错误的或应用程序不能识别的信息代码，导致程序不能正常运行或得到错误的结果。

（2）信息完整性的破坏　信息的完整性包含信息数据的多少、正确与否、排列顺序等几个方面，任何一个方面遭破坏，均会破坏信息的完整性。信息完整性的破坏可能来自多个方面，即人为因素、设备因素、自然因素及计算机病毒等均可能破坏信息的完整性。

（3）保密性的破坏　保密性的破坏一般包括非法访问、信息泄漏、非法拷贝、盗窃以及非法监视监听等方面。

4. 网络安全　网络安全主要包括两个部分：一是资源子网中各计算机系统的安全性；

二是通信子网中的通信设备和通信线路的安全性。

（二）信息安全技术

信息安全技术是通过技术手段对实体安全、运行安全、信息安全和网络安全实施保护，是一种主动保护措施，能增强计算机信息系统防御攻击和破坏的能力。

1. 实体安全技术　实体安全技术是为了保护计算机信息系统实体安全而采取的技术措施，主要有接地要求与技术（采用避雷、交流电源接地等）、防火安全技术和防盗技术。

2. 运行安全技术　运行安全技术是为了保障计算机信息系统安全运行而采取的一些技术措施和技术手段，分为风险分析、审计跟踪、应急措施和容错技术等几个方面。

（1）风险分析　风险分析是对计算机信息系统可能遭到攻击的部位及其防御能力进行评估，并对攻击发生的可能性进行预测。风险分析的结果是可以确定安全保护级别和措施的重要依据。

（2）审记跟踪　审记跟踪是采用一些技术手段对计算机信息系统的运行状况及用户使用情况进行跟踪记录。

（3）应急措施　应急措施是指在事前作一些应急准备，事后实施一些应急措施，这是十分必要的。因为无论如何进行安全保护，计算机信息系统在运行过程中都可能会发生一些突发事件，导致系统不能正常运行，甚至整个系统的瘫痪。因此，应急准备包括关键设备的整机备份、设备主要配件备份、电源备份、软件备份及数据备份等，一旦事故发生，应立即启用备份，使计算机信息系统尽快恢复正常工作。

（4）容错技术　容错技术是使系统能够发现和确认错误，给用户以错误提示信息，并试图自动恢复。容错能力是评价一个系统是否先进的重要指标，容错的一种方式是通过软件设计来解决。第二种容错的方式是对数据进行冗余编码，常用的有奇偶校码、循环冗余码、分组码及卷积码等，这些编码方式使信息占用的存贮空间加大、传输时间加长，但它们可以发现和纠正一些数据错误。第三种容错的方式是采用多个磁盘来完成，如磁盘冗余阵列、磁盘镜像、磁盘双工等。

3. 信息安全技术　信息安全技术从技术角度理解是为了保障信息的可用性、完整性、保密性而采用的技术措施。为了保护信息不被非法地使用或删改，对其访问必须加以控制，如设置用户权限、使用口令、密码以及身份验证等。

（1）为了使信息被窃取后不可识别，必须对明数据按一定的算法进行处理，这称为数据加密。加密后的数据在使用时必须进行解密后才能变为明数据，其关键的是加解密算法和加解密密钥。

（2）防止信息通过电磁辐射而泄漏的技术措施主要有以下4个。

①采用低辐射的计算机设备。低辐射的计算机设备辐射强度低，但造价高。

②采用安全距离保护。电磁辐射强度随着距离的增加而减弱。在一定距离之后，场强减弱，使接收设备不能正常接收，所以要注意采用安全距离保护。

③利用噪声干扰方法。在计算机旁安放一台噪声干扰器，使干扰器产生的噪声和计算机设备产生的辐射混杂一起，使接收设备不能正确复现计算机设备的辐射信息。

④利用电磁屏蔽。电磁屏蔽使辐射电磁波的能量不外泄。方法是采用低电阻的金属导体材料制作一个表面封闭的空心立体罩把计算机设备罩住，辐射电磁波遇到屏蔽体后产生折射或被吸收，这种屏蔽体被称为屏蔽室。

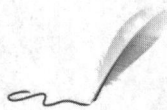

4. 网络安全技术 网络安全技术比较实用的有身份认证技术、报文验证、数字签名、信息加密技术、边界防护技术、访问控制技术、主机加固技术、安全审计技术和检测监控技术等。

（1）身份认证技术 身份认证技术用来确定用户或者设备身份的合法性。它是安全的第一道大门，是各种安全措施可以发挥作用的前提。身份认证技术包括：静态密码、动态密码（短信密码、动态口令牌、手机令牌）、USB KEY、IC卡、数字证书、指纹虹膜等。

（2）报文验证 报文验证包括内容的完整性、真实性、正确的验证以及报文发方和收方的验证。报文内容验证可以通过发方在报文中加入一些验证码，收方收到报文后利用验证码进行鉴别，符合的接收，不符合的拒绝。对于报文是否来自确认发方的验证，一是对发方加密的身份标识解密后进行识别；二是报文中设置加密的通行字。确认自己是否为该报文的目的收方的方法与确认发方的方法类似。

（3）数字签名 数字签名的目的是为了确信信息是由签名者认可的，作为一种安全技术它首先使签名者事后不能否认自己的签名，其次签名不能被伪造和冒充。电子签名是一种组合加密技术，密文和用来解码的密钥一起发送，而该密钥本身又被加密，还需要另一个密钥来解码。由此可见，电子签名具有较好的安全性，是电子商业中首选的安全技术。电子签名由电子签证机构（CA）提供可信任的技术支持服务。

（4）信息加密技术 信息加密技术是密码学研究的主要范畴，是一种主动的信息安全保护技术，能有效防止信息泄漏。在网络中，主要是对信息的传输进行加密保护，在信息的发送方利用一定的加密算法将明文变成密文后，在通信线路中传送，收方收到的是密文，且必须经过一个解密算法才能恢复为明文，这样就只有确认的通信双方才能进行正确信息交换。加密算法的实现既可以通过硬件，也可以通过软件。

（5）边界防护技术 边界防护技术能够防止外部网络用户以非法手段进入内部网络，访问内部资源，从而保护内部网络操作环境。其主要技术有：包过滤技术、应用网关技术、代理服务技术。边界防护设备是特殊的网络互联设备，典型的边界防护设备有防火墙和入侵检测设备。防火墙在某种意义上可以说是一种访问控制产品。它在内部网络与不安全的外部网络之间设置障碍，阻止外界对内部资源的非法访问，防止内部对外部的不安全访问。防火墙能够较为有效地防止黑客利用不安全的服务对内部网络的攻击，并且能够实现数据流的监控、过滤、记录和报告功能，较好地隔断内部网络与外部网络的连接。但它本身可能存在安全问题，也可能会是一个潜在的瓶颈。

（6）访问控制技术 访问控制技术保证网络资源不被非法使用和访问。访问控制是网络安全防范和保护的主要核心策略，规定了主体对客体访问的限制，并在身份识别的基础上，根据身份对提出资源访问的请求加以权限控制。

（7）主机加固技术 对操作系统、数据库等进行漏洞加固和保护，提高系统的抗攻击能力。

（8）安全审计技术 安全审计技术包含日志审计和行为审计，通过日志审计协助管理员在受到攻击后察看网络日志，从而评估网络配置的合理性、安全策略的有效性，追溯分析安全攻击轨迹，并能为实时防御提供手段。通过对用户的网络行为审计，确认行为的合规性，确保管理的安全。

（9）检测监控技术 检测监控技术对信息网络中的流量或应用内容进行二至七层的检

测并适度监管和控制，避免网络流量的滥用、垃圾信息和有害信息的传播。

（三）信息的安全管理、教育和法规

信息安全策略是指为保证提供一定级别的安全保护所必须遵守的规则。实现信息安全，不但靠先进的技术，而且也得靠严格的安全管理、法律约束和安全教育。

1. 严格的安全管理 《中华人民共和国计算机信息系统安全保护条例》第十三条明确规定："计算机信息系统的使用单位应当建立健全安全管理制度，负责本单位计算机信息系统的安全保护工作。"这说明计算机信息系统的安全保护责任落到了使用单位的肩上，各单位应根据本单位计算机信息系统的安全级别，作好组织建设和制度建设。各计算机网络使用机构，企业和单位应建立相应的网络安全管理办法，加强内部管理，建立合适的网络安全管理系统，加强用户管理和授权管理，建立安全审计和跟踪体系，提高整体网络安全意识。

2. 安全教育 对计算机信息系统的攻击绝大多数都是人为的。一种情况是法制观念不强，对计算机信息系统故意破坏的犯罪行为；另一种是安全意识不够、安全技术水平低，在工作中麻痹大意，造成了安全事故。因此，加强安全教育是保护计算机信息系统安全的一个基础工作。安全教育的内容分为法规教育及安全知识培训两个方面。

3. 制订严格的法律、法规 计算机网络是一种新生事物。它的许多行为无法可依、无章可循，导致网络上计算机犯罪处于无序状态。面对日趋严重的网络上犯罪，必须建立与网络安全相关的法律、法规，使非法分子慑于法律，不敢轻举妄动。迄今为止，已有30多个国家先后从不同侧面制定了有关计算机及网络犯罪的法律法规，对于预防、打击计算机及网络犯罪提供了必要的依据和权力。我国于2000年12月28日全国人大颁布的《关于维护因特网安全的决定》，系统总结了目前网络违法犯罪的典型行为共6大类18项，对于保障因特网的运行安全，维护国家安全和社会管理秩序，保护人民合法权益具有重大意义，是我国网络安全立法的标志性法律。

我国现行的有关信息网络安全的法律体系框架分为以下三个层面。

（1）法律 主要包括《中华人民共和国宪法》《中华人民共和国刑法》《中华人民共和国治安管理处罚条例》《中华人民共和国刑事诉讼法》和《全国人大常委会关于维护因特网安全的决定》等。这些基本法的规定，为我国建立和完善信息网络安全法律体系奠定了良好的基础。

（2）行政法规 主要包括《计算机软件保护条例》《中华人民共和国计算机信息系统安全保护条例》《中华人民共和国计算机信息网络国际联网管理暂行规定》和《因特网信息服务管理办法》等。

（3）部门规章及规范性文件 主要包括《计算机信息系统安全专用产品检测和销售许可证管理办法》《计算机病毒防治管理办法》和《因特网电子公告服务管理规定》等。

（四）计算机软件的知识产权及保护

1990年9月7日颁布的《中华人民共和国著作权法》，是我国首次把计算机软件作为一种知识产权（著作权）列入法律维护的范畴。《计算机软件保护条例》于2001年12月20日中华人民共和国国务院令第339号公布，根据2011年1月8日《国务院关于废止和修改部分行政法规的决定》第一次修订，根据2013年1月30日《国务院关于修改〈计算机软件保护条例〉的决定》第二次修订，对维护计算机软件著作权人的权益，鼓励计算机软

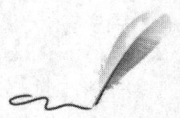

件的开发和流通，促进计算机应用事业的发展起到重要的作用。整个《计算机软件保护条例》分为总则、软件著作权、软件著作权的许可使用和转让、法律责任和附则五章。

1. 总则 总则中明确了制定本条例的目的是保护计算机软件著作权人的权益，调整计算机软件在开发、传播和使用中发生的利益关系，鼓励计算机软件的开发与应用，促进软件产业和国民经济信息化的发展。同时对有关术语，如计算机软件、计算机程序、文档、软件开发者和软件著作权人等做出了明确的定义。规定了对计算机软件保护的范围。

2. 软件著作权 "软件著作权"一章规定了软件著作权人的各项权利、软件著作权的归属与行使、软件保护的期限以及软件的合法复制品所有人享有的权利。特别规定了为了学习和研究软件内含的设计思想和原理，通过安装、显示、传输或者存储软件等方式使用软件的，可以不经软件著作权人许可，不向其支付报酬。

3. 软件著作权的许可使用和转让 "软件著作权的许可使用和转让"一章规定了软件著作权的许可使用和转让应当订立合同。向外国人许可或者转让软件著作权应当遵守《中华人民共和国技术进出口管理条例》的有关规定。

4. 法律责任 "法律责任"一章对侵犯软件著作权人合法权利的行为给出了具体的处罚，行政处罚由国家软件著作权行政管理部门执行，情节严重的移交司法机关追究刑事责任。对于软件著作权的各种纠纷，可向国家软件著作仲裁机构申请仲裁，也可直接向人民法院起诉。

5. 附则 附则中说明了本条例施行前发生的侵权行为，依照侵权行为发生时的国家有关规定处理。本条例自 2002 年 1 月 1 日起施行。1991 年 6 月 4 日国务院发布的《计算机软件保护条例》同时废止。

二、计算机病毒及其防治

计算机病毒是计算机软件技术发展的必然产物，也是计算机科学发展过程中出现的一种新的高科技类型犯罪。

（一）病毒的定义与特点

在《中华人民共和国计算机信息系统安全保护条例》中，计算机病毒被明确定义"指编制或者在计算机程序中插入的破坏计算机功能或者破坏数据，影响计算机使用并且能够自我复制的一组计算机指令或者程序代码"。计算机病毒一般具有如下特点。

1. 寄生性 病毒一般不是一个通常意义下的完整的计算机程序，而是寄生在正常程序中的一种特殊的程序。因此，它享有被寄生的程序所能得到的一切权利。

2. 破坏性 病毒的目的就是为了破坏数据或硬、软件资源。凡是软件技术能触及的资源均有可能被遭到破坏。

3. 传染性 病毒具有自我复制的能力，将自己的复制品或变种嵌入别的程序中实现传染。是否具有传染性是判断是否为病毒的基本标志。

4. 潜伏性 病毒需要一定条件的发生来触发它。在发作之前，病毒不断地传染新对象，等待触发。

5. 隐蔽性 计算机病毒是嵌在正常程序当中的。在没有发作时，一切正常，使之难以被发觉。病毒会修改自己的文件名并隐藏在某个用户不常去的系统文件夹中。这样的文件夹通常有上千个系统文件，如果手工查找很难找到病毒。病毒还会把自己和一个吸引人的文档捆绑合并成一个文档，那么运行该文档时，病毒就悄悄地运行了。

（二）常见的病毒类型

根据中国国家计算机病毒应急处理中心发表的报告统计，目前占近 45% 的病毒是木马程序，蠕虫占病毒总数的 25% 以上，脚本病毒占 15% 以上，其余的病毒类型分别是：文档型病毒、破坏性程序和宏病毒等。病毒的名字由病毒前缀、病毒名、病毒后缀组成。病毒前缀指一个病毒的种类，病毒名指一个病毒名称，病毒后缀指一个病毒的变种特征，一般采用 26 个字母表示，如果病毒的变种太多了，也采用数字和字母的混合，如 Worm. Sasser. c 表示震荡波蠕虫病毒的变种 c。

1. 木马病毒、黑客病毒　木马病毒的前缀是：Trojan，黑客病毒的前缀一般为 Hack。如 QQ 消息尾巴木马 Trojan. QQ3344，网络枭雄黑客病毒 Hack. Nether. Client。木马病毒的特性是通过网络或者系统漏洞进入用户的系统并隐藏，然后向外界泄露用户的信息，而黑客病毒则有一个可视的界面，能对用户的电脑进行远程控制。木马、黑客病毒往往是成对出现的，即木马病毒负责侵入用户的电脑，而黑客病毒则会通过该木马病毒来进行控制。现在这两种类型都越来越趋向于整合了。还有，病毒名中有 PSW 或者 PWD 之类（这些字母一般都为"密码"的英文"password"的缩写）的病毒一般都表示这个病毒有盗取密码的功能，如针对网络游戏的木马病毒 Trojan. LMir. PSW. 60。

2. 蠕虫病毒　蠕虫病毒的前缀是：Worm。蠕虫病毒的特性是通过网络或者系统漏洞进行传播。很大一部分的蠕虫病毒都有向外发送带毒邮件、阻塞网络的特性，比如病毒冲击波（阻塞网络）、小邮差（发带毒邮件）等。

3. 脚本病毒　脚本病毒的前缀是：Script。脚本病毒的特性是使用脚本语言编写，通过网页进行传播，如病毒红色代码 Script. Redlof。脚本病毒还会有如下前缀：VBS、JS（表明是何种脚本编写的），如病毒欢乐时光 VBS. Happytime、十四日 Js. Fortnight. c. s 等。

4. 宏病毒　宏病毒其实是脚本病毒的一种，由于它的特殊性，因此在这里单独算成一类。宏病毒的前缀是：Macro；第二前缀是：Word、Word 97、Excel、Excel 97（也许还有别的）其中之一。

（1）凡是只感染 Word 97 及以前版本 Word 文档的病毒采用 Word 97 作为第二前缀，格式是：Macro. Word 97；

（2）凡是只感染 Word 97 以后版本 Word 文档的病毒采用 Word 作为第二前缀，格式是：Macro. Word；

（3）凡是只感染 Excel 97 及以前版本 Excel 文档的病毒采用 Excel 97 作为第二前缀，格式是：Macro. Excel 97；

（4）凡是只感染 Excel 97 以后版本 Excel 文档的病毒采用 Excel 作为第二前缀，格式是：Macro. Excel，依此类推。

该类病毒的特性是能感染 Office 系列文档，然后通过 Office 通用模板进行传播，所有自动保存的文档都会感染上这种宏病毒，而且如果其他用户打开了感染病毒的文档，宏病毒又会转移到他的计算机上。另外，宏病毒还可衍生出各种变形变种病毒，这种"父生子子生孙"的传播方式实在让许多系统防不胜防，如著名的病毒美丽莎 Macro. Melissa。

5. 系统病毒　系统病毒的前缀为：Win32、PE、Win95、W32、W95 等。系统病毒的特性是可以感染 Windows 操作系统的 *. exe 和 *. dll 文件，并通过这些文件进行传播，如 CIH

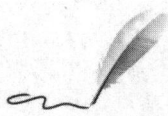

病毒。

6. 文件型病毒 文件型病毒主要以感染文件扩展名为 .COM、.EXE、.DRV、.BIN、.OVL、.SYS 等可执行程序为主。文件型病毒一般寄生在被感染文件的首部或尾部，当运行被感染的文件时，文件型病毒进入内存。已感染病毒的文件执行速度会减缓，甚至完全无法执行。有些文件遭感染后，一执行就会遭到删除。

7. 破坏性程序病毒 破坏性程序病毒的前缀是：Harm。破坏性程序病毒的特性是本身具有好看的图标来诱惑用户点击，当用户点击这类病毒时，病毒便会直接对用户计算机产生破坏，如病毒格式化 C 盘 Harm.format C.f、杀手命令 Harm.Command.Killer 等。

8. 后门病毒 后门病毒的前缀是：Backdoor。后门病毒的特性是通过网络传播，给系统开后门，给用户电脑带来安全隐患，如病毒 IRC 后门 Backdoor.IRCBot。

9. 病毒种植程序病毒 病毒种植程序病毒的特性是运行时会从体内释放出一个或几个新的病毒到系统目录下，由释放出来的新病毒产生破坏，如病毒冰河播种者 Dropper.BingHe2.2C、MSN 射手 Dropper.Worm.Smibag 等。

10. 玩笑病毒 玩笑病毒，也称恶作剧病毒，其前缀是：Joke。玩笑病毒的特性是本身具有好看的图标来诱惑用户点击，当用户点击时，病毒会做出各种破坏操作来吓唬用户，其实病毒并没有对用户计算机进行任何破坏，如病毒女鬼 Joke.Girlghost。

11. 捆绑机病毒 捆绑机病毒的前缀是：Binder。捆绑机病毒的特性是病毒作者会使用特定的捆绑程序将病毒与一些应用程序如 QQ、IE 捆绑起来，表面上看是一个正常的文件，当用户运行这些捆绑病毒时，会表面上运行这些应用程序，然后隐藏运行捆绑在一起的病毒，从而给用户造成危害，如捆绑 QQ 病毒 Binder.QQPass.QQBin、系统杀手 Binder.killsys 等。

（三）计算机感染病毒的常见症状

在计算机运行时，病毒通过病毒载体即系统的外存储器进入系统的内存储器，常驻内存。病毒在系统内存中监视系统的运行，当发现有攻击的目标存在并满足条件时，便从内存中将自身存入被攻击的目标，将病毒进行传播。病毒还利用系统读写磁盘的中断将其写入系统的外存储器（软盘或硬盘），再去感染其他系统。计算机感染病毒后，一些常见的症状如下。

（1）运行速度减慢。

（2）经常无故发生死机。

（3）计算机中的文件长度发生变化。

（4）计算机存储的容量异常减少。

（5）系统引导速度减慢。

（6）丢失文件或文件损坏。

（7）计算机屏幕上出现异常显示。

（8）计算机系统的蜂鸣器出现异常声响。

（9）磁盘卷标发生变化。

（10）系统不识别硬盘。

（11）对存储系统异常访问。

（12）系统异常重新启动。

（13）文件的日期、时间、属性等发生变化。

（14）文件无法正确读取、复制或打开。

（15）命令执行出现错误。

（16）虚假报警。

（17）换当前盘。有些病毒会将当前盘切换到 C 盘。

（18）时钟倒转。有些病毒会命名系统时间倒转，逆向计时。

（19）Windows 操作系统无故频繁出现错误。

（20）一些外部设备工作异常。

（四）病毒的防治

计算机病毒主要通过移动存储介质（如移动硬盘、U 盘等）和计算机网络等途径进行传播。预防病毒应当从切断其传播途径入手。防治的措施一方面是加强管理；另一方面是采取一些技术手段，如定期利用杀毒软件检查和清除病毒或安装防病毒卡等。

1. 管理措施

（1）不随意使用外来的移动存储设备，必须使用时务必先用杀毒软件扫描，确信无毒后方可使用。

（2）不使用来源不明的程序，尤其是游戏程序，这些程序中很可能有病毒。

（3）不到网上随意下载程序或资料，对来源不明的邮件不随意打开。

（4）不使用盗版光盘上的软件，不将盗版光盘放入光驱内，因为盗版软件的自启动程序很可能有病毒。

（5）对重要的数据和程序应做独立备份，以防万一。

（6）对特定日期发作的病毒，应作提示公告。

2. 技术措施

（1）防病毒卡　是用硬件的方式保护计算机免遭病毒的感染。国内使用较多的产品有瑞星防病毒卡等。防病毒卡有以下特点。

①广泛性。防病毒卡是以病毒机制入手进行有效的检测和防范，因此可以检测出具有共性的一类病毒，包括未曾发现的病毒。

②双向性。防病毒卡既能防止外来病毒的侵入，又能抑制已有的病毒向外扩散。

③自保护性。任何杀毒软件都不能保证自身不被病毒感染，而防病毒卡是采用特殊的硬件保护，使自身免遭病毒感染。但是防病毒卡对病毒不具备消除能力。

（2）杀毒软件　杀毒软件是一个更加全面、更加多元化的"防毒体系"软件，包括智能主动防御、实时监控、应用程序控制、木马拦截、网络监控、应用程序网络访问监控、IP 包过滤、网络攻击拦截、恶意网址拦截、出站攻击防御、自我保护、多种查杀方式等功能，已经对系统安全起到了至关重要的作用。杀毒软件的种类很多，目前比较流行的有瑞星、江民、金山毒霸、诺顿、卡巴斯基等。

①瑞星是国内最知名、用户群体最广泛的杀毒软件产品。基于"云安全"策略和"智能主动防御"技术的瑞星全功能安全软件，将杀毒软件与防火墙无缝集成、整体联动，极大地降低了电脑资源占用，集"拦截、防御、查杀、保护"四重防护功能于一身。同时，由 8000 万用户组成的"云安全"网络能够第一时间截获、查杀木马病毒和挂马网站，将病毒阻挡在用户电脑之外。

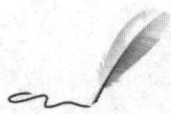

②江民杀毒软件基于"沙盒"（Sandbox）技术和"云安全"防毒系统，在防毒、杀毒、系统加固、自我保护、主动防御等方面做得非常全面，系统安全防护基本上涉及了各种可能出现问题的方方面面。同时具备启发式扫描、内核级自防御引擎，极大程度上为用户系统提供了可靠的安全保证。

③金山毒霸基于抢杀（Bootclean）技术，在木马和病毒预防、查杀方面做得非常全面、彻底，同时与其他辅助功能组件结合，构成了一个非常全面的木马、病毒防御体系。

④诺顿基于实时 SONAR 主动防护技术，实现性能和防护统一的同时，实现了对系统资源"0"消耗。并支持免费电子邮件、在线交谈或电话支持、自动修复技术可以诊断并修复用户的常见问题。

⑤卡巴斯基对系统的保护是全面的、全方位的，其五大功能模块基本保护、扩展保护、前摄保护、高级保护、个人信息保护等基本上涵盖了用户所需的所有安全保护。

⑥ESET NOD32 主要由三部分组成：防病毒模块＋防火墙＋垃圾邮件过滤。其 Threat-Sense 引擎技术可以在病毒特征库更新前，通过启发性分析，检测到近 75% 的新型未知病毒。NOD32 针对各种已知或未知病毒、间谍软件（spyware）、rootkits 和其他恶意软件为计算机提供实时保护，其占用系统资源少，侦测速度快，还比其他任何防病毒产品获得了更多的 Virus Bulletin 100% 奖项。

知 识 拓 展

感染病毒的文件如果存在于压缩文件（或者有密码保护的文件）里，有的杀毒软件是无法将其病毒清理的，需要解压缩（或者去除文件的保护），再进行杀毒。

项目总结

本项目首先简单介绍了计算机的发展，即根据计算机采用的主要元器件分为四个阶段：电子管计算机时代、晶体管计算机时代、中小规模集成电路计算机时代和大规模超大规模集成电路计算机时代；接着介绍了计算机系统的工作原理和冯·诺伊曼型体系结构的五大组成部分：运算器、控制器、存储器、输入设备和输出设备；微型机的硬件系统；计算机组成之软件系统。然后具体地叙述了计算机的二进制、八进制、十六进制和十进制数制之间的转换；ASCII 码；汉字的区位码、国标码和机内码之间的转换。最后简单介绍多媒体文件格式和多媒体信息处理技术；信息安全和计算机病毒及其防治。

通过本项目的学习，使学生对于计算机的基础知识有一个较为全面的认识和掌握。

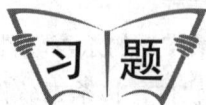

习 题

一、选择题

1. 第一代电子计算机使用的电子元件是（　　）。

     A. 晶体管　　　　　　　　　　　　　B. 电子管

     C. 中小规模集成电路　　　　　　　　D. 大规模和超大规模集成电路

2. 计算机主机由（　　）组成。

     A. CPU 和内存　　　　　　　　　　B. CPU、外存和外部设备

     C. CPU 和存储器　　　　　　　　　D. 主机箱、键盘和显示器

3. 计算机突然断电，计算机（　　）中的信息全部丢失。

     A. RAM　　　　　B. ROM　　　　　C. Cache　　　　　D. DOS

4. 下列对于 ASCII 码的叙述中，正确的是（　　）。

     A. 一个标准 ASCII 码占一个字节，其最高二进制位为 1

     B. 所有大写英文字母的 ASCII 码都小于英文字母 a 的 ASCII 码

     C. 所有大写英文字母的 ASCII 码都大于英文字母 a 的 ASCII 码

     D. 标准 ASCII 码表有 256 个不同的字符编码

5. 用高级程序设计语言写的程序称为源程序，它（　　）。

     A. 只能在专门的机器上运行

     B. 具有可读性和可移植性

     C. 无须编译或解释，可直接在机器上运行

     D. 不可读

6. 用 16×16 点阵来表示汉字的字形，则存储 100 个汉字的字形需要用（　　）个字节。

     A. 1600　　　　　B. 3200　　　　　C. 2560　　　　　D. 256

7. 下列各组软件中，全部属于应用软件的是（　　）。

     A. 程序语言处理程序、操作系统、数据库管理系统

     B. 文字处理程序、编辑程序、UNIX 操作系统

     C. 财务处理软件、金融软件、WPS Office

     D. Word 2010、Photoshop、Windows

8. 操作系统是最核心的系统软件，是（　　）。

     A. 用户和计算机之间的接口　　　　B. 源程序和目标程序之间的接口

     C. 软件和硬件之间的接口　　　　　D. 外设和主机之间的接口

9. 关于存储器存取速度快慢的比较，（　　）是正确的。

     A. Cache > 硬盘 > RAM > 软盘　　　B. 硬盘 > 软盘 > RAM > Cache

     C. 软盘 > Cache > 硬盘 > RAM　　　D. Cache > RAM > 硬盘 > 软盘

10. 八进制数 26 对应的十进制数是（　　）。

     A. 64　　　　　　B. 22　　　　　　C. 54　　　　　　D. 45

11. 6 位无符号二进制整数表示十进制数的范围是（　　）。

     A. 0 – 63　　　　B. 1 – 63　　　　C. 0 – 64　　　　D. 1 – 64

12. 在计算机内部用来传递、存储和加工处理的数据都是以（　　）的形式进行的。

     A. 十进制码　　　B. 二进制码　　　C. 八进制码　　　D. 十六进制码

13. 64 位微机是指它所用的 CPU（　　）。

     A. 能处理 64 位十进制数　　　　　B. 一次能处理 64 位二进制数

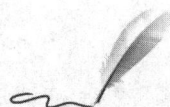

   C. 有 64 个寄存器   D. 只能处理 64 位二进制数

14. 字母 8 的 ASCII 码值是（　　　）。

  A. 55   B. 56   C. 57   D. 58

15. 下列字符中，ASCII 码值最大的是（　　　）。

  A. 9   B. B   C. K   D. d

16. 在一个非零无符号二进制整数后添加一个 0，此数的值为原数的（　　　）倍。

  A. 4   B. 2   C. 1/4   D. 1/2

17. 计算机处理信息的最小数据单位是（　　　）。

  A. ASCII 码   B. Byte   C. bit   D. word

18. 编译程序的最终目标是（　　　）。

  A. 改正源程序中的语法错误   B. 发现源程序中的语法错误

  C. 将源程序编译成目标程序   D. 将源程序翻译成另一种高级语言程序

19. 计算机能够直接识别和执行的语言是（　　　）。

  A. 汇编语言   B. 机器语言   C. 自然语言   D. 高级语言

20. 所谓计算机病毒是（　　　）。

  A. 能够破坏计算机各种资源的程序或者操作命令

  B. 窃取计算机内的信息且自我复制的程序

  C. 计算机内存放的被破坏的程序

  D. 能感染计算机操作者的生物病毒

二、思考题

1. 微型计算机的性能指标主要有哪些？

2. 简述计算机信息安全措施。

扫码"练一练"

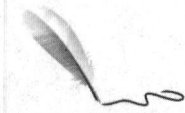

项目三　Windows 7 操作系统及其应用

📖 **学习目标**

1. **掌握**　Windows 操作系统的基本应用及文件与文件夹的管理。
2. **熟悉**　Windows 操作系统的常用系统设置及 Windows 7 的个性化设置。
3. **了解**　计算机的日常维护与故障处理。
4. 具备管理计算机系统的能力。
5. 通过引导学生自主学习，培养学生观察、分析能力和发现问题、探索问题、解决问题的能力。

目前世界上已开发出多种操作系统，Windows 因其简便的操作方法，生动、形象的界面，成为最常见的用于微型计算机的操作系统。Windows 7 作为目前主流的操作系统，具有良好的人机交互界面，允许用户对系统进行个性化设置，美化计算机的使用环境。

任务一　Windows 7 的个性桌面定制

一、任务分析：Windows 7 的个性桌面定制

　　Windows 7 是多任务多用户的操作系统，在进入 Windows 7 系统时可以任意选择一个用户身份登录，Windows 7 系统围绕针对用户个性化设计、应用服务设计、用户易用性的设计、娱乐试听的设计及笔记本电脑的特有设计等几个方面增加了许多有特色的功能，其允许每个用户都可以设置自己喜欢的个性化桌面环境，给用户带来全新体验。

　　Windows 7 系统启动后，用户登录到系统的主屏幕区域即 Windows 7 的系统桌面，所见即所得。Windows 7 系统桌面就像生活中实际的桌面一样，是用户工作的平面，是用户和计算机进行交流的"办公桌"，如图 3 - 1 所示。

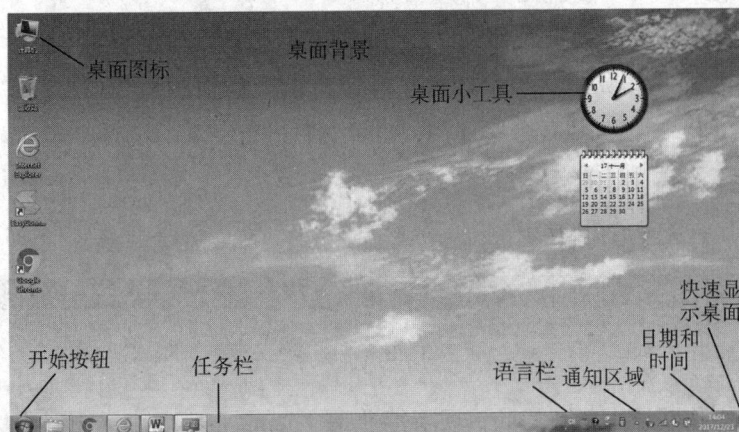

图 3 - 1　Windows 7 桌面

二、知识点解析

（一）桌面图标

Windows 7 操作系统下，程序、数据和文件都是由图标和名称共同组成的，桌面上可以存放用户经常用到的应用程序和文件夹图标，用户可以根据自己的需要在桌面上添加各种快捷图标，在使用时双击图标可以快速启动相应的程序或文件。

桌面图标主要包括系统图标和快捷方式图标。系统图标指 Windows 7 自带的一些有特殊用途的图标。Windows 7 系统桌面上常用的系统图标有 5 个，分别是"用户的文件""计算机""网络""Internet Explorer" 和 "回收站"。快捷图标一般是安装应用程序时自动产生的，用户也可以根据需要自行创建。

（1）用户的文件　有"图片收藏""我的音乐""联系人"等个人文件夹，可用来存放用户日常使用的文件。

（2）计算机　有硬盘、CD – ROM 驱动器和网络驱动器中的内容。

（3）网络　有网络中的计算机、打印机和网络上其他资源的快捷方式。

（4）Internet Explorer　用于访问网络资源的 IE 浏览器的快捷方式图标。

（5）回收站　用于存放被删除的文件或文件夹。若有需要，可还原误删文件。

初始桌面图标：第一次进入 Windows 7 系统时，桌面上仅有一个图标，即"回收站"。其他 4 个图标并未显桌面上，为了操作方便，可以通过设置将它们显示出来。

用户可以对桌面上的图标按名称、大小、类型、时间等自动排列，也可以手动拖动图标。

（二）桌面背景

桌面背景也称为"墙纸"，即显示在屏幕上的背景画面，主要用于美化桌面。第一次进入系统使用的是默认桌面背景，用户可以根据需要选择系统中提供的其他图片或计算机中已有的图片作为桌面背景。

桌面主题是图标、字体、颜色、声音和其他窗口元素的预定义的集合，它使用户的桌面具有与众不同的外观。Windows 7 提供了多种风格的主题，分别为"Areo 主题""基本和高对比度主题"，"Areo 主题" 有 3D 渲染和半透明效果，使桌面看起来更加美观流畅。用户可以根据需要切换不同主题。

（三）任务栏

"任务栏" 通常位于桌面最底部的一个条形区域，由"开始"菜单、"快速启动栏"、"任务按钮区"、"通知区域"、"显示桌面"构成。用户通过任务栏（图 3 - 2）可以完成许多操作，便捷管理、切换和执行各类应用，也可对它进行一系列设置。

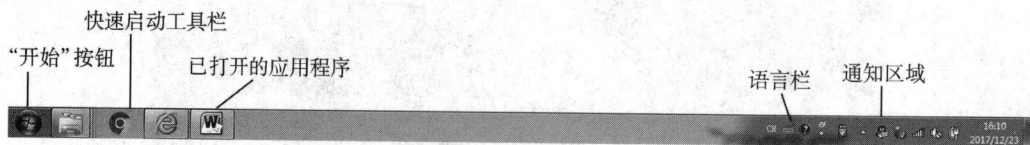

图 3 - 2　任务栏

Windows 7 操作系统中任务栏的一项新特性是"Jump lists"，即鼠标右键单击任务栏上的任意程序时，呈现跳转列表，再也看不见移动、最小化、最大化、还原、关闭等选项。

在 Windows 7 操作系统中，不必离开当前窗口，将鼠标移至任务栏中的程序图标时，即可使用 Aero 桌面透视快速预览打开的窗口缩略图。将鼠标移开，可还原至桌面。任务栏的缩略图窗口如图 3 - 3 所示。

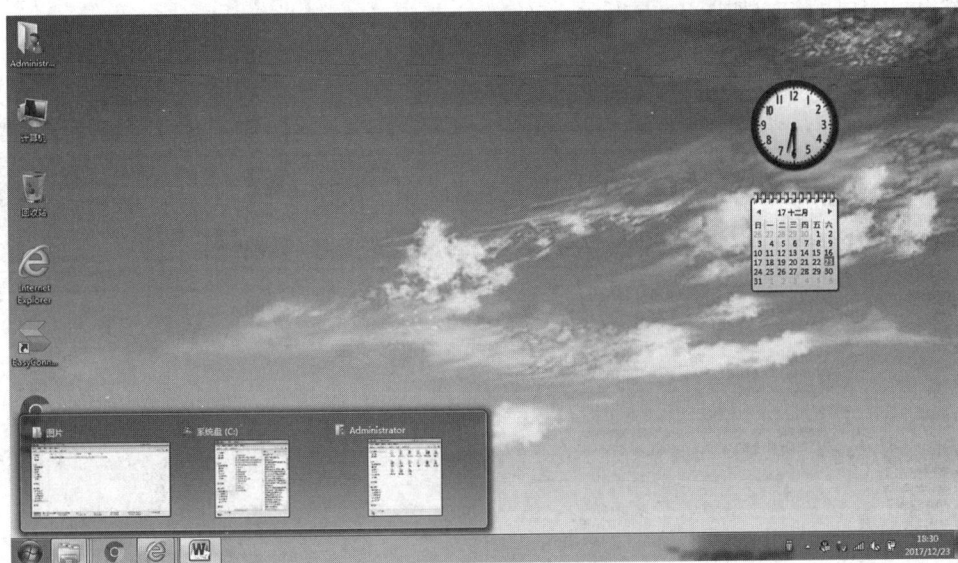

图 3 - 3　任务栏的缩略图窗口

（四）"开始"菜单

"开始"菜单中存放了操作系统或系统设置的绝大多数命令，而且还可以使用当前系统中安装的所有程序，因此"开始"菜单被称为操作系统的中央控制区域。在 Windows 环境下，所有的基本操作都可以通过"开始"菜单命令完成。

"开始"菜单是计算机程序、文件夹和设置的主要通道。单击屏幕左下角的"开始"按钮 ，或者按键盘上的 Windows 徽标键 ，即可打开"开始"菜单，如图 3 - 4 所示。

"开始"菜单主要由固定程序列表、常用程序列表和"所有程序"列表等组成，在左侧窗格最底部是搜索框，如图 3 - 5 所示。

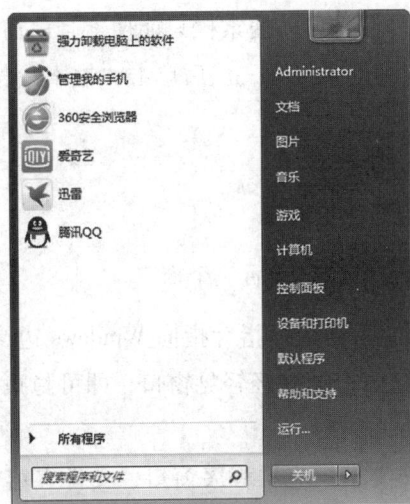

图 3 - 4　"开始"菜单

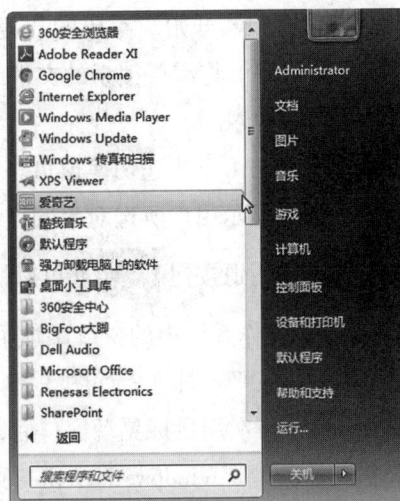

图 3 - 5　"开始"菜单中"所有程序"列表

（五）窗口

1. 窗口的组成　窗口是 Windows 操作系统的重要组成部分，是 Windows 7 操作环境中最基本的对象。当用户打开文件、文件夹或启动某个程序时，都会以一个窗口的形式显示在屏幕上。窗口的组成如图 3 - 6 所示。

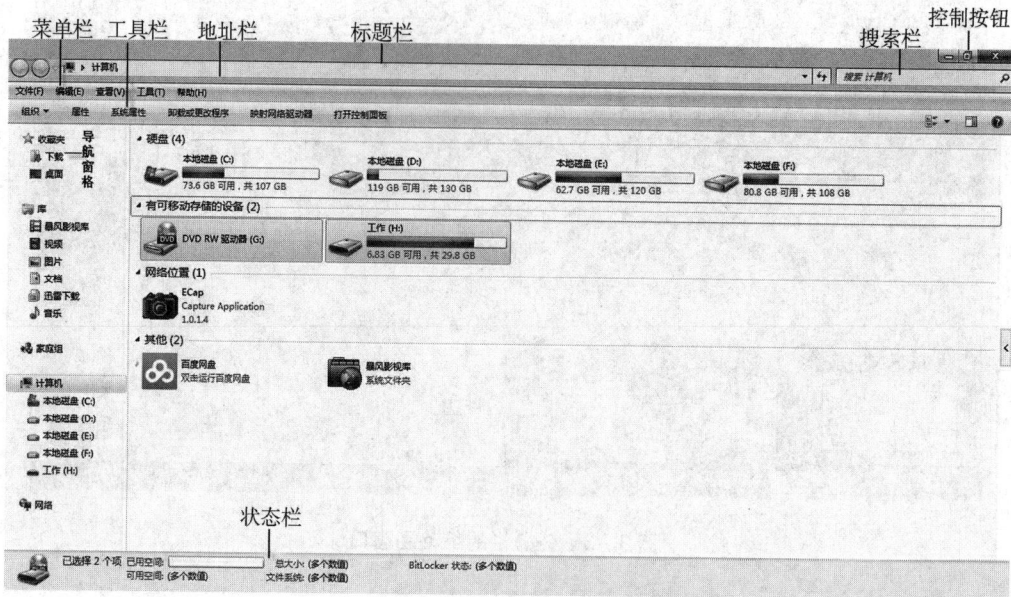

图 3 - 6　窗口的组成

（1）控制按钮包括最大化按钮 ▣ 、还原按钮 ▣ 、最小化按钮 ▬ 和关闭按钮 ✕ 。单击最大化按钮可将窗口充满整个屏幕；单击最小化按钮可将窗口缩小为任务栏上的一个按钮；单击还原按钮可将处于最大化状态的窗口还原为之前的大小；单击关闭按钮关闭当前窗口。

（2）地址栏中可以查看当前窗口在资源管理器中的位置，输入文件路径后，按【Enter】键，可打开相应的窗口。

（3）搜索栏和"开始"菜单的"搜索"框类似，但是窗口搜索栏只能搜索当前窗口范围内的文件或程序。将需要搜索的文件或程序名输入到搜索栏中，然后单击"搜索"按钮，即可进行相应的搜索。

（4）导航窗格可以快速切换窗口。

（5）状态栏显示用户所选对象的详细信息。

（6）前进和后退按钮 ◀ ▶ 可以快速切换到前一个窗口和后一个窗口。

Windows 7 操作系统中的窗口添加了智能缩放功能，当鼠标指针指向 Windows 边缘时，窗口即可最大化或平行排列，如图 3 - 7 所示。使用鼠标拖动并轻轻晃窗口，即可隐藏当前不活动的窗口，再次用鼠标晃动窗口后，则会恢复原状。

2. 窗口的类型　Windows 7 中窗口可以分为三种类型：应用程序窗口、文件夹窗口和对话框窗口。

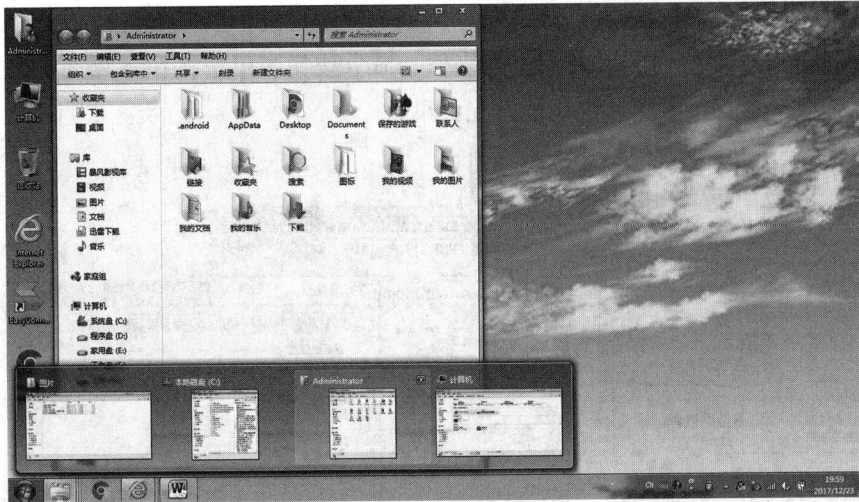

图 3 - 7 窗口的智能缩放功能

（1）应用程序窗口是运行中的应用程序主窗口，如图 3 - 8 所示。

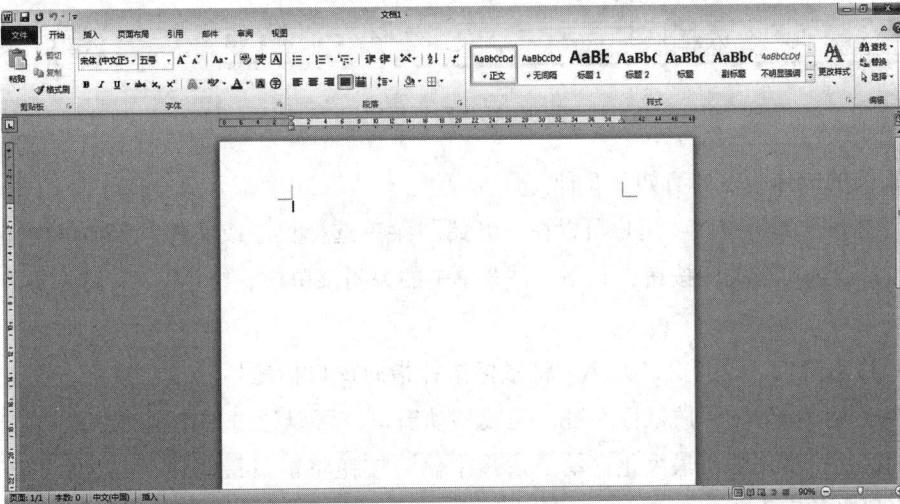

图 3 - 8 Word 应用程序窗口

（2）文件夹窗口是当前打开的文件夹，如图 3 - 9 所示。

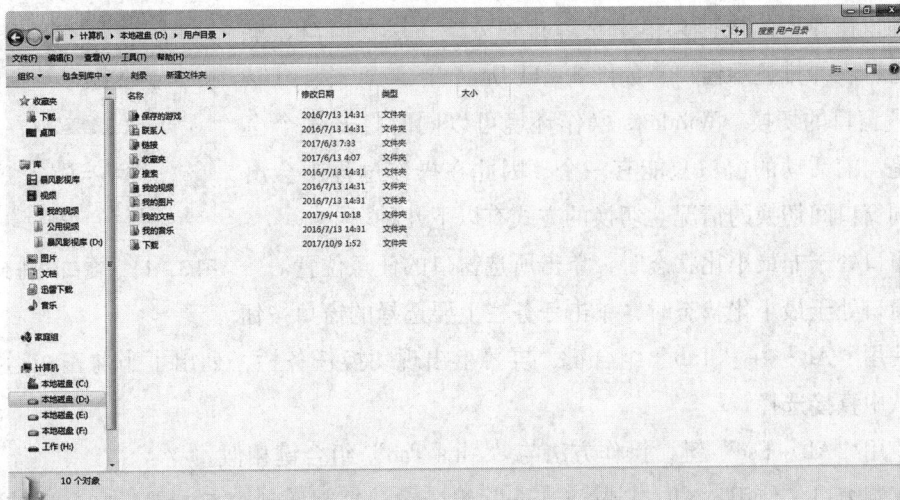

图 3 - 9 文件夹窗口

（3）对话框窗口包含按钮和各种选项，需要用户响应完成特定命令或任务。对话框窗口由标题栏、选项卡与标签、文本框、列表框、命令按钮、单选按钮和复选框组成，如图 3-10 所示。它可以移动和关闭，不能改变大小。

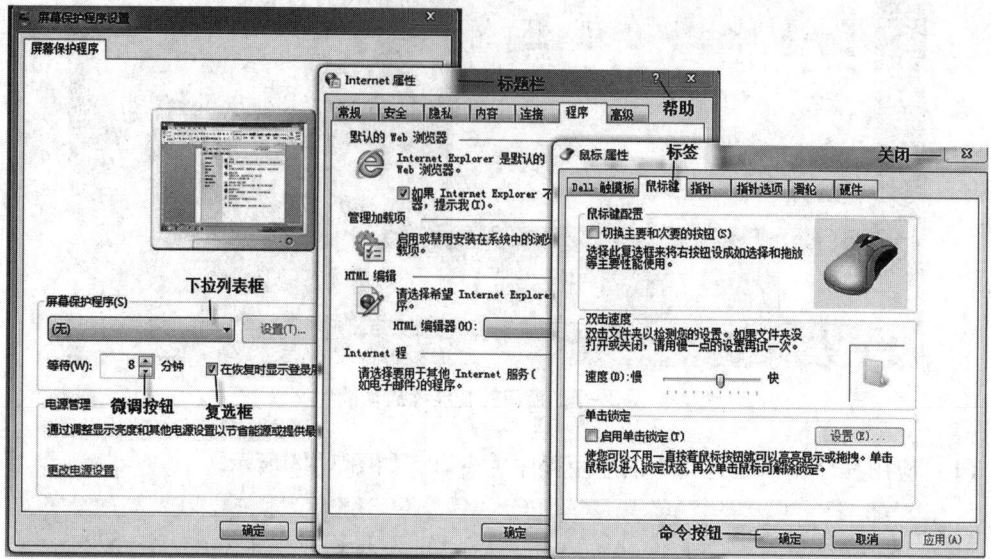

图 3-10　对话框窗口

3. 窗口的操作　主要有如下 5 种。

（1）打开、关闭窗口　用户可以在"开始"菜单选择程序或文件、双击桌面图标打开相应窗口；通过单击关闭按钮、利用文件菜单中的关闭菜单项、组合键 Alt + F4 等方式来关闭窗口。

（2）移动窗口、改变窗口大小　将鼠标指针指向窗口标题栏，按住鼠标左键，拖动窗口到想要放置的位置，释放鼠标左键，完成移动窗口。可以通过单击"最大化"按钮或双击窗口的标题栏实现窗口最大化；单击"最小化"按钮将窗口最小化；"还原"按钮实现窗口恢复原来的大小。

（3）排列窗口　当打开窗口过多时，可以通过设置窗口的显示形式来排列窗口。鼠标指针指向任务栏的空白区域，单击鼠标右键，在弹出的快捷菜单中选择排列方式：层叠窗口、堆叠显示窗口、并排显示窗口，如图 3-11 所示。

（4）窗口的切换　Windows 操作环境可以同时打开多个窗口，但是当前活动的窗口只能有一个，因此在操作过程中会出现在不同窗口间切换的情况。切换的方式有以下几种。

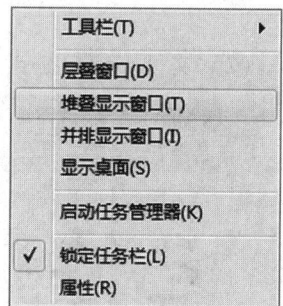

图 3-11　窗口的排列方式

①窗口处于非最小化状态时，单击所选窗口的任意位置。

②窗口处于最小化状态时，单击任务栏上要选择的窗口按钮。

③使用"Alt" + "Tab"组合键，屏幕上出现切换任务栏，列出了当前正在运行的窗口，可从中直接选择。

④使用"Alt + Esc"键，操作方法与"Alt + Tab"组合键相似。

⑤复制窗口，使用"Alt + Print Screen"组合键，复制活动窗口，然后在合适的程序窗口（如 Word、画图等）粘贴即可；"Print Screen"键，复制整个屏幕。

知识链接

对话框是用户在操作计算机的过程中，系统弹出的一个窗口，是用户和计算机之间进行信息交流的窗口。

（六）菜单

菜单位于 Windows 7 窗口的菜单栏中，是应用程序中命令的集合。在菜单中，有些命令某些时候可用，某些时候不可用，有些命令后面还有级联菜单。一般情况下，菜单中的命令包括以下几种。

1. 可用命令与不可用命令 菜单中的可用命令是以黑色字符显示，不可用命令以灰色字符显示（图 3 - 12）。不可用命令是因为暂时不需要或无法执行这些命令，选择不可用命令将没有任何反应。

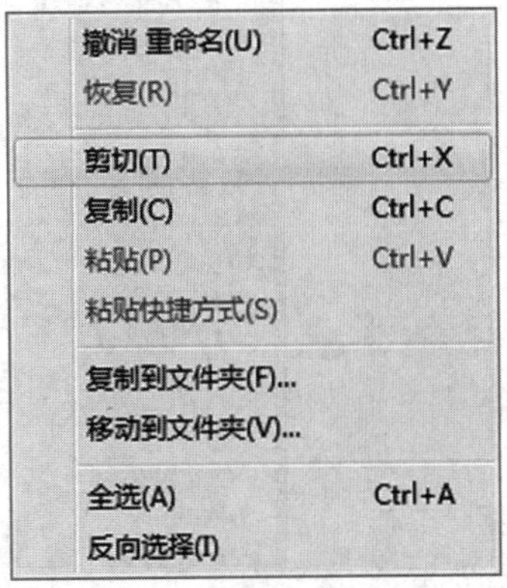

2. 快捷键 在菜单中，有些命令的右侧有快捷键，用户通过这些快捷键，可以快速地执行相应的菜单命令，如"复制"命令的快捷键是"Ctrl + C"，"保存"命令的快捷键是"Ctrl + S"。

3. 带字母的命令 许多命令的后面都有一个括号，括号中有一个字母。当菜单处于激活状态时，在键盘上键入带下划线的字母，可以执行该命令。

图 3 - 12 菜单中的可用命令与不可用命令

4. 带省略号的命令 如果命令的后面带有省略号"…"，表示执行该命令后，将会弹出一个对话框或一个设置向导。

5. 单选命令和复选命令 在有些菜单中，有一组命令，每次只能有一个命令被选中，当前选中的命令左侧出现一个单选标记。选择该组的其他命令，标记将出现在选中命令的左侧，原来命令前面的标记将消失。这类命令称为单选命令。还有一些命令，当选择该命令后，命令的左侧出现一个复选标记，表示此命令正在起作用；再次选择该命令，命令左侧的"√"消失，恢复空白状态，表示该命令不起作用，这类命令称为复选命令。

6. 级联菜单 如果命令的右侧有一个向右的箭头，则光标指向此命令后，会弹出一个级联菜单。级联菜单通常给出某一类选项或命令，有时是一组应用程序。

（七）显示属性

Windows 7 操作系统启动后，用户首先看到的便是系统的桌面，用户可以根据自己的喜好自行定制个性化桌面，如更改桌面背景、更改屏幕分辨率及更改屏幕保护程序等。

屏幕分辨率指显示器所能显示的像素的多少。屏幕上显示信息的多少是以水平和垂直像素衡量的。像素越多，显示器的画面越清晰，屏幕区域可显示的信息越多。

三、任务实现

任务 1 设置系统显示属性

1. 任务要求 通过更改计算机的主题、桌面背景、屏幕分辨率、屏幕保护来为计算机添加个性化设置。

2. 操作步骤

（1）更改桌面主题

①在"控制面板"窗口中，单击"更改主题"，弹出"个性化"窗口，可设置桌面主题，如图 3 – 13 所示。

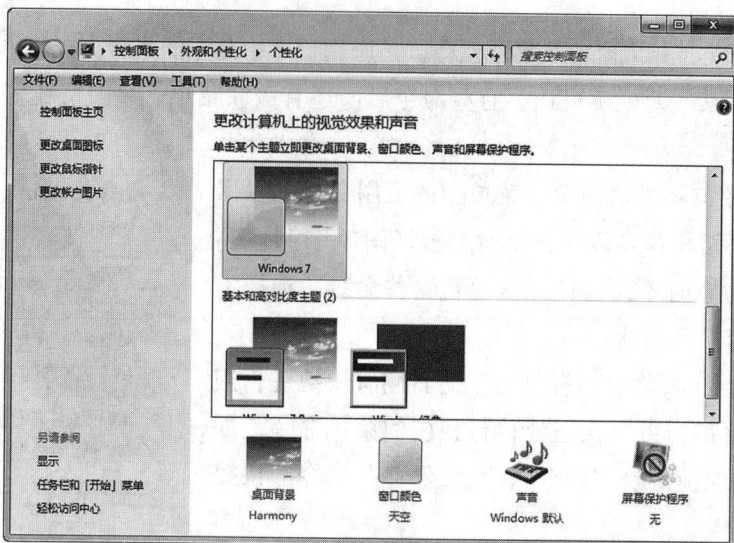

图 3 – 13　更改桌面主题

②在"个性化"窗口中，单击想要的主题即可完成主题的更改。

（2）更改桌面背景

①在"控制面板"窗口中，单击"更改桌面背景"，弹出"桌面背景"窗口，如图 3 – 14 所示。

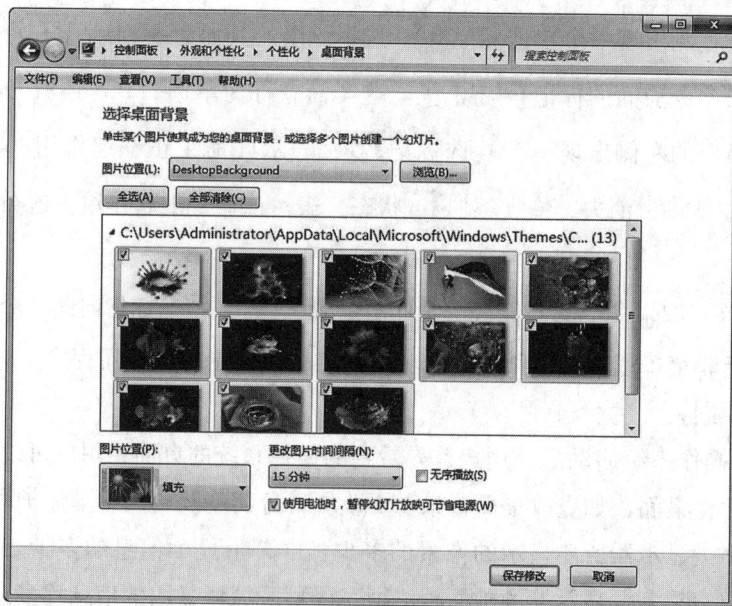

图 3 – 14　更改桌面背景

②在"选择桌面背景"窗口中，在"图片位置（L)"选择自己喜欢的照片，如果选择

多张，会循环自动改变背景；在"图片位置（P）"选择图片的显示形式，"填充""适应""拉伸""平铺""居中"；在"更改图片时间间隔（N）"选择更改图片时间；是否勾选"无序播放（S）"与"使用电池时，暂停幻灯片放映可节省电源（W）"，完成以上设置后单击"保存修改"即可完成背景的设置。

（3）调整屏幕分辨率

①在"控制面板"窗口中，单击"调整屏幕分辨率"，打开"屏幕分辨率窗口"，如图3-15所示，可调整屏幕分辨率。

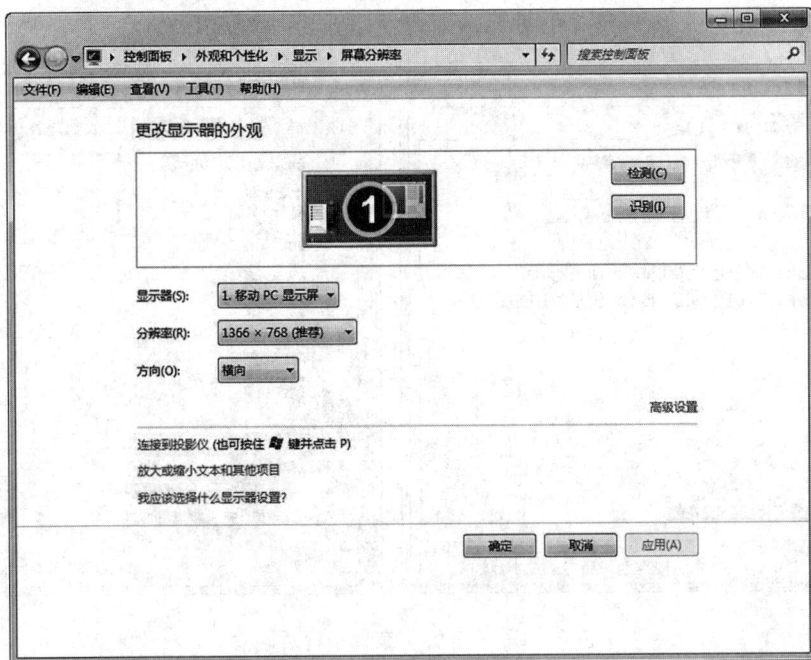

图3-15　调整屏幕分辨率

②在"显示器（S）"处选择要更改分辨率的显示器，在"分辨率（R）"处设置合适的分辨率，在"方向（O）"处设置显示器的方向，再按"确定"按钮即完成分辨率的调整。

（4）屏幕保护　屏幕保护是为了保护显示器而设计的一种专门的程序，主要有3个作用：保护显像管、保护个人隐私和省电。用户可以根据需要进行设置。

①在"控制面板"窗口中，单击"外观和个性化"，在打开的窗口中"个性化"下选择"更改屏幕保护程序"，打开窗口如图3-16所示。

②在"屏幕保护程序"下选择想要的程序，"等待"处设置等待时间，单击"确定"按钮即可完成屏幕保护程序的设置。

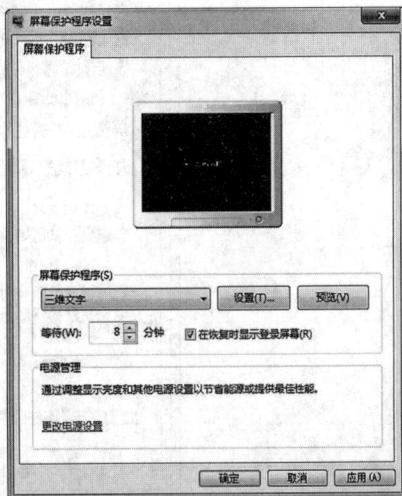

图3-16　屏幕保护程序

任务2　设置"开始"菜单和任务栏

1. 任务要求　用户可以通过自定义的方式更改"开始"菜单中显示的内容，对任务栏进行详细的设置，操作步骤如下。

2. 操作步骤

（1）在"开始"菜单上右击，在弹出的快捷菜单中选择"属性"命令，打开"任务栏和［开始］菜单属性"对话框；

（2）在［开始］菜单选项卡下，单击"自定义"按钮，打开"自定义［开始］菜单"对话框，即可设置"开始"菜单中显示的内容，如图3-17所示。

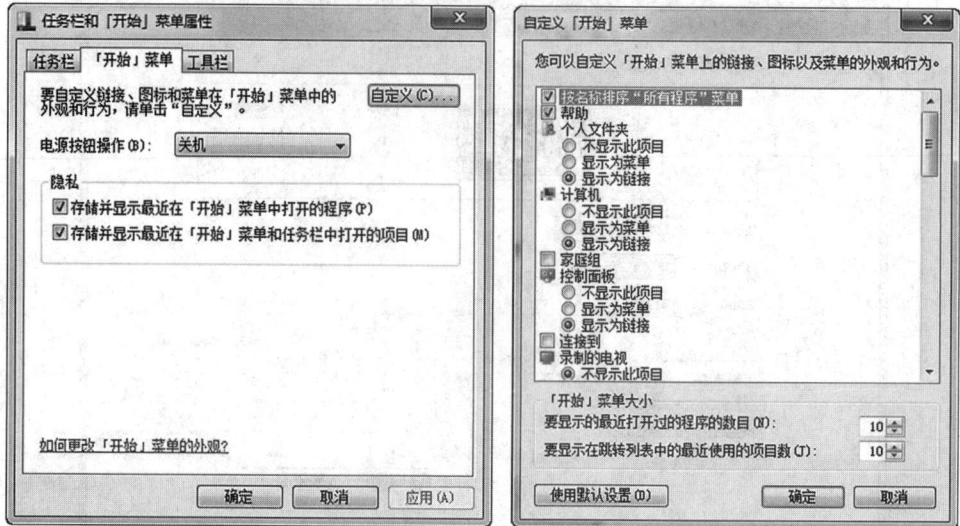

图3-17　"开始"菜单设置对话框

（3）在任务栏选项卡下，设置任务栏的外观、在屏幕上的位置和通知区域图标的显示方式等，如图3-18所示。

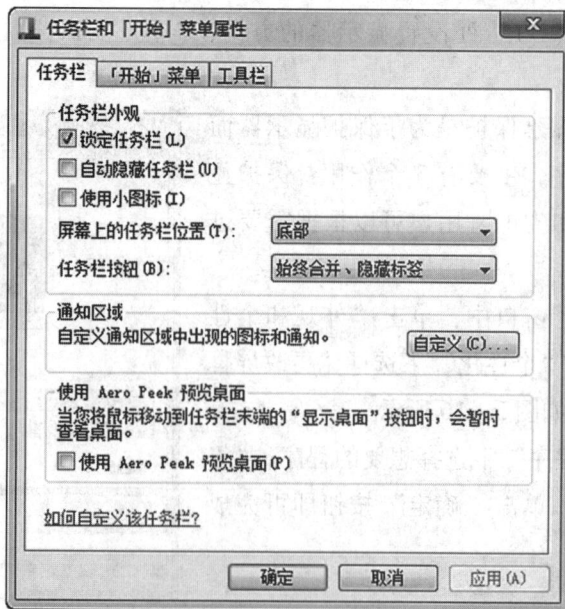

图3-18　任务栏设置对话框

任务 3 桌面其他常用项目设置

1. 任务要求 1 更改桌面图标。

2. 操作步骤

（1）右击桌面空白处，在弹出的快捷菜单中选择"个性化"；

（2）在个性化设置窗口，单击"更改桌面图标"；

（3）在打开的桌面图标设置对话框，勾选要更改的图标名称，单击"更改图标"按钮；

（4）在打开的"更改图标"对话框，选择新的图标后，点击"确定"按钮，如图 3 - 19 所示。

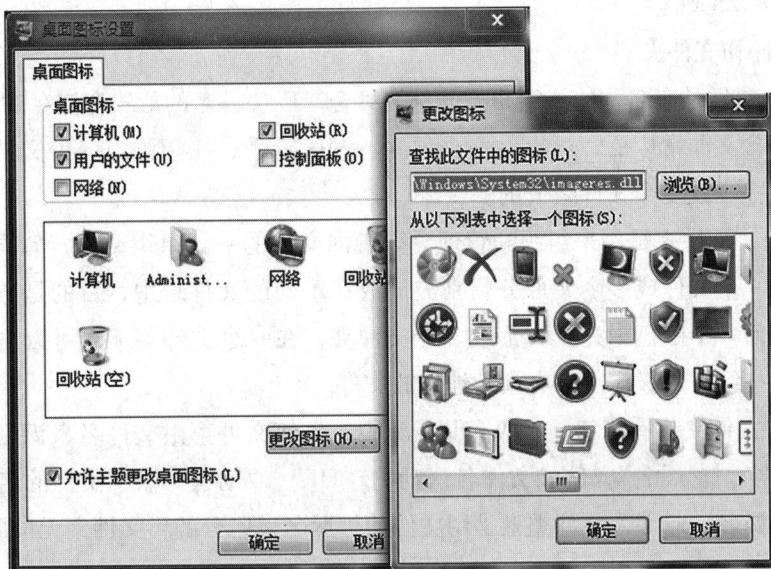

图 3 - 19 更改桌面图标

3. 任务要求 2 重新排列桌面图标。用户可以对桌面上的图标按名称、大小、类型、时间等自动排列，也可以取消自动排列，手动拖动图标。

4. 操作步骤

（1）在桌面空白区域单击鼠标右键，弹出快捷菜单；

（2）鼠标指针指向快捷菜单中的"排序方式"，跳转到级联菜单，如图 3 - 20 所示；

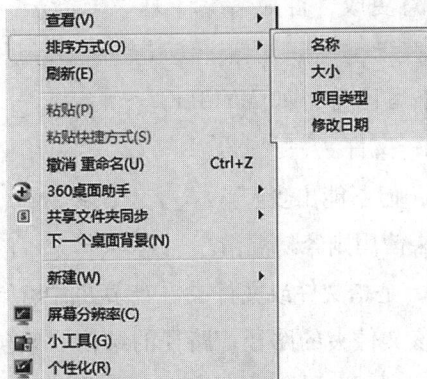

图 3 - 20 重新排列桌面图标

（3）在级联菜单中按照需要选择一种排序方式，单击鼠标左键，即可完成桌面图标的重新排列。

任务二 Windows 7 的文件管理

一、任务分析

计算机中的各种资源均是以文件形式保存着磁盘上的，对计算机的操作主要是针对文件资源和磁盘资源。本项目通过学习对文件、文件夹与磁盘的管理，提高对计算机资源的管理能力，有效管理这些资源。

二、知识点解析

（一）文件和文件夹

1. 文件 文件是有名称的一组相关信息的集合，以文件名的形式存储在磁盘或光盘上。计算机文件的含义非常广泛，可以是一个程序、一段音乐、一幅画或一份文档等，而一种游戏软件是由一个或多个文件组成的。

2. 文件夹 文件夹是用来组织和管理计算机内文件的一种组织结构，如同生活中的文件袋，可以将一个文件或多个文件分门别类地放在不同的文件袋中，目的是方便查找和管理。可以在任何一个磁盘中建立一个或多个文件夹，在一个文件夹下还可以再创建多级文件夹，一级接一级，逐级深入，有条理地存放文件。

3. 文件与文件夹都有名字 在 Windows 7 中，任何文件都由文件名来识别。文件名的格式为"文件名.扩展名"，例如文件名"动物.TIF"，"动物"表示文件的名称，".TIF"表示文件的扩展名。通常，文件类型是用文件的扩展名来区分的，文件夹无扩展名。

文件与文件夹的命名规则如下。

（1）文件名或文件夹名最多可以有 255 个字符。

（2）文件名可以用 26 个英文字母、0~9 的数字和一些特殊符号等，可以用空格、下划线，也可以用任意中文命名。

（3）每一个文件的全名由文件名和扩展名组成，文件名和扩展名中间用符号"."分隔，其格式为"文件名.扩展名"；扩展名一般由 3 个字符组成，标示着文件的类型，不得随意更改，否则系统将无法识别文件。

（4）文件名不能用大小写区分，如 MYFILE.TXT 和 myfile.txt 被认为是同一文件。

> **考点提示**
>
> *与？是文件的通配符。* 代表从 * 所在位置开始的任意长度的合法字符串的组合；？能够代替文件名某一位置上的任意一个合法字符。

（5）文件名可以有空格，但不能出现 \ 、 | 、 / 、: 、 * 、?、"、 < 和 > 等 9 个符号，这些符号在系统中另有用途，如果使用则容易混淆。

4. 文件与文件夹的路径 是指文件或文件夹在计算机中存储的位置。当打开某个文件夹时，在地址栏中即可看到该文件夹的路径。路径的结构一般包括磁盘名称、文件夹名称和文件名称，它们之间用"\"隔开，如文件路径"F:\歌曲\QQ 音乐\歌唱祖国.mp3"。

5. 文件可以移动、复制、删除 同一文件夹中不能存在两个完全同名的文件；同一文件通过复制可以存在于不同的文件夹中；文件名相同、扩展名不同的文件可以存放在同一个文件夹中。

6. 文件的属性　有3种：只读、隐藏、存档。只读即只能对文件进行读的操作，不能进行写的操作；隐藏即隐藏文件，能够保护"隐藏"属性的文件或文件夹不显示；存档属性提供给备份软件使用。

知识拓展

当新建或修改一个文件后，该文件会被自动设置为"存档"属性，用以提示备份软件该文件尚未备份。当这些文件备份后，存档属性会自动消失。

（二）"我的电脑"窗口与资源管理器窗口

Windows 7 系统通过两种途径对系统中的文件和文件夹进行管理："我的电脑"和"资源管理器"。它们在文件管理的操作方面非常接近，许多界面是相同的。

资源管理器是 Windows 7 系统中非常重要的管理工具之一，它可以查看本地计算机的所有资源，以树形结构显示系统资源，使用户能更清楚、直观地认识计算机的文件和文件夹，这是"我的电脑"所没有的。在实际使用过程中，"计算机"和"资源管理器"都用来管理系统资源。启动资源管理器的方法有两种：方法一，单击开始菜单→所有程序→附件→资源管理器。方法二，右键单击"开始"按钮，在弹出的快捷菜单中选择"打开 Windows 资源管理器"。

资源管理器分为左右两个窗格，左侧窗格显示计算机资源的组织结构，将计算机资源分为收藏夹、库、家庭组、计算机和网络等五大类。在左侧窗格选定对象后，其所包含的内容将显示在右侧窗格。

（三）文件和文件夹的常用操作

通过资源管理器管理个人文件或文件夹，如新建、移动、复制、删除文件或文件夹，修改文件属性或创建快捷方式等。

1. 新建文件、文件夹

方法一：打开需要新建文件夹的窗口，单击工具栏中的"新建文件夹"按钮即可。

方法二：在需要新建文件或文件夹的窗口空白区域单击鼠标右键，在弹出的快捷菜单中选择"新建"命令，然后在子菜单中选择所需建立的文件命令，亦可选择新建一个文件夹。新建的文件或文件夹的名称框呈可编辑状态时，可直接输入相应的名称。

2. 重命名文件、文件夹

方法一：选中需要重命名的对象单击鼠标右键，在弹出的快捷菜单中选择"重命名"命令。

方法二：选中需要重命名的对象，单击窗口工具栏的"组织"按钮，在弹出的菜单中选择"重命名"命令。

方法三：选中需要重命名的对象，按"F2"键，名称框呈可编辑状态，输入新名称后按"Enter"键或在操作对象之外的空白区域单击鼠标左键即可。

3. 创建快捷方式　快捷方式是一种无须进入应用程序所在目录，即可启动程序或打开文件和文件夹的图标。可以添加在桌面或在开始菜单上创建快捷方式的具体方法如下。

方法一：选中需要创建快捷方式的对象，单击"文件"→"创建快捷方式"即可。

方法二：右击需要创建快捷方式的对象，在弹出的快捷菜单中选择"创建快捷方式"

即可。

4. 移动文件或文件夹 移动文件或文件夹是将文件、文件夹从一个位置转移到另一个位置，原位置不再保存。具体方法如下。

（1）剪切、粘贴法 先对选中的文件或文件夹进行剪切操作，单击目的位置后进行粘贴，则可以实现移动。常见的剪贴、粘贴有以下三种。

方法一：单击窗口工具栏上的"组织"按钮，在弹出的菜单中选择"剪切"命令，打开目标窗口，在工具菜单选择"粘贴"命令。

方法二：选中文件或文件夹后单击鼠标右键，在弹出的快捷菜单中选择"剪切"命令，在目标窗口空白处单击鼠标右键，在快捷菜单中选择"粘贴"命令。

方法三：使用快捷键"Ctrl + X""Ctrl + V"实现剪切、粘贴命令。

以上三种实现方法可以交互使用。

（2）拖动的方法 即通过鼠标拖动的方式实现移动。方法是：选中操作对象后按住鼠标左键不放，移动鼠标，将操作对象拖动到目标位置后释放鼠标左键完成操作。该方法适合原位置和目标位置在同一个磁盘中。

5. 复制文件或文件夹 复制文件或文件夹指将文件或文件夹制作一个备份，文件或文件夹保留在原位置。具体方法与移动相似。

（1）复制、粘贴法 先对选中的文件或文件夹进行复制操作，在目的位置进行粘贴，则可以实现复制。常见的复制、粘贴法有以下三种。

方法一：单击窗口工具栏上的"组织"按钮，在弹出的菜单中选择"复制"命令，打开目标窗口，在工具菜单选择"粘贴"命令。

方法二：选中文件或文件夹后单击鼠标右键，在弹出的快捷菜单中选择"复制"命令，在目标窗口空白处单击鼠标右键，在快捷菜单中选择"粘贴"命令。

方法三：使用快捷键"Ctrl + C""Ctrl + V"实现复制、粘贴命令。

以上三种实现方法可以交互使用。在没有使用过"剪切"或"复制"命令时，菜单中的"粘贴"命令是无法使用的。

（2）拖动的方法

①在同一磁盘中进行复制时，首先选中要复制的文件或文件夹，然后按住"Ctrl"键的同时用鼠标将其拖动到指定的目标位置后，释放鼠标可实现复制效果。

②在不同磁盘之间进行复制操作时，无需按住"Ctrl"键，直接将被选中的文件或文件夹拖放到目标磁盘的指定文件夹下即可完成复制。

注意，在拖动文件或文件夹的过程中，鼠标指针的下方应带有一个"＋"号，说明此时进行的是复制操作而不是移动操作。

6. 删除文件或文件夹 对于一些不需要的文件或文件夹应及时删除，这样不仅可节约存储空间，同时使文件管理更加有序、合理。方法如下。

方法一：选中需要删除的文件或文件夹，单击窗口工具栏的"组织"按钮，在弹出的菜单中选择"删除"命令。

方法二：选中需要删除的文件或文件夹，单击鼠标右键，在弹出的快捷菜单中选择"删除"命令。

方法三：选中需要删除的文件或文件夹，按键盘上的"Delete"键即可。

方法四：选中需要删除的文件或文件夹，按住鼠标左键将其拖动到桌面的"回收站"，然后释放鼠标即可。

注意：上述方法所删除文件或文件夹都会到回收站，如果删除操作错误可从回收站还原找回；而使用"Shift + Delete"组合键删除的文件将会彻底删除，不会到回收站，用此方法删除文件需谨慎。

7. 修改文件或文件夹的属性　在 Windows 7 中可以设置文件或文件夹的"只读""隐藏"属性。若设置为"只读"属性，用户只能查看文件或文件夹的内容，不能对其进行任何修改操作。若设置为"隐藏"属性，在默认情况下，窗口将不再显示文件或文件夹。对于隐藏的文件或文件夹，需要查看时可以通过"文件夹选项"对话框进行设置，将其显示出来。修改文件或文件夹属性的具体方法如下。

方法一：选中需要修改属性的对象，单击"文件"→"属性"，打开"属性"对话框进行设置即可。

方法二：右击需要修改属性的对象，在弹出的快捷菜单中选择"属性"，打开"属性"对话框进行设置即可。

三、任务实现

任务 1　文件和文件夹的基本操作

1. 新建文件或文件夹

（1）任务要求　在 E 盘新建一个名为"study"的文件夹。

（2）操作步骤

①双击打开"计算机"；

②双击 E 盘图标进入 E 盘根目录；

③右击 E 盘根目录空白处，在弹出的快捷菜单中选"新建"命令，再选"文件夹（F）"，出现"新建文件夹"，输入"study"即完成文件夹的建立。

2. 新建文件

（1）任务要求　在 E 盘"study"文件夹下新建一个名为"Medical. docx"的文件。

（2）操作步骤

①双击打开"计算机"；

②双击 E 盘图标进入 E 盘根目录；

③双击"study"文件夹进入到该文件夹下；

④右击"study"文件夹下空白区域，在弹出的快捷菜单中选择"新建"命令，再在打开的级联菜单中选择"Microsoft Word 文档"，得到"新建 Microsoft Word 文档. docx"，单击 Delete 键删除"新建 Microsoft Word 文档"，输入"Medical"即可。

3. 重命名文件或文件夹

（1）任务要求　显示文件的扩展名并且将 E 盘的"study"文件夹更名为"临床医学"，将其下的"Medical. docx"重命名为"临床医学专业介绍. docx"。

默认情况下，Windows 7 系统会隐藏文件的扩展名，以保护文件的类型。但有时我们想查看文件的扩展名，此时就需要进行相应的设置，使扩展名显示出来。

（2）操作步骤

①在"计算机"窗口的菜单栏，单击"工具"→"文件夹选项（o）"，打开"文件夹

选项"对话框，单击"查看"选项卡，在"高级设置"框中取消勾选"隐藏已知文件类型的扩展名"，单击"确定"按钮即可实现显示文件的扩展名；

②双击打开"计算机"，双击 E 盘图标进入 E 盘根目录；

③右击"study"，选择"重命名"，在名称框中输入"临床医学"；

④双击"临床医学"进入该文件夹，右击文本文件"Medical. docx"，在弹出的快捷菜单中选择"重命名"，在名称输入框中输入"临床医学专业介绍. docx"，按键盘上的"Enter"键即可完成操作。

> **考点提示**
>
> 文件的扩展名只有在显示时才能更改。更改或者删除扩展名，将影响文件的正常打开。

4. 复制或移动文件及文件夹

（1）复制文件

①任务要求　复制 E：\临床医学\临床医学专业介绍. docx 到 E 盘。

②操作步骤

1）双击"计算机"，打开 E 盘中"临床医学"文件夹，选中"临床医学专业介绍. docx"文件单击鼠标右键，在弹出的快捷菜单中选择"复制"命令；

2）打开 E 盘根目录，在空白处单击鼠标右键，在弹出的快捷菜单中选择"粘贴"命令。

（2）移动文件夹

①任务要求　将 C 盘的 Exam 文件夹移动到 D 盘。

②操作步骤

1）选定要移动的 Exam 文件夹；

2）单击工具栏的"组织"，选择"剪切命令；

3）打开 D 盘；

4）单击工具栏的"组织"菜单，选择（粘贴）。

5. 删除文件或文件夹

（1）任务要求　将 D 盘的 JAVA 文件夹删除。

（2）操作步骤

①打开 D 盘，选定要删除的 JAVA 文件夹；

②单击 D 盘窗口工具栏的"组织"菜单，选择"删除"命令，将 JAVA 文件夹删除到回收站。

6. 创建快捷方式

（1）任务要求　创建 D：\letu. doc 的桌面快捷方式。

（2）操作步骤

①双击打开"计算机"，进入本地磁盘（D：）；

②右击"letu. doc"，在弹出的快捷菜单中选择"发送到（N）""桌面快捷方式"。

任务2　回收站的相关操作任务

回收站是 Windows 7 系统用于临时存放被用户删除的文件或文件夹的场所。在管理文件或文件夹的过程中，系统被删除的文件自动移到回收站中。

1. 还原文件或文件夹

（1）任务要求　还原回收站中的"1. txt"文件。

（2）操作步骤

①双击桌面上的回收站图标，打开相应窗口，如图 3 - 21 所示；

②选中要还原的"1. txt"文件，单击窗口上方工具栏中的"还原此项目"。

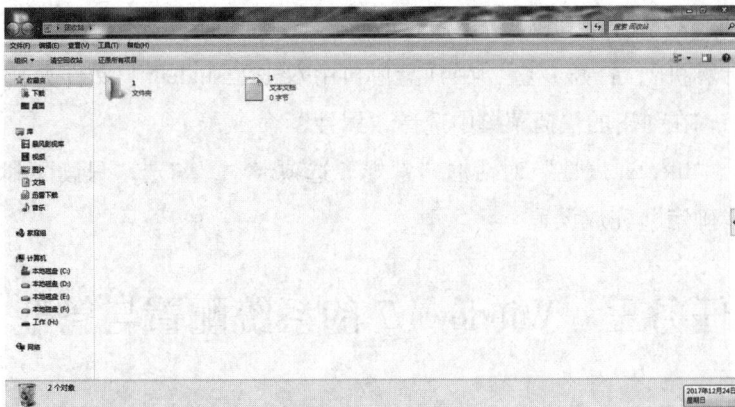

图 3 - 21　回收站

2. 清空回收站

（1）任务要求　回收站中文件太多，占用大量磁盘空间。

（2）操作步骤

①双击桌面上的回收站图标，打开相应窗口，单击窗口上方工具栏中的"清空回收站"；

②打开"删除多个项目"对话框，询问是否永久删除这些项目，如图 3 - 22 所示，单击"是"按钮，即可完成清空回收站操作。

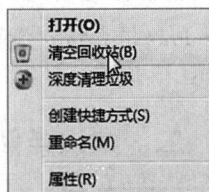

图 3 - 22　清空回收站

3. 在回收站中删除文件

（1）任务要求　删除回收站中的文件夹。

（2）操作步骤

①双击桌面上的回收站图标，打开相应窗口；

②选中要删除的"1"文件夹，打开工具栏中的"组织"菜单列表，选择"删除"命令，如图 3 - 23 所示。

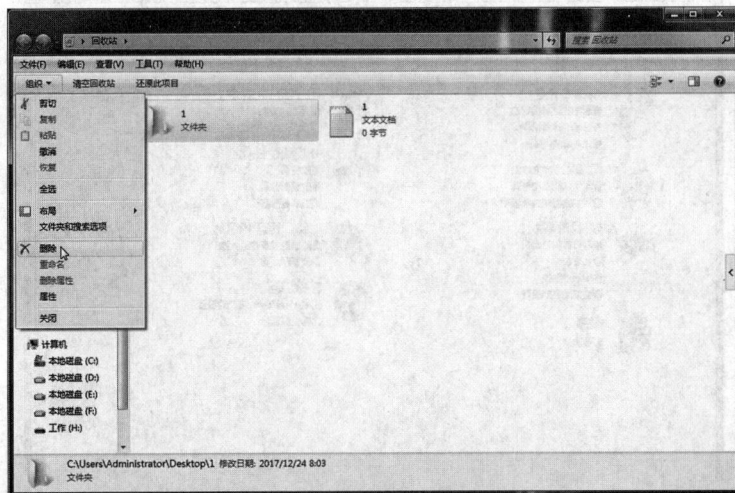

图 3 - 23　删除回收站文件

任务3　文件属性的设置

修改文件属性

（1）任务要求　以"D：\ student \ file. txt"为例，将其设置为"只读并隐藏"属性。

（2）操作步骤

①双击"计算机"，打开 D 盘，在 D 盘窗口中双击"student"文件夹，找到 file. txt 文件，右击 file. txt，在弹出的快捷菜单中选择"属性"命令；

②在打开的"file. txt 属性"对话框"常规"选项卡中，勾选"只读"和"隐藏"属性复选框，单击"确定"完成设置。

任务三　Windows 7 的系统配置与管理

一、任务分析

为满足用户完成大量日常工作的需要，操作系统既要提供良好的交互界面和工作环境，又要提供方便管理和使用操作系统的相关工具。这些工具集中存放在"控制面板"中。Windows 的系统设置可以通过"控制面板"来更改，使计算机的工作方式更适合用户的需求。

二、知识点解析

（一）控制面板

Windows 7 的控制面板具有非常强大的功能，涉及范围广泛。它是用来进行系统设置和设备管理的一个工具集。控制面板窗口有 3 种显示方式，分别是"类别""大图标""小图标"。其中类别方式是将控制面板中的各个功能进行归类，便于查找，如图 3 - 24 所示。可以单击"开始"→"控制面板"，在打开的"控制面板"窗口中根据自己的喜好对系统进行设置和管理，还可以进行添加或删除程序等操作，如程序和功能、电源选项、个性化、声音等设置。

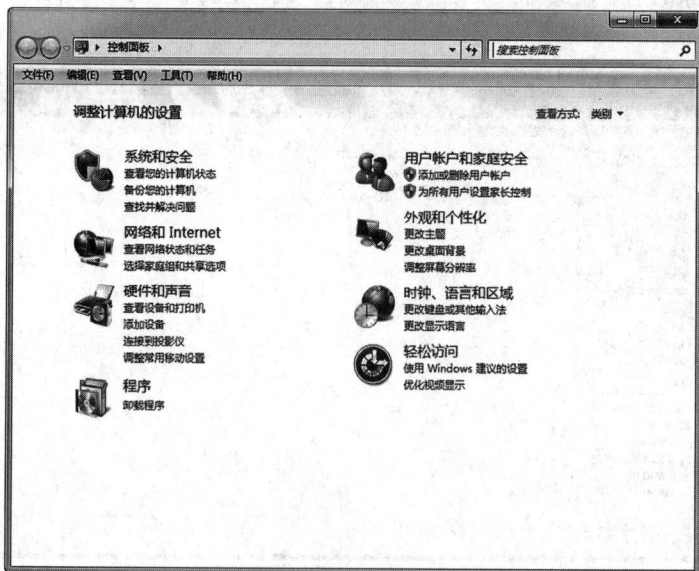

图 3 - 24　控制面板

（二）任务管理器

Windows 7 系统的任务管理器可提供有关计算机性能的信息，并显示计算机上所运行的程序和进程的详细信息，从这里可以查看到当前系统的进程数、CPU 使用比率、更改的内存、容量等数据。同时可以使用任务管理器监视计算机的性能或者关闭没有响应的程序。

如图 3 - 25 所示，应用程序选项卡中显示了当前打开的所有应用程序，选中要结束的应用程序，单击"结束任务"按钮，即可结束应用程序。亦可选中一个应用程序，单击"切换"按钮，激活该应用程序；单击"新任务按钮"，打开"创建新任务"对话框，在"打开"下拉列表文本框中，可选择或输入相应命令、IP 地址来运行相应程序或访问相应局域网主机。

进程是应用程序的映射，用户可通过进程选项卡查找、结束正在运行的病毒和木马等。选中某一进程，单击右键，选中"属性"菜单，可以查看描述、位置、数字签名、安全、详细信息等。选中要结束的进程，单击"结束进程"按钮，在打开的"Windows 任务管理器"对话框，单击"结束进程"按钮结束该进程，如图 3 - 26 所示。

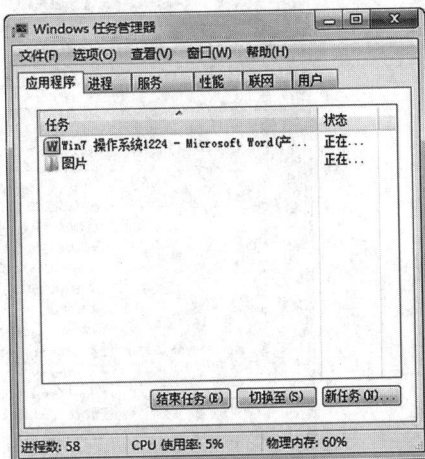

图 3 - 25　任务管理器 - 应用程序选项卡

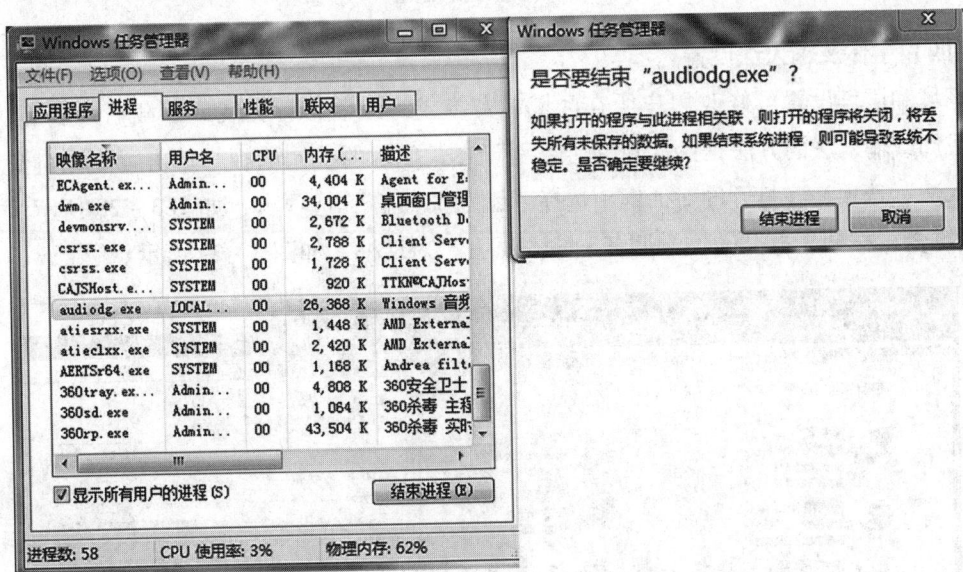

图 3 - 26　任务管理器 - 进程选项卡

服务选项卡显示当前已启用并且在运行的服务。单击"服务"按钮，可通过弹出的"服务"窗口中查看、启用或禁用相应服务，并对服务属性进行设置。

性能选项卡可显示计算机中 CPU 资源和物理内存资源的使用情况。

联网选项卡可显示计算机中网络的应用情况。

用户选项卡显示当前已经登录到系统的所有用户。

（三）添加或删除程序

在 Windows 系统中，用户安装和卸载应用程序是不可避免的。安装程序可从光盘或硬盘安装。但是，程序被直接从硬盘删除安装文件夹后，似乎依然可以从程序列表中找到应用程序。为节省磁盘存储空间，我们应该掌握卸载应用程序的方法，及时将不需要的程序卸载，即通过控制面板窗口中的程序功能，选择卸载程序（图3-27）。

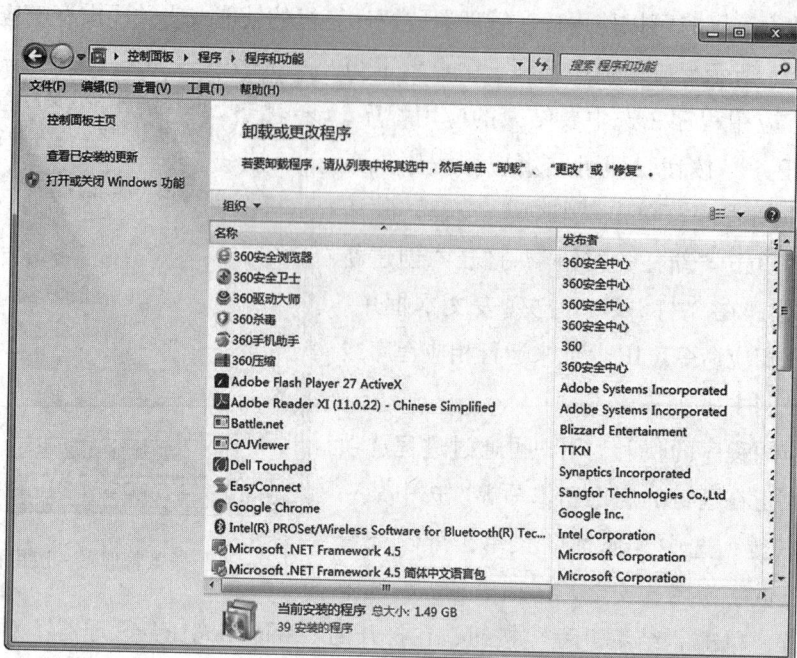

图3-27 "卸载或更改程序"窗口

（四）字体及输入法设置

区域和语言设置可修改用户所在区域、安装或卸载语言、安装或卸载输入法等功能。安装或卸载输入法的方法是：打开以"类别"方式显示的控制面板，单击"更改键盘和其他输入法"选项，在打开的对话框中选择"键盘和语言"选项卡，如图3-28所示。单击"更改键盘"按钮，打开"文本服务和输入语言"对话框，如图3-29所示。

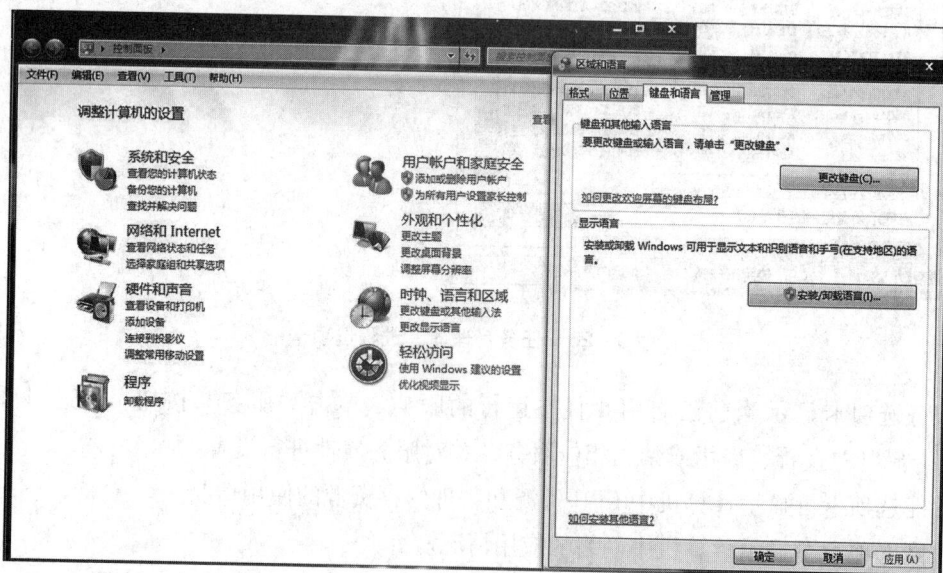

图3-28 "区域和语言"对话框

1."常规"选项卡　可设置默认输入语言及添加或删除输入法。建议将默认输入语言设置为"英语→美式键盘";"已安装服务"列表框中显示了计算机中已经安装的中英文输入法。

2."语言栏"选项卡　可设置语言栏的显示位置和显示方式。

3."高级键设置"选项卡　主要用于设置切换输入法的热键。一般"Ctrl + Shift"用于多种输入法之间的切换;"Ctrl + Space"用于打开或关闭中文输入法。

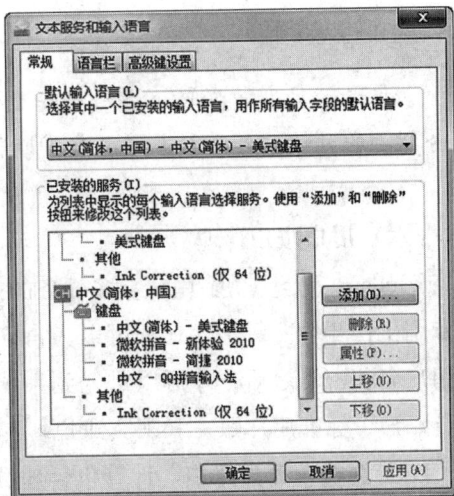

中英文的输入是计算机信息处理中首先要解决的问题。目前计算机中英文输入的主要方式有键盘输入、手写输入、扫描输入等。网络上流行

图 3 - 29　"文本服务和输入语言"对话框

的拼音输入法多种多样,如搜狗拼音输入法、百度拼音输入法、QQ 拼音输入法等。其中最为流行的是搜狗拼音输入法,它是用户好评率较高、功能强大的拼音输入法,并永久免费,无插件。它首创性地采用搜索引擎技术,大大提高了输入速度,并在词库的广度、词语的准确度、功能设计和易用性设计上优于其他输入法。

(五) 日期和时间的设置

在控制面板中单击"时钟、语言和区域"→"日期和时间",打开"日期和时间"对话框,对话框的三个选项卡如下所示。

1."日期和时间"选项卡　可以更改日期、时间、时区。在更改"日期和时间"的同时,还可以修改数字和货币的显示格式,以及文件、文件夹的排序方式,可以对输入法进行设置。

2."附加时钟"选项卡　可以附加显示其他时区的时间,也可以通过单击任务栏时钟或悬停在其上来查看附加时钟。

3."Internet 时间"选项卡　可以使计算机处于连网状态时和 time. windows. com 同步,从而获得准确的时间。方法是:在"Internet 时间"选项卡中单击"更改设置"按钮打开"Internet 时间设置"对话框,如图 3 - 30 所示,在该对话框单击"立即更新"按钮,再单击"确定"按钮即可。

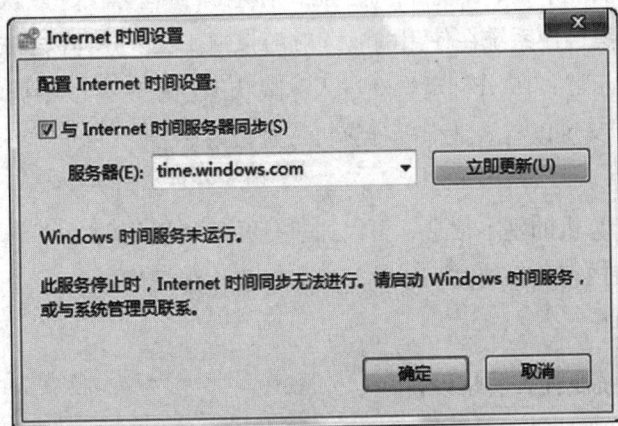

图 3 - 30　"Internet 时间设置"对话框

知识链接

　　设置"日期和时间"不一定要进入"控制面板"。更为简便的操作是通过单击任务栏上的时钟，之后单击"更改日期和时间设置…"按钮，再进行下一步操作。

（六）用户账户管理

　　Windows 7 是一个多用户、多任务的操作系统，它允许每个使用计算机的用户建立自己的专用工作环境。每个用户都可以为自己建立一个用户账户并设置密码，只有在输入正确的用户名和密码之后，才可以进入到系统中。一般来说，用户账户共有 3 中，即计算机管理员账户、标准用户账户和来宾账户。

　　1. 计算机管理员账户　计算机管理员具有对整个系统的控制权，如改变系统设置、安装和删除程序，以及访问计算机上所有的文件。除此之外，计算机管理员还拥有控制其他用户的权限。

　　2. 标准用户账户　是权利受到限制的账户，这类用户可以访问已经安装在计算机上的程序，可以更改自己的账户图片，创建、更改或删除自己的密码，但无权更改大多数计算机的设置，不能删除重要文件，无法安装软硬件，也不能访问其他用户的文件。

　　3. 来宾账户　是给在计算机上没有用户账户的人用的，只是一个临时用户。因此，来宾账户的权利最小，没有密码，可以快速登录，只能查看计算机的资源、电子邮件，以及浏览 Internet 等。默认情况下，来宾账户没有被激活，只有被激活后才能使用。

（七）打印机安装与设置

　　在 Windows 7 系统下安装打印机，可以使用添加打印机向导，通过向导分步来完成打印机的安装。打印机能够正常工作的前提是正确安装打印机驱动程序。打印机的品牌与型号有很多种，但其安装与使用大致相同。在 Windows 7 中，安装的打印机可以选择连接在本地电脑中，也可以选择连接在局域网中。

　　在局域网中，可以共享打印机，使其他计算机能够访问。

（八）电源管理

　　在计算机运行过程中，硬盘和显示器同时处于工作状态。由于某些原因，用户可能会长时间不对计算机进行操作。如果继续让它们工作，就会造成部件的损耗和电能的浪费。Windows 7 为用户提供了平衡、节能和高性能 3 种电源管理方法，默认状态下，系统使用"平衡"方案，该方案可使系统在使用电池续航的情况下，2 分钟内自动"灰阶"显示器；5 分钟后自动关闭显示器；15 分钟后自动进入休眠状态。用户可以根据实际情况进行设置，这样既节省了电能，又可以有效地保养计算机，延长寿命。

（九）系统属性

　　我们查看有关计算机的基本信息，可以通过打开系统属性的方式来显示 Windows 版本、分级、处理器、安装内存、系统类型、计算机名、工作组等信息。

三、任务实现

任务1　本机系统属性查看与设置

　　1. 任务要求　更改计算机名称为"Hospital"。

2. 操作步骤

（1）鼠标指针指向桌面上的"计算机"图标，单击鼠标右键，在弹出的快捷菜单中选择"属性"，打开属性对话框，如图 3 - 31 所示；

（2）在打开的系统属性对话框中，单击"更改设置"按钮；

（3）在打开的"计算机名/域更改"对话框中输入新的计算机名称"Hospital"。

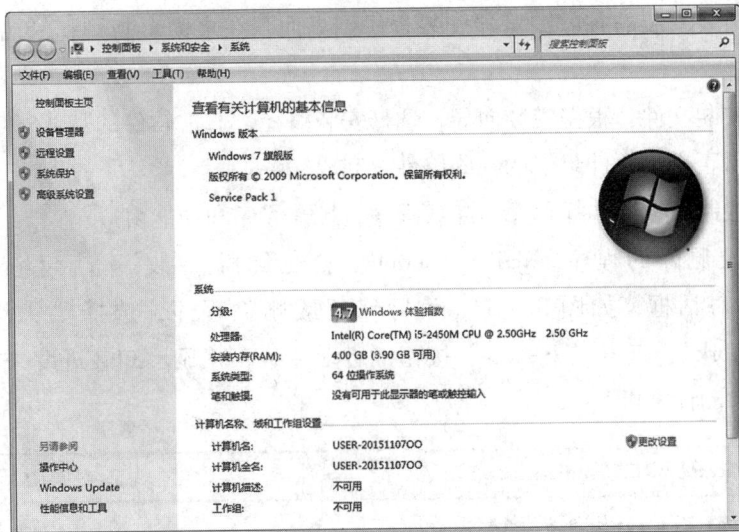

图 3 - 31 "系统属性"对话框

任务 2 使用任务管理器

1. 任务要求 启动任务管理器，关闭 360 主动防御服务进程。

2. 操作步骤

（1）任务栏处单击鼠标右键，在弹出的快捷菜单中选择"启动任务管理器"，如图 3 - 32 所示，包括"应用程序""进程""服务""性能""联网"和"用户"6 个选项卡，点击"进程"选项卡；

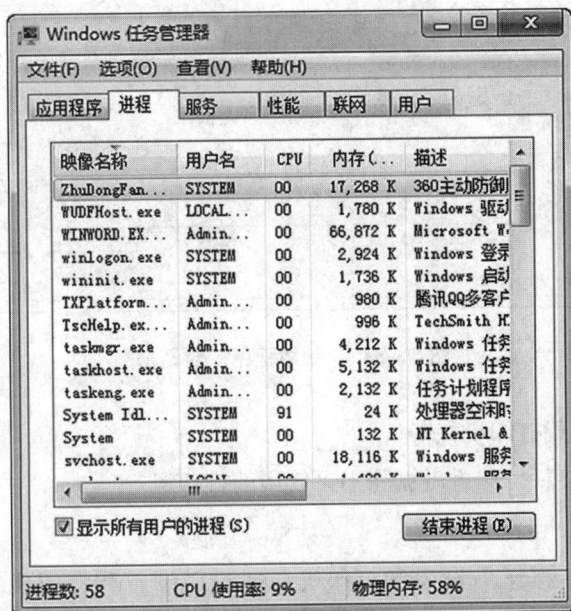

图 3 - 32 任务管理器

（2）选择"360 主动防御服务模块"，点击"结束进程"按钮，在打开的询问对话框中，单击"确定"按钮即关闭该进程。

任务3 安装与卸载软件

1. 任务要求 安装 chrome 浏览器，并卸载程序 .NET Framework. exe。

2. 操作步骤

（1）下载需要安装的谷歌浏览器安装程序到桌面，在桌面上找到扩展名为 chrome. exe 的安装文件；

（2）双击安装文件，根据安装向导，选择安装路径，通常软件的默认安装位置是 C 盘；

（3）选择是否安装软件附带的一些组件，完成安装；

（4）打开控制面板，选择程序→卸载程序，打开程序和功能窗口；

（5）选中要删除的程序 .NET Framework，点击卸载/更改，随后系统会打开 .NET Framework 程序对话框，如图 3 - 33，询问修复或删除程序，选择"从此计算机中删除 .NET Framework"，点击"下一步"按钮，启动卸载，并显示卸载进度条，一般卸载后会提示"重新启动计算机"。

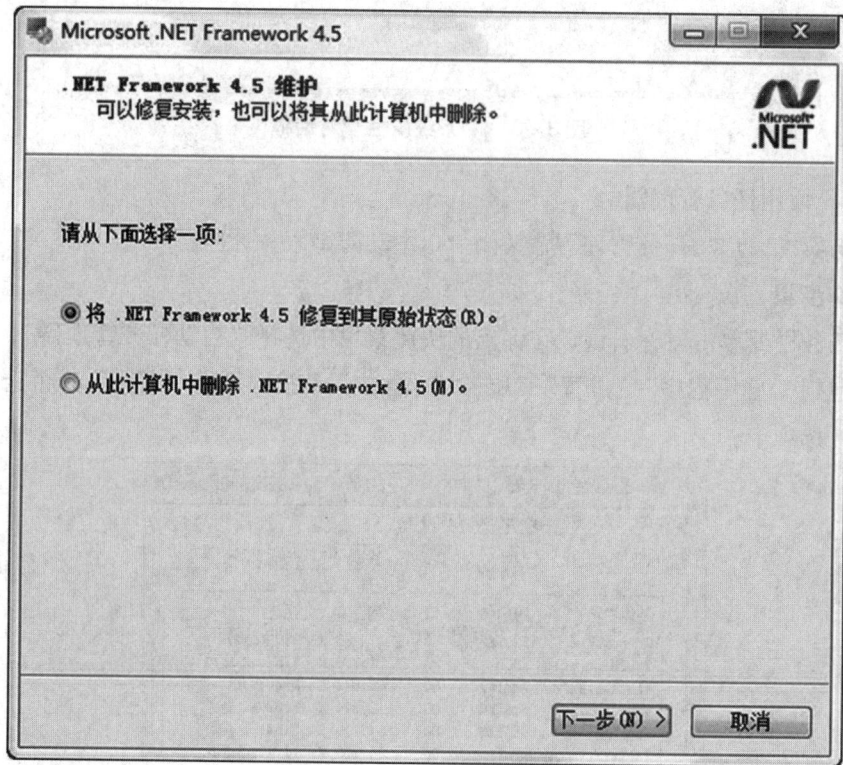

图 3 - 33 "卸载程序"对话框

任务4 安装与卸载打印机任务

1. 任务要求 安装新打印机后删除不再使用的打印机。

2. 操作步骤

（1）单击"开始"按钮→设备和打印机，打开"设备和打印机"窗口，如图 3 - 34 所示；

（2）单击工具栏"添加打印机"命令，打开"添加打印机"向导，选择"添加本地打

印机",如图 3 – 35 所示;

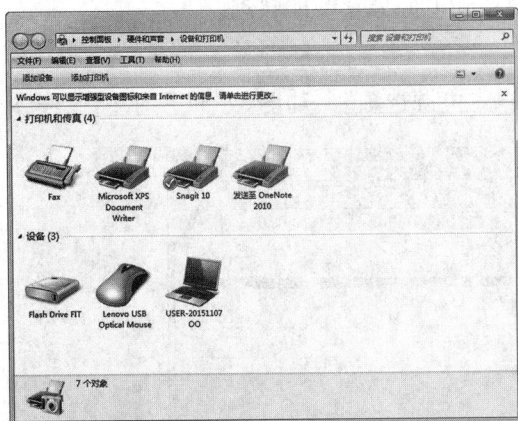

图 3 – 34 "设备和打印机"窗口

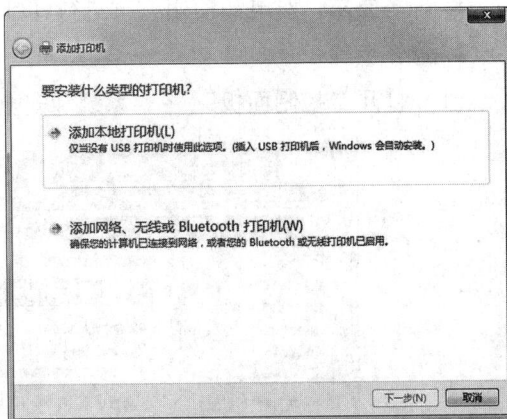

图 3 – 35 添加打印机

（3）选择合适的打印机端口，并单击"下一步"按钮，打开"安装打印机驱动程序"对话框，选择打印机厂商和型号;

（4）打开"输入打印机名称"对话框，输入完毕后，点击"下一步"按钮，开始安装打印机驱动程序;

（5）打开的对话框询问是否需要共享打印机;

（6）将安装的打印机设置为默认打印机后，单击"打印测试页"按钮;

（7）安装完毕，返回"设备和打印机"窗口。

（8）在开始菜单下选择"设备和打印机";

（9）在"设备和打印机"窗口中，右击要删除的打印机，在弹出的快捷菜单中选择"删除设备"，如图 3 – 36 所示;

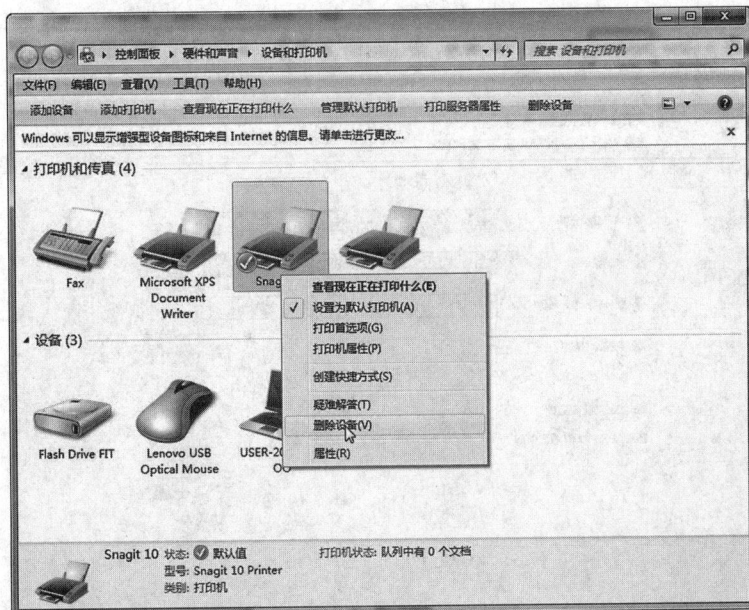

图 3 – 36 删除打印机

（10）在打开的询问对话框中选择"是"即可完成打印机的删除。

任务 5　设置电源使用方案

1. 任务要求　对电源使用方案进行详细调节，使电源处于节能状态。

2. 操作步骤

（1）打开"控制面板"→"系统和安全"→"电源选项"，如图 3 - 37 所示；

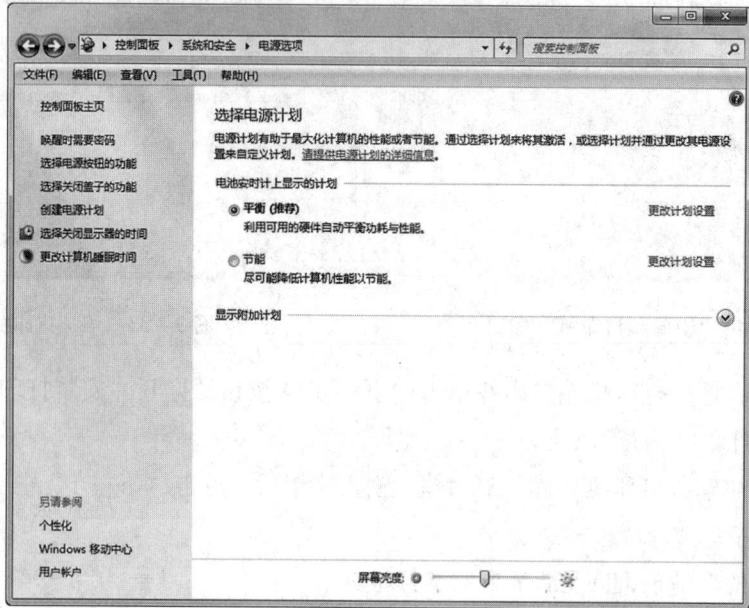

图 3 - 37　"电源选项"窗口

（2）选择窗口左侧的"选择关闭显示器的时间"选项，打开"更改计划设置"窗口；

（3）在该窗口对显示亮度、关闭显示器、使计算机进入睡眠状态的时间、亮度等进行调整，如图 3 - 38 所示。

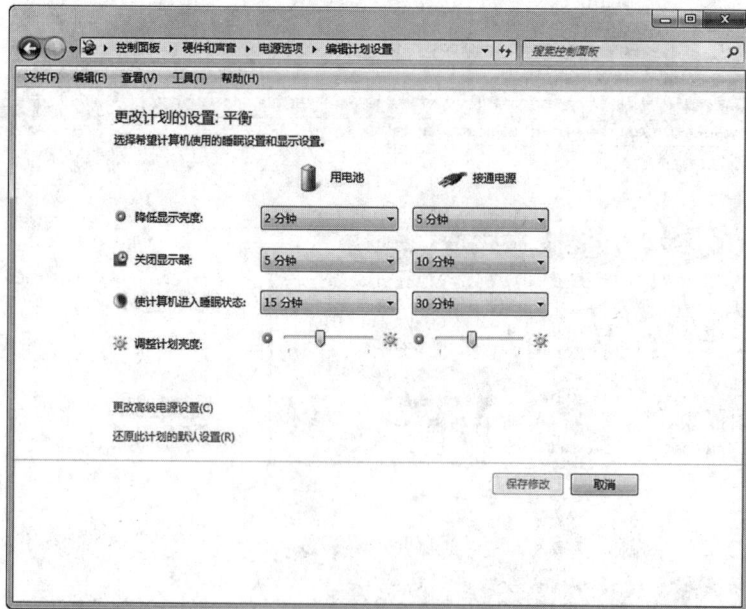

图 3 - 38　"编辑计划设置"窗口

任务6　用户账户设置

1. 任务要求　创建与管理账户并切换登录账户。

2. 操作步骤

（1）单击"开始"按钮→"控制面板"→"用户账户和家庭安全"→"用户账户"，单击"添加或删除用户账户"，打开窗口单击创建一个新账户。

（2）在"新账户名"文本框中输入账户名称，在账户类型中选择"管理员"，然后单击"创建账户"按钮，账户创建完成；单击创建的账户名称，选择"创建密码"命令，输入新密码后，点击"创建密码"按钮，完成密码设置。

（3）单击"开始"按钮，在开始菜单中单击"关机"右侧的三角箭头，在弹出的选项中选择"注销"。计算机将自动关闭当前账户打开的程序及窗口，然后出现账户列表，在列表中选择刚才新建的账户，输入密码，使用新账户登录计算机。

任务四　计算机的日常维护与故障处理

一、任务分析

随着计算机的普及，人们希望能够轻松地对计算机进行各种设置，能够自行分析、排除一些常见故障，能够自己动手对计算机进行日常维护。

二、知识点解析

（一）日常维护常识

1. 硬件维护　灰尘是计算机的杀手，日常生活中很多计算机故障是由于机器内灰尘较多引起的，这就要求我们在日常生活中多注意计算机的清洁除尘，防患于未然。在进行除尘操作中，以下几个方面要特别注意。

（1）注意风扇的清洁。风扇的清洁过程最好安排在清除其灰尘后进行；应在风扇轴处点一点儿钟表油，以加强润滑。

（2）注意接插头、座、槽、板卡金手指部分的清洁。可以用橡皮擦拭金手指部分，或用酒精棉擦拭也可以。

插头、座、槽的金属引脚上的氧化现象的去除：一是用酒精擦拭，一是用金属片（如小一字改锥）在金属引脚上轻轻刮擦。

（3）注意大规模集成电路、元器件等引脚处的清洁。清洁时，应用小毛刷或吸尘器等除掉灰尘，同时要观察引脚有无虚焊和潮湿的现象，元器件是否有变形、变色或漏液现象。

（4）注意使用的清洁工具。清洁用的工具，首先是防静电的。如清洁用的小毛刷，应使用天然材料制成的毛刷，禁用塑料毛刷。其次是如使用金属工具进行清洁时，必须切断电源，且对金属工具进行泄放静电的处理。

用于清洁的工具包括：小毛刷、皮老虎、吸尘器、抹布、酒精（不可用来擦拭机箱、显示器等的塑料外壳）。

（5）对于比较潮湿的情况，应想办法使其干燥后再使用。可用的工具有电风扇、电吹风等，也可让其自然风干。

（6）注意液晶显示器的清洁。擦拭液晶显示器屏幕尽量不要使用酒精或其他化学溶剂，

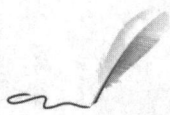

因为屏幕表面出厂时涂有一层保护膜，使用化学溶剂的话反而会造成损伤，所以建议用无尘布稍蘸一些清水擦拭。

2. 软件维护

（1）操作系统的维护　做好系统的备份，现在我们常用的系统备份软件是 Ghost。用 Ghost 做好备份以后，即使是计算机初学者，也不怕系统崩溃了。只要计算机系统出现故障，而又难以处理，用 Ghost 恢复系统是较好的办法。需要注意的是，使用 Ghost 恢复系统的前提是要事先做好系统分区的映像文件。

当然，还可以用系统自带的还原方法来实现。系统还原是 Windows me 时代就有的功能，到 XP 时代，这一功能得到了加强，除了具有系统还原的功能外，还可以监视系统和一些应用程序的更改，并且自动创建还原点，这个还原点就代表这个时间点的状态。如果由于操作不当导致系统出现问题，可以通过系统运行正常时创建的还原点来将系统还原到过去的正常状态，且不会导致已有的数据文件丢失。

（2）备份重要的数据　用户都希望自己的计算机在使用的时候不出现任何问题，但是在实际的应用中，总会有这样那样的故障，进而影响了用户的日常工作。如果不幸遇到计算机病毒，辛辛苦苦保存的重要数据丢失，将会造成不可挽回的损失。因此，重要的数据一定要做好备份，有条件的话，可以用一个小一点的硬盘来专门存放重要的数据和文档。现在计算机的更新换代相当快，升级剩下来的小硬盘完全可以拿来使用。即使没有多余的硬盘来使用，也要用 U 盘或是其他的存储设备来做好重要数据和文档的备份。

（3）安装防病毒软件　为了保证计算机系统的稳定和重要数据不因病毒的侵蚀而丢失，一定要安装防病毒软件。目前国产的防病毒软件基本都能达到防病毒的目的，而且价格又不太高。免费的 360 杀毒软件配合 360 安全卫士是普遍使用的防病毒方式之一。建议大家使用正版软件，这样就可以通过网络来升级病毒库，最大限度地保护我们的计算机。

（4）安装网络防火墙软件　近年来，网络犯罪的递增、大量黑客网站的诞生，网络安全成为网络建设中必须设置的关键技术，防火墙（Firewall）是最优先被考虑的安全机制。所谓"防火墙"，是指一种将内部网和公众访问网（如 Internet）分开的方法，它实际上是一种隔离技术。防火墙是在两个网络通讯时执行的一种访问控制尺度，它能允许你"同意"的人和数据进入你的网络，同时将你"不同意"的人和数据拒之门外，最大限度地阻止网络中的黑客来访问你的网络，防止他们更改、拷贝、毁坏你的重要信息。防火墙对网络的安全起到了一定的保护作用，要做到防患于未然，安装网络防火墙软件是保护好机器行之有效的一种方法。

（5）定期进行磁盘碎片整理　磁盘碎片的产生是因为文件被分散保存到整个磁盘的不同地方，而不是连续地保存在磁盘连续的簇中所形成的。虚拟内存管理程序频繁地对磁盘进行读写、IE 在浏览网页时生成的临时文件和临时文件的设置等是它产生的主要原因。文件碎片一般不会对系统造成损坏，但是碎片过多的话，系统在读文件时来回进行寻找，就会引起系统性能的下降，导致存储文件丢失，严重的还会缩短硬盘的寿命。因此，对于电脑中的磁盘碎片也是不容忽视的，要定期对磁盘碎片进行整理，以保证系统正常稳定地进行。我们可以用系统自带的"磁盘碎片整理程序"来整理磁盘碎片。

（二）垃圾文件

Windows 在运行中会囤积大量的垃圾文件，且对于这些垃圾文件 Windows 无法自动清除，不仅占用大量磁盘空间，还会拖慢系统，使系统的运行速度变慢，所以这些垃圾文件必须清除。垃圾文件有两种，一种就是临时文件，主要存在于 Windows 的"Temp"目录下。随着计算机使用时间的增长，使用软件的增多，Windows 操作系统会越来越庞大，主要就是垃圾文件的存在。对于 Temp 目录下的临时文件，只要进入这个目录手动删除就可以了；再有一种就是上网时浏览器的临时文件，是我们浏览网页时下载的文件，这些文件只是作为显示用，是临时的，如果长时间不清理，就会占用磁盘空间，并且可能使程序运行变慢，因此需要清理浏览器的临时文件。以"IE 浏览器"为例，打开浏览器的"工具"菜单，在列表中选择"Internet 选项"，打开"Internet 选项"对话框，在常规选项卡下"浏览历史记录"组有一个删除按钮，点击删除，打开删除浏览历史记录对话框，选择要删除的临时文件类型，点击删除按钮即可。这些临时文件将彻底删除，而不是放到回收站中。

（三）系统漏洞

系统漏洞是指应用软件或操作系统软件在逻辑设计上的缺陷或错误，被不法者利用，通过网络植入木马、病毒等方式来攻击或控制整个电脑，窃取电脑中的重要资料和信息，甚至破坏系统。在不同种类的软、硬件设备，同种设备的不同版本之间，由不同设备构成的不同系统之间，以及同种系统在不同的设置条件下，都会存在各自不同的安全漏洞问题。

漏洞会影响到的范围很大，包括系统本身及其支撑软件，网络客户和服务器软件，网络路由器和安全防火墙等。换而言之，在这些不同的软硬件设备中都可能存在安全漏洞。

（四）杀毒软件和防火墙

用户要在计算机上安装一款专业杀毒软件，如 360 杀毒、金山、卡巴斯基或诺顿等，升级到最高版本打开实时监控程序。

360 是全球首款永久免费的杀毒软件，可在线升级，可用来对病毒进行全面防御和查杀，有效保护计算机系统。

360 杀毒软件具有实时病毒防护和手动扫描功能，为系统提供全面的安全防护。在文件被访问时对文件进行扫描，及时拦截活动的病毒，在发现病毒时会通过提示窗口给予警告。

360 杀毒软件具有以下四种手动病毒扫描方式。

（1）快速扫描　扫描 Windows 系统目录及 Program Files 目录。

（2）全盘扫描　扫描所有磁盘。

（3）指定位置扫描　扫描指定的目录。

（4）右键扫描　在文件或文件夹上单击鼠标右键时，可以选择"使用 360 杀毒扫描"对选中的文件或文件夹金扫描。

安装防火墙，可防止从网上下载病毒。防火墙把用户的计算机和公共网络分隔开，它会检查到防火墙两端的所有数据包。无论是进入还是发出，从而决定拦截或放行。

（五）硬件常见故障

一般情况下，刚刚安装的计算机出现故障的可能性较大，运行一段时间后，其故障率相对降低。对于硬件故障，我们只要了解各种配件的特性及常见故障的发生，就能逐个排除各个故障。

1. 接触不良的故障　接触不良一般反映在各种卡类、内存、CPU 等与主板的接触不良，或电源线、数据线、音频线等的连接不良。其中各种接口卡、内存与主板接触不良的现象较为常见，通常只要更换相应的插槽位置或用橡皮擦一擦金手指，就可排

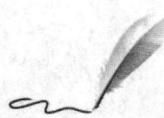

除故障。

2. 硬件本身故障 硬件出现故障，除了本身的质量问题外，也可能是负荷太大或其他原因引起的，如电源的功率不足或 CPU 超额使用等，都有可能引起机器的故障。

三、任务实现

任务1 系统垃圾文件清理

1. 任务要求 办公室的计算机运行越来越慢，小明想使用磁盘清理程序释放硬盘驱动器空间，删除临时文件、Internet 缓存文件和可以安全删除不需要的文件，节省系统资源，提高性能。

2. 操作步骤

（1）单击"开始"→"所有程序"→"附件"→"系统工具"→"磁盘清理"；

（2）在弹出的"选择驱动器"对话框中，选择需要清理的驱动器，如图 3 – 39 所示；

（3）单击确定按钮，弹出该驱动器的"磁盘清理"对话框，选择"磁盘清理"选项卡，如图 3 – 40 所示，选择"要删除的文件"列表框中要删除的文件类型前的复选框，在进行清理时可将其删除；

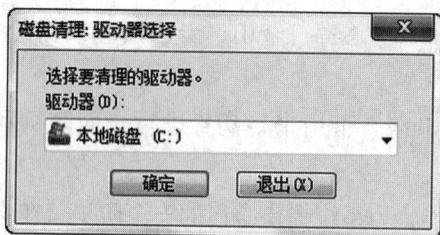

图 3 – 39　选择需要清理的驱动器　　　　图 3 – 40　"磁盘清理"选项卡

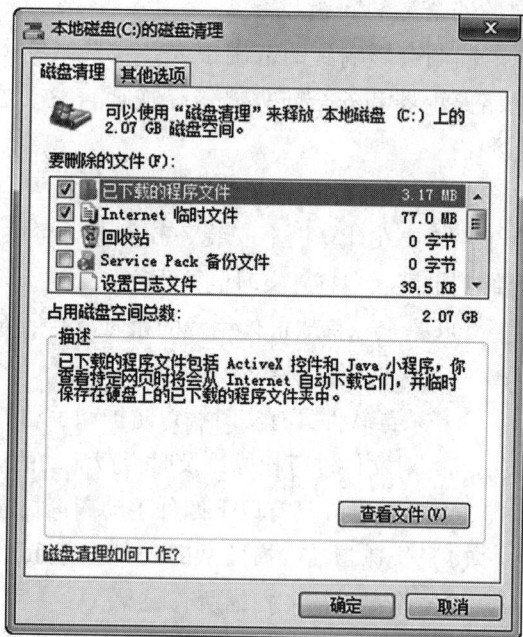

（4）单击"确定"按钮，将弹出"磁盘清理"确认删除对话框，单击"是"按钮，打开显示清理进度的"磁盘清理"对话框，清理完毕后，该对话框自动消失。

任务2 系统漏洞修复任务

1. 任务要求 现在很多网络病毒都是利用了微软的系统漏洞进行传播，因此需要特别注意微软网站提供的补丁，通过下载安装补丁文件或安装升级版本来阻止病毒。

2. 操作步骤

（1）单击"开始"按钮，在列表中选择"控制面板"，打开其窗口；

（2）选择"系统和安全"，单击"Windows Update"；

（3）在打开的窗口左侧导航窗格中单击检查更新，如图 3 – 41 所示。

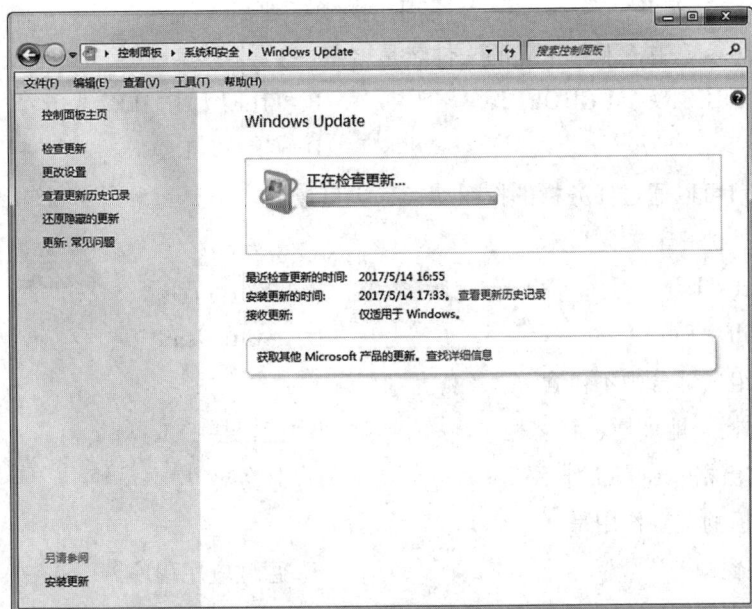

图 3-41 检查更新

任务 3 杀毒软件的使用

1. 任务要求 下载和安装 360 杀毒软件。

2. 操作步骤

（1）从 360 官网上下载 360 杀毒软件安装程序；

（2）双击运行下载好的安装包，打开 360 杀毒安装向导，按照默认安装路径设置；

（3）开始安装，并显示安装进度；

（4）安装完成后可以看到全新的杀毒界面。

项目总结

本项目主要讲述了 Windows 7 的系统应用、资源管理器的基本操作、文件与文件夹的管理、Windows 7 操作系统设置、计算机日常维护常识及故障处理方法。通过学习，我们应掌握文件与文件夹的基本知识及其基本操作，掌握如何添加或删除程序，安装打印机驱动、管理用户账户，掌握系统漏洞修复、杀毒软件的安装、防火墙防护方法等；熟悉 Windows 7 桌面及个性化设置、任务栏和开始菜单、窗口与对话框的组成；了解计算机日常维护知识，提升管理计算机系统的能力。

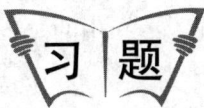

习题

一、选择题

1. 桌面是由桌面图标、背景及（　　）组成。

  A. 任务栏和"开始"菜单   B. 标题栏

C. "开始"菜单   D. 通知区域

2. 在 Windows 7 中，下列正确的文件名是（   ）。

A. MY PRKGRAAM GROUPTXT   B. FILEI｜｜FILE2

C. B < >   D. CE? T. DOC

3. 切换窗口可以通过任务栏的按钮切换，也可按（   ）键和［Windows + Tab］组合键来切换。

A. "Ctrl + Tab"   B. "Alt + Tab"

C. "Shift + Tab"   D. "Ctrl + shift"

4. 窗口的组成部分中不包含（   ）。

A. 标题栏、地址栏、状态栏   B. 搜索栏、工具栏

C. 导航窗格、窗口工作区   D. 任务栏

5. 控制面板的主要作用是（   ）。

A. 调整窗口   B. 管理应用程序

C. 设置高级语言   D. 设置系统配置

6. 对于 Windows，下面以（   ）为扩展名的文件是不能运行的。

A. . TXT   B. . COM   C. . EXE   D. . BAT

7. 按（   ）键可以在汉字输入法中进行中英文切换。

A. "Shift"   B. "Alt"   C. "Tab"   D. "Ctrl"

8. Windows 的目录结构采用的是（   ）。

A. 树形结构   B. 线形结构   C. 层次结构   D. 网状结构

9. 当选定文件或文件夹后，不将文件或文件夹放到"回收站"中，而直接删除的操作是（   ）。

A. 用鼠标直接将文件或文件夹拖放到"回收站"中

B. 用"Shift" + "Delete"键

C. 按"Delete"或"Del"键

D. 用"我的电脑"或"资源管理器"窗口中"文件"菜单中的删除命令

10. 使用（   ）可以帮助用户释放硬盘驱动器空间，删除临时文件、Internet 缓存文件和可以安全删除不需要的文件，腾出它们占用的系统资源，以提高系统性能。

A. 磁盘清理程序   B. 格式化

C. 整理磁盘碎片   D. 磁盘差错

11. 下列选项中，哪一个是 Windows 7 操作系统中，显示桌面的快捷键（   ）。

A. "Windows + D"   B. "Windows + Tab"

C. "Windows + P"   D. "Alt + Tab"

12. 安装程序时通常默认安装在（   ）中的"ProgramFiles"文件夹中。

A. C 盘   B. D 盘   C. E 盘   D. F 盘

13. "更改账户"窗口中不可进行的操作是（   ）。

A. 更改图片   B. 创建新用户

C. 创建或修改密码   D. 更改账户名称

14. 在 Windows 中，如果想同时改变窗口的高度或宽度，可以通过拖放（   ）来

实现。

  A. 滚动条   B. 窗口角   C. 窗口边框   D. 菜单栏

15. 如果从运行 Windows 7 的计算机卸载 Windows 更新，应该使用（ ）控制面板项。

  A. 程序和功能 B. 同步中心   C. 故障排除   D. 管理工具

16. 关于最大化窗口，操作正确的是（ ）。

  A. 双击标题栏中间位置   B. 单击标题栏右侧的"最大化"按钮

  C. 将窗口拖动至屏幕的顶端   D. 在任务栏对相应窗口双击

17. 关于对话框，说法正确的是（ ）。

  A. 对话框的大小可以调整

  B. 对话框位置可以调整

  C. 单击"确定""取消"或者"关闭"都可以关闭对话框

  D. 在菜单中选择带有"…"的命令，会弹出对话框

18. 关于日期和时间的说法，正确的是（ ）。

  A. 可以通过与 Internet 时间同步来获得准确的时间

  B. 可以修改时间、日期和时区

  C. 必须通过控制面板才能设置日期和时间

  D. 一台计算机上可以显示多个地区的时间

19. 下列方法中，不能彻底删除选定文件或文件夹的操作是（ ）。

  A. 按"Shift + Delete"键

  B. 按"Delete"或"Del"键

  C. 用"计算机"或"资源管理器"窗口中"文件"菜单中的"删除"命令

  D. 用鼠标直接将文件或文件夹拖动到"回收站"中

20. 在 Windows 7 中，可将文件或文件夹的属性设置为（ ）。

  A. 只读   B. 存档   C. 系统   D. 隐藏

二、思考题

1. Windows 7 资源管理器可以实现哪些操作？

2. 在 Windows 7 操作系统中，如何使用快捷菜单，有些快捷菜单的"属性"选项有何作用？

扫码"练一练"

项目四　计算机网络与 Internet 应用

学习目标

1. **掌握**　Internet 提供的简单应用。
2. **熟悉**　各种搜索引擎的操作技巧。
3. **了解**　计算机网络的基础知识；医学信息的检索方法。
4. 具备使用浏览器、电子邮件等 Internet 应用技术的能力；选用适合的搜索技巧和策略进行医学资源搜索的意识。
5. 构建科学的网络知识体系，以合理的方式把握、解释和表达网络资源和医学信息。

随着信息技术的高速发展，特别是因特网技术的普及和应用，信息网络已经完全融入国民生产和社会生活的方方面面，Internet 深刻影响了人们的工作、生活和休闲的方式。为了更好地利用网络资源，必须认真学习计算机网络的基础知识，掌握因特网的基本操作方法和操作技能，了解网络技术的最新应用，提高知识运用能力，提升工作和学习效率。

任务一　计算机网络基础

一、计算机网络的发展

（一）计算机网络的形成与发展

计算机网络诞生于 20 世纪中期，对其发展阶段的划分有多种观点，主流观点认为计算机网络的发展可以分成四个阶段。

第一代（远程终端联机阶段）：该阶段完成了数据通信技术与计算机通信网络的研究，为计算机网络的产生奠定了理论基础。

第二代（多级因特网阶段）：该阶段实现了通信子网和资源子网的资源共享，极大程度上拓展了网络的功能。

第三代（标准化网络阶段）：该阶段主要解决了网络体系结构与网络协议的国际标准化问题，实现了不同网络之间的互联。

第四代（国际因特网与信息高速公路阶段）：该阶段是因特网广泛应用、高速网络技术和网络计算与网络安全技术的研究和发展时期。

（二）因特网在中国

因特网是 Internet 的音译。因特网是建立在全球网络互联的基础上的全球信息资源网。在中国，因特网起步较晚，但是发展迅速。因特网在中国的发展，大致可分为以下三个阶段。

第一阶段（因特网引入阶段）：该阶段主要是电子邮件的使用阶段，我国通过拨号与国外连通电子邮件，实现了与欧洲及北美地区的电子邮件通讯功能。1987 年，我国发出第一封电子邮件《越过长城，通向世界》；中科院高能所于 1993 年正式开通了直达美国斯坦福直线加速器中心的计算机通讯专线；1994 年，我国实现与国际因特网的全功能连接，标志着我国因特网时代帷幕的拉开。

第二阶段（教育科研网发展阶段）：该阶段主要是通过 TCP/IP 连接，实现了因特网的全部功能。1995 年初，我国将卫星专线改为海底电缆，通过日本进入因特网；同时，由中科院及北京大学、清华大学的校园网组成的 NCFC 网（The National Computing and Networking Facility of China）以高速光缆和路由器实现与主干网的连接；1998 年 3 月，信息产业部成立。

第三阶段（商业应用阶段）：该阶段主要是因特网推动了商业的跨越式发展。自进入商业应用阶段以来，因特网这一新生事物以其强大的生命力席卷了中国大地。2000 年 3 月，在美国纳斯达克上市的中华网市值达到了 50 亿美元，极大地刺激了我国因特网的热潮；2002 年第三季度，因特网巨头搜狐和新浪率先实现盈利，第四季度，网易也实现盈利；2007 年 11 月，阿里巴巴在港交所上市，淘宝网的网络零售交易额年年翻番式增长。产业研究院整理数据显示，我国因特网商业规模到 2020 年将达到 43.8 万亿人民币，因特网商业应用已经走上良性的可持续发展之路。

二、网络的定义和分类

（一）计算机网络的定义

将具有独立功能的多台计算机通过通信设备及传输介质互联，在通信软件的支持下，实现计算机间资源共享、信息交换或协同工作的系统，称之为计算机网络。它可以将若干台计算机、打印机和其他外部设备互联成一个整体。

计算机网络涉及计算机和通信两大领域，一方面，通信网络为计算机之间的数据传送和交换提供了必要的手段；另一方面，计算机技术的发展渗透到通信技术中，又提高了通信网络的各种性能。因此，通信技术与计算机技术的发展是计算机网络产生的基本条件。

（二）计算机网络的分类

计算机网络的分类可以按照地理范围和使用的传输介质等方面进行划分。

1. 按照覆盖范围划分　计算机网络分为局域网、城域网和广域网三种类型。

（1）局域网（LAN）　是一种规模相对较小的计算机网络，其覆盖范围非常有限，例如将一座办公楼的计算机连接起来的网络。

（2）城域网（MAN）　通常覆盖范围从几十千米到上百千米，其规模在一个城市或一个地区。城域网通常包括若干个彼此互联的局域网。

（3）广域网（WAN）　也称为远程网，其覆盖范围从几十千米到几千千米，其规模覆盖若干城市、地区甚至国家，可以将众多的城域网、局域网连接起来。

2. 按照传输介质划分　计算机网络分为有线网络和无线网络两大类。

网络传输介质是网络中传输信息的物理通路，常用的网络传输介质又分为有线传输介质和无线传输介质。常见的有线传输介质有双绞线、同轴电缆和光纤等，常见的无线传输介质有红外线、微波、光波等。

考点提示

计算机网络类别的划分有多种方法，注意不同类别的特点。

采用双绞线、同轴电缆和光纤等有线传输介质连接的网络即为有线网络，采用红外线、微波和光波等无线传输介质连接的网络即为无线网络。

三、网络硬件

计算机网络硬件设备主要有计算机终端设备（如电脑、手机等）、信息处理与交换设备（如交换机、路由器等）和必要的连接器材（如双绞线、光纤等）。

服务器是运行网络操作系统的核心设备，负责网络资源管理并提供服务，具有高性能、高可靠性和高吞吐量等特点。

工作站是网络中能够独立处理问题的计算机。

网络接口卡（简称网卡）是构成网络的必需设备，用于将计算机和通信介质连接起来，实现各类信号之间的转换。网卡分为有线网卡、无线网卡和手机网卡三类。有线网卡是构成有线网络的基本部件；无线网卡遵循 IEEE802.11 系列标准，用于实现计算机与 WLAN 的连接；手机网卡可以在拥有无线电话信号覆盖的任何地方，使用手机的 SIM 卡连接到因特网。

知识链接

网卡的存储器中保存着全球唯一的网络节点地址，称为介质访问控制（MAC）地址。

常见的网络设备及主要功能可参见表 4-1 所示。

表 4-1　常见的网络设备及主要功能

设备名称	主要功能
服务器（Server）	管理资源并提供高稳定性、高可靠性和高安全性的网络应用服务
工作站（Work Station）	具备较强的数据处理能力，与计算机网络相连，互通信息并共享资源
网络接口卡（Network Adapter）	实现计算机和通信介质直接的物理连接，完成信号之间的转换
集线器（Hub）	对接收到的信号进行再放大，以扩大网络的传输距离
交换机（Switch）	将多台电脑通过端口带宽的独享方式连接成一个局域网
路由器（Router）	将两个网络连接起来以组成更大的网络
防火墙（Firewall）	加强网络的访问控制，保护内部网络操作系统的安全
无线接入点（WAP）	将无线设备连接到网络

四、任务总结

计算机网络基础知识主要包括计算机网络的形成和发展、因特网在中国的发展阶段、计算机网络的定义、计算机网络的分类方法和计算机网络的主要硬件设备等。通过对计算机网络基础知识的学习，不仅了解了计算机网络的历史由来，也熟悉了主要的计算机网络硬件及其功能，对后续的 Internet 接入及简单应用的学习有很大帮助。

任务二　Internet 概述

Internet 的中文译名是因特网，它是由可以互相通信的计算机连接而成的全球网络。Internet 源自于美国国防部创建的分组交换网（ARPANET），20 世纪 80 年代分组交换网又实现了与其他多个网络的互联，进而形成了以分组交换网为主干网的因特网，直到 TCP/IP

（Transmission Control Protocol/Internet Protocol，传输控制协议/网络互联协议）成为主要协议，才标志着 Internet 的正式诞生。

一、Internet 接入

Internet 接入包括有线网络接入和无线网络的接入，可以把台式电脑、笔记本电脑和手机等设备接入 Internet 畅游网络。

（一）有线网络的连接

台式电脑和笔记本电脑都可以通过有线连接接入 Internet，下面以 Windows 7 系统创建家庭宽带连接为例，介绍有线网络接入 Internet 的步骤。

1. 非对称数字用户线路（ADSL）连接网络　非对称数字用户线路（ADSL）指使用电话线上网，需要用猫（ADSL Modem）进行连接，是目前性价比较高的网络接入方式。AD-SL 网络连接的示意如图 4 - 1 所示。

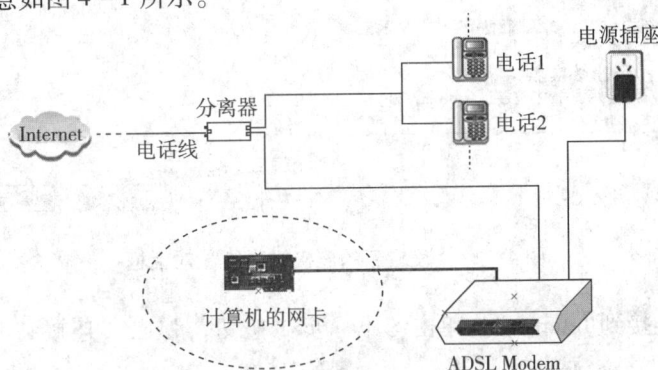

图 4 - 1　ADSL 网络连接示意图

2. 在 Windows 7 操作系统上创建拨号连接

（1）单击"开始"菜单→"控制面板"，弹出"控制面板"对话框。

（2）在"控制面板"对话框中单击"网络和共享中心"图标，弹出"网络和共享中心"对话框，如图 4 - 2 所示。

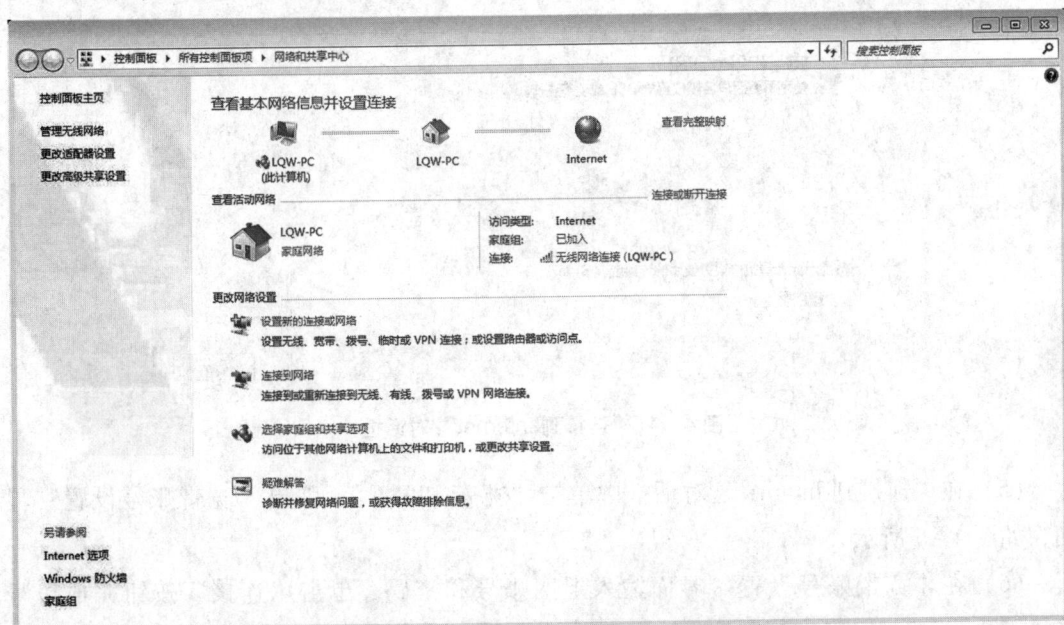

图 4 - 2　"网络和共享中心"对话框

（3）单击"更改网络设置"选项组中的"设置新的连接或网络"，弹出"设置新的连接或网络"对话框，如图4-3所示。

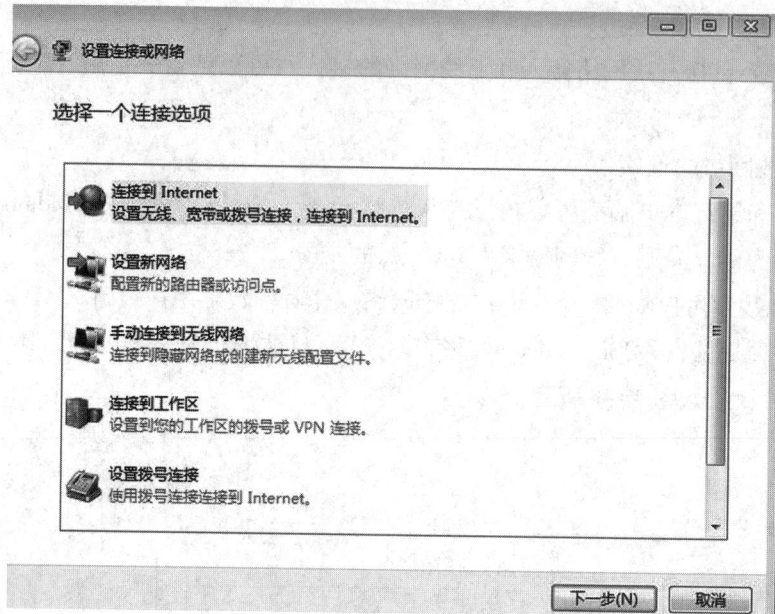

图4-3 "设置新的连接或网络"对话框

（4）选中"连接到Internet"，单击"下一步"按钮，弹出"连接到Internet"对话框，如图4-4所示。

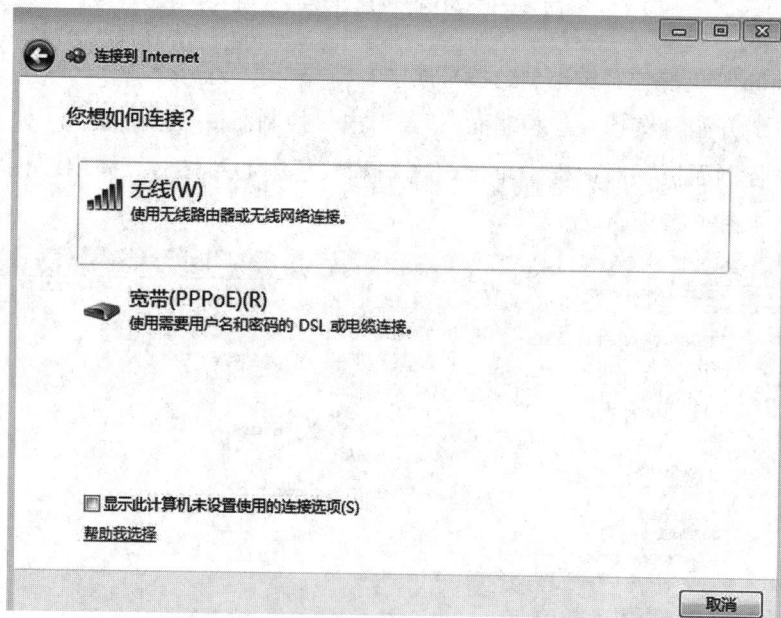

图4-4 "连接到Internet"对话框

（5）在"连接到Internet"对话框中单击"宽带PPPoE"，弹出"宽带账号设置"界面，如图4-5所示。

（6）在"宽带账号设置"界面输入上网账号和密码，单击"连接"按钮完成拨号连接。

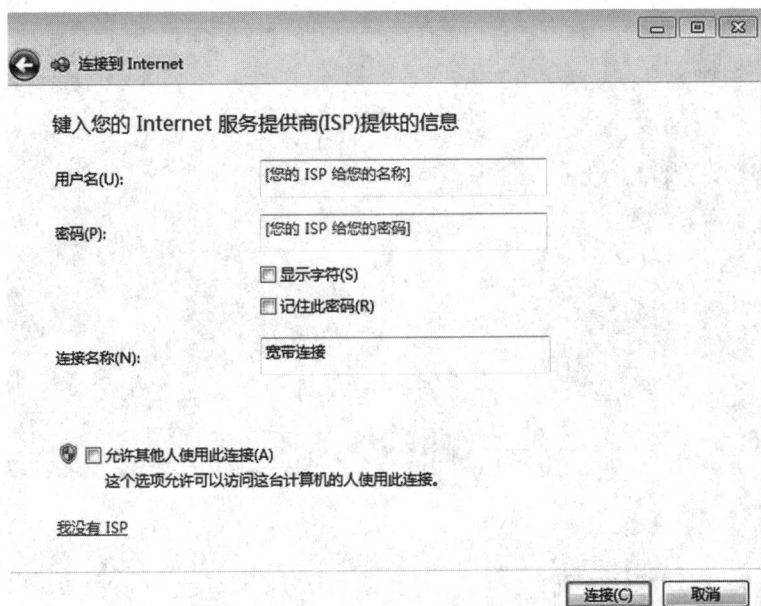

图 4 - 5　"宽带账号设置"界面

（二）无线网络的建立和连接

计算机和手机可以通过无线网卡接入网络。

1. 连接无线路由器　建立无线网络首先要连接无线路由器，无线路由器的 WIN 口与 ASDL Modem 连接，无线路由器的 LAN 口与台式计算机或笔记本电脑的网卡连接，无线路由器的连接示意如图 4 - 6 所示。

2. 在无线路由器中设置拨号连接并设置无线网络密码　本书以 TP - LINK 无线路由器为例，简要介绍无线路由器的拨号连接和无线网络的相关设置。

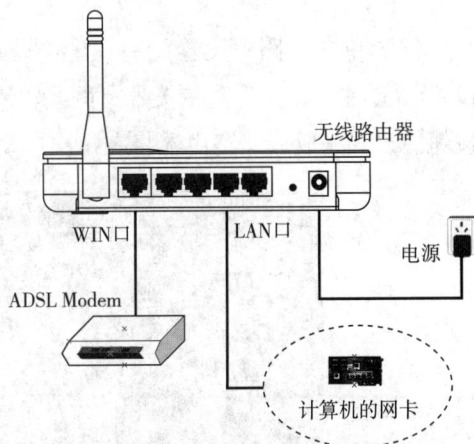

图 4 - 6　无线路由器的连接示意图

（1）启动无线路由器，在计算机浏览器的地址栏中输入无线路由器的 IP 地址（具体看无线路由器的说明书），打开无线路由器管理平台登录界面，如图 4 - 7 所示。

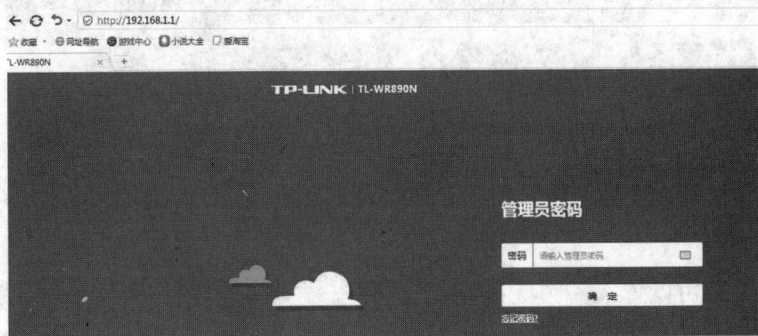

图 4 - 7　无线路由器管理平台登录界面

（2）输入无线路由器管理平台的登录账号和密码（具体看无线路由器的说明书），登录到无线路由器管理平台，如图 4 - 8 所示。

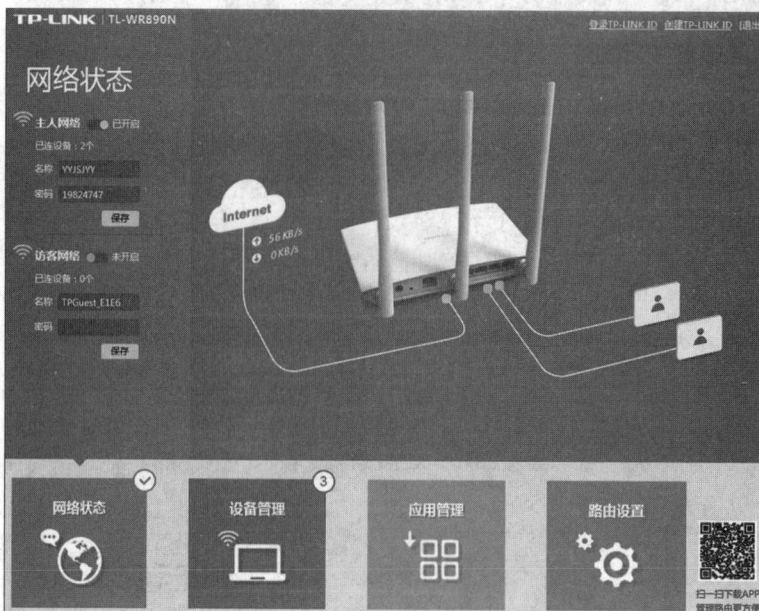

图 4 - 8　无线路由器管理界面

（3）单击"路由设置"→"上网设置"，弹出"上网设置"对话框，如图 4 - 9 所示。设置"上网方式"为宽带拨号上网，输入"宽带账号"和"宽带密码"，然后单击"连接"按钮。设置完成后，路由器将在每次启动后自动完成拨号上网。

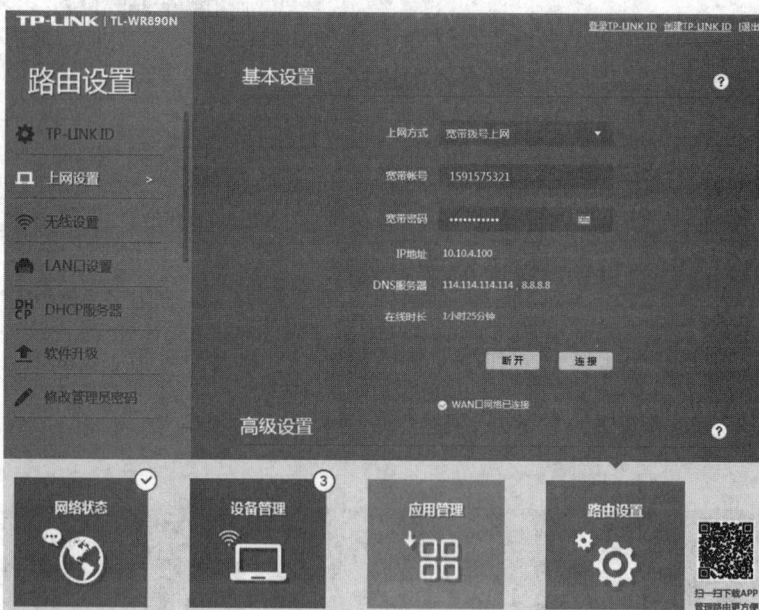

图 4 - 9　"上网设置"对话框

（4）单击"路由设置"→"无线设置"，弹出"无线设置"对话框，如图 4 - 10 所示。设置无线网络的"无线名称"和"无线密码"，单击"保存"按钮，完成无线网络的基本设置。

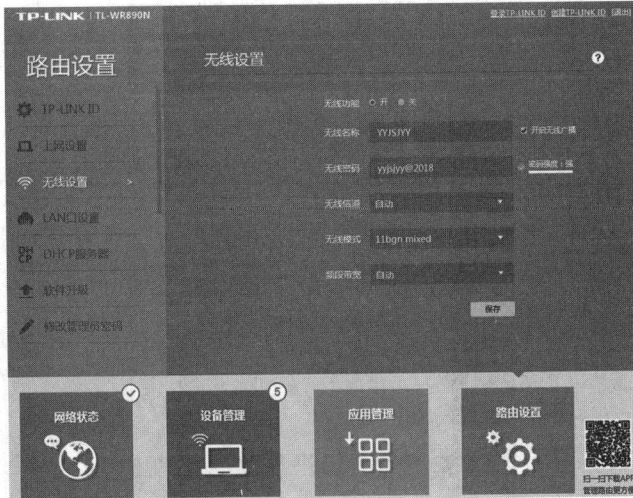

图 4 – 10　"无线设置"对话框

3. 手机的无线网络连接

（1）安卓手机网络连接通过"设置"→"WLAN"，弹出"安卓手机网络连接"界面，如图 4 – 11 所示；苹果手机网络连接可以通过"设置"→"Wi – Fi"，弹出"苹果手机网络连接"界面，如图 4 – 12 所示。

（2）根据无线网络的名字选择进入，然后输入无线网络的密码即可登录 Internet。

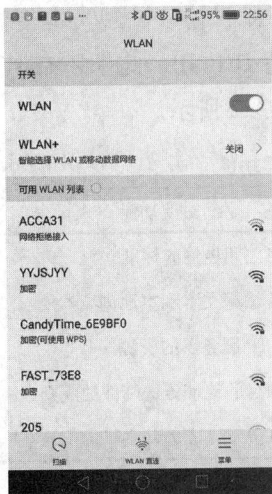

图 4 – 11　"安卓手机网络连接"界面

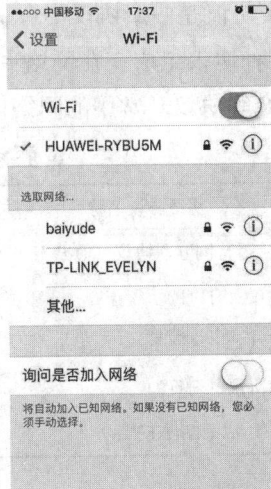

图 4 – 12　"苹果手机网络连接"界面

4. 计算机无线网络连接

（1）单击"开始"菜单→"控制面板"，弹出"控制面板"对话框。

（2）在"控制面板"对话框中单击"网络和共享中心"，弹出"网络和共享中心"对话框。

（3）单击"更改网络设置"→"设置新的连接或网络"→"连接到 Internet"。

（4）单击"宽带 PPPoE"连接→"无线"，弹出无线网络选择界面，如图 4 – 13 所示。

（5）在无线网络选择界面中输入无线网络的账号和密码，然后单击"确定"按钮，实现无线网络连接。

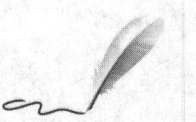

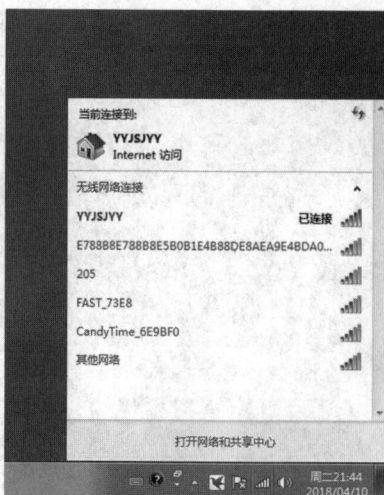

图 4 -13　无线网络选择界面

二、Internet 协议

（一）Internet 协议概述

通信的前提是通信双方都遵循共同的规则。Internet 协议（Internet Protocol）就是各种硬件和软件必须遵循的共同规则，它规定了网络中所有计算机和通信设备之间数据传输的格式和传送方式，使数据传输安全可靠，进而实现资源共享。

Internet 协议是一个协议集合，由文件传输协议、电子邮件协议、超文本传输协议、通信协议等多种协议组成。在网络中，最常用的通信协议是 TCP/IP，此外还有 HTTP、FTP、OSPF 和 IGP 等协议。常用的网络协议及其主要功能如表 4 -2 所示。

表 4 -2　常用的网络协议及其主要功能

网络协议名称	主要功能
传输控制协议/因特网互联协议（TCP/IP）	定义了数据在网络之间传输的标准
超文本传输协议（HTTP）	从 WWW 服务器传输超文本到本地浏览器
文件传输协议（FTP）	存储文件并访问 FTP 服务器的资源
简单邮件传输协议（SMTP）	规定了从源地址到目的地址传送邮件的规则
远程登录服务协议（TELNET）	实现了在本地计算机上完成远程主机的工作

（二）TCP/IP 协议和 IP 地址的分类

传输控制协议/因特网互联协议（TCP/IP）是 Internet 最基本的协议，旨在实现不同类型网络的连接。其中 IP 是 TCP/IP 协议族中网络层的协议，是 TCP/IP 协议族的核心协议，目前被广泛使用的 IP 协议的版本号是 4（简称 IPv4），本书以 IPv4 为例简要介绍 IP 地址及其分类。

知识链接

由于当前 IPv4 地址几乎耗尽，因此设计了 IPv6，以替代 IPv4。IPv6 中 IP 地址的长度为 128，允许网络扩充，并且提高了安全性。在今后一段时间内，IPv4 将和 IPv6 共存，并最终过渡到 IPv6。

计算机登录网络时，会自动获得 IP 地址。IP 地址是给每个连接在 Internet 上的计算机分配的地址，每台计算机都通过这个地址传递信息。IP 地址是一个 32 位的二进制地址，包含网络号和主机号两部分，为了方便记忆，常常将其看作 4 个字节（每个字节 8 位），并且标识成十进制的形式，用点分开的每个字节的数值范围是 0 – 255，例如 202. 118. 15. 23。根据网络规模和应用的不同，IP 地址分为 A、B、C、D、E 共 5 类地址，其中最常用的是 B、C 两类。

1. A 类地址　A 类地址的第 1 字节为网络号，其他 3 个字节为主机号，第 1 个字节的首位为 "0"。因为 A 类地址第 1 个字节的第一位必须为 0。因此只有 7 位可以用来表示网络号，后面的 24 位表示主机号。网络号全 0 或全 1、主机号全 0 或全 1 都有特殊的含义，不可以直接作为 IP 地址分配给网络里的计算机。因此，在计算网络号和主机号的数量时候，都要减 2。A 类地址可提供的网络号有 $2^7 - 2 = 126$ 个，每个网络中的主机号有 $2^{24} - 2 = 16777214$ 个。A 类地址可提供的网络号较少，但是每一个网络中可容纳的计算机数量可达 1600 多万，它可用于大型网络。

2. B 类地址　B 类地址第 1 字节和第 2 字节为网络地址，其他 2 个字节为主机地址，第 1 个字节的前 2 位固定为 "10"。因为 B 类地址网络号后面的 14 位无论如何取值，都不能使前 2 个字节的网络号为全 0 或全 1，因此 B 类网络总数量不存在减 2 的问题。B 类地址可提供的网络号有 $2^{14} = 16384$ 个，每个网络中的主机号有 $2^{16} - 2 = 65534$ 个，因此它可用于中等规模的网络。

3. C 类地址　C 类地址前 3 个字节为网络地址，第 4 个字节为主机地址。由于第 1 个字节的最高位必须是 "110"，因此只有 21 位可以用来表示网络号，后面的 8 位表示主机号。因为 C 类地址的网络号后面的 21 位无论如何取值，都不能使前 3 个字节的网络号为全 0 或全 1，因此 C 类网络总数量也不存在减 2 的问题。C 类地址可提供的网络号有 $2^{21} = 2097152$ 个，每个网络中的主机号有 $2^8 - 2 = 254$ 个，因此它一般用于小规模的网络。

4. D 类地址　D 类地址不分网络地址和主机地址，它的第 1 个字节的前 4 位固定为 "1110"。

5. E 类地址　E 类地址不分网络地址和主机地址，它的第 1 个字节的前 5 位固定为 "11110"。

知识拓展

IP 地址如果只使用上述五类来划分，会造成大量的浪费。例如一个有 800 台主机的网络，无法使用 C 类地址，但如果使用 B 类地址，6 万多个主机地址只有 800 个被使用，则会造成 IP 地址的浪费。因此，IP 地址还支持可变长子网掩码（VLSM）技术，可以在 A、B、C 类网络的基础上，进一步划分子网。

（二）配置 Internet 的 TCP/IP 协议

本书以 Windows 7 操作系统为例，简要介绍 TCP/IP 协议的配置方法。

（1）打开"控制面板"中的"网络和共享中心"对话框。

（2）单击"网络和共享中心"对话框中如图 4 – 14 所示的"更改适配器设置"快捷链接，进入"网络连接"界面，如图 4 – 15 所示。

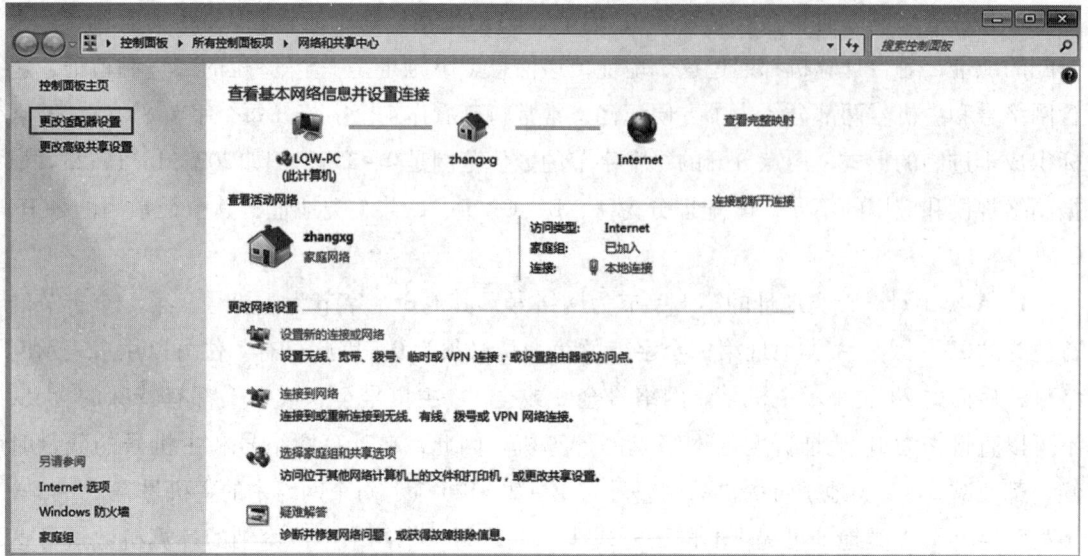

图 4-14 "更改适配器设置"快捷链接位置

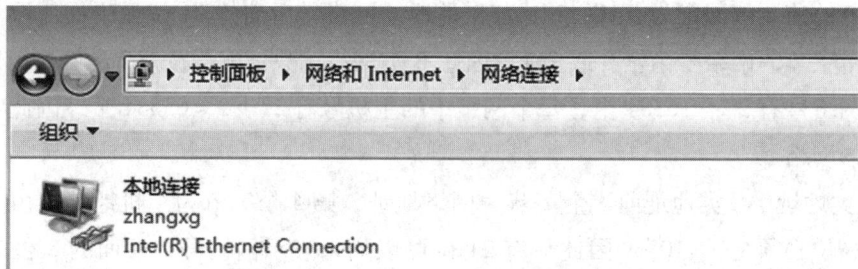

图 4-15 "网络连接"界面

（3）双击"本地连接"图标，弹出"本地连接 属性"对话框，如图4-16所示。

（4）双击"Internet 协议版本 4（TCP/IPv4）"项目，弹出 TCP/IPv4 的属性面板，如图4-17所示。输入 IP 地址、子网掩码、默认网关和域名解析服务器（DNS），完成 TCP/IP 协议的配置。

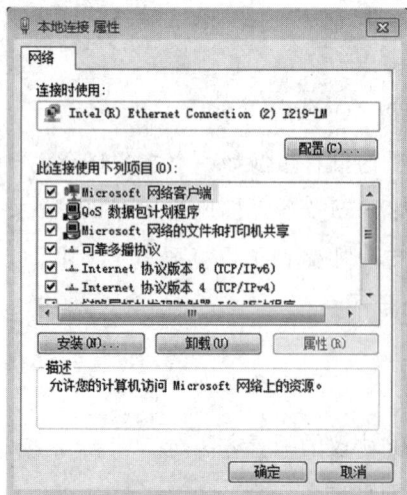

图 4-16 "本地连接属性"对话框

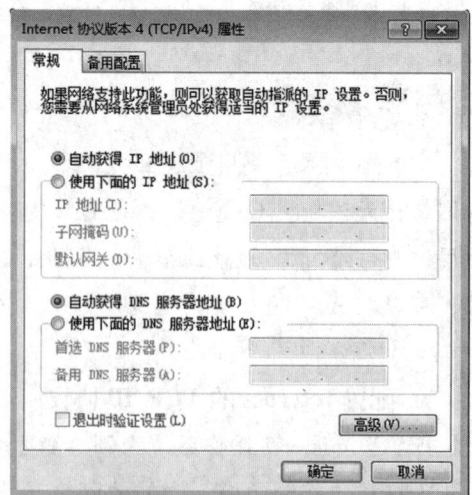

图 4-17 TCP/IPv4 属性面板

三、Internet 的简单应用

Internet 是当今最大、最流行的国际性网络，掌握浏览器的使用、网络信息资源的搜索技巧、电子邮箱和 QQ 的使用等 Internet 应用，对日常生活、工作和学习有重要意义。

（一）网上漫游

1. 浏览器概述　通过网页浏览网上的信息，必须使用浏览器。浏览器又称 Web 客户端程序，是安装在计算机上的一种用于浏览网页的工具软件，下面简要介绍几个比较常见的浏览器。

（1）Internet Explorer 浏览器　Internet Explorer 浏览器（简称 IE）是集成在 Windows 操作系统中的综合性网上浏览软件，这种集成性与最新的 Web 智能化搜索工具的结合，可以使浏览者得到与喜爱的主题有关的信息。

（2）360 浏览器　360 浏览器拥有较大的恶意网址库，提供自动过滤广告和病毒的功能。浏览器采用了恶意网址拦截技术，可自动拦截欺诈等恶意网址。此外，360 浏览器的沙箱技术，可以使浏览者在隔离模式下，即使访问木马也不会感染病毒。

（3）UC 浏览器　UC 浏览器是 UC Mobile Limited 公司开发的一款网上浏览软件，分为 UC 浏览器电脑版和 UC 手机浏览器。UC 浏览器在海量的内容库里实时检索排序用户当下感兴趣的内容，可以根据浏览者的兴趣特征进行信息推荐，进而实现了个性化推荐。

2. 浏览器的窗口组成　IE 浏览器的窗口由标题栏、菜单栏、工具栏、地址栏、主窗口和状态栏组成，如图4-18 所示。

（1）标题栏　主窗口的顶端是标题栏，标题栏最右端为 3 个控制按钮："最小化""最大化"和"关闭"。"最大化"按钮可以将窗口放大到它的最大尺寸，"最小化"按钮可以将窗口缩小为任务栏上的一个按钮，"关闭"按钮可以将当前窗口关闭。

（2）菜单栏　菜单栏有文件、编辑、查看、收藏夹、工具和帮助等菜单，可以实现浏览网页、查找相关内容、脱机工作、Internet 自定义等功能。

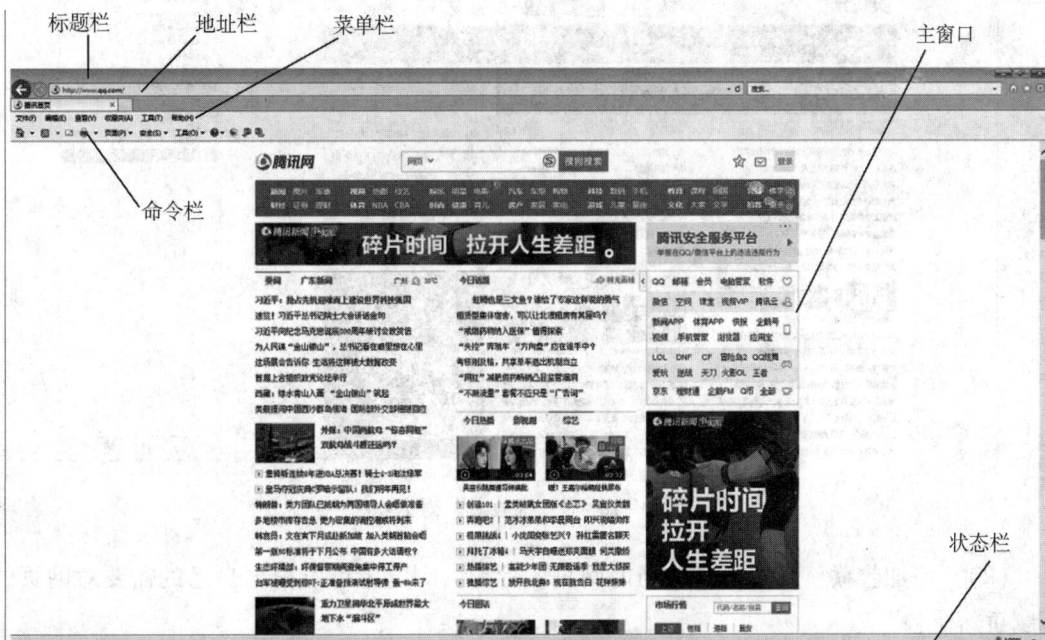

图4-18　IE 浏览器的窗口组成

知识链接

可以在菜单命令上单击鼠标打开下拉菜单选择命令，也可以按住"Alt"键的同时按菜单命令右边括号中的字母键打开下拉菜单。

（3）命令栏　在命令栏中，IE以命令按钮的形式提供了多个常用的命令。使用命令栏中的命令按钮，可以更加快捷、方便地浏览、搜索、保存网页。

（4）地址栏　地址栏也称为URL（Uniform Resource Location，统一资源定位器），是输入和显示网页地址的位置。在输入网页地址时，IE浏览器会根据浏览者之前访问过的网页地址自动显示最匹配的地址。对于安全的站点，地址栏的下拉按钮的右侧会显示锁形图标。

（5）状态栏　状态栏中显示IE当前状态的相关信息，状态栏的右侧显示当前页面所在的安全区域。

（6）选项卡　IE默认在新的选项卡中打开新窗口，这样的设计可以减少打开的浏览器窗口的个数，既节省系统资源，也使操作便捷化。

3. IE的启动与退出

（1）IE的启动　单击"开始"菜单→"程序"→"IE"，完成IE的启动。

（2）IE的退出　单击标题栏右侧的"关闭"按钮或者使用快捷键Alt + F4，完成IE的退出。

4. 使用收藏夹　上网时可以利用收藏夹来收藏经常浏览的网页，方便浏览者浏览。将常用的网页添加到收藏夹的步骤如下。

（1）打开要收藏的网页，单击"收藏夹"按钮→"添加到收藏夹"，弹出"添加收藏"对话框，如图4-19所示。

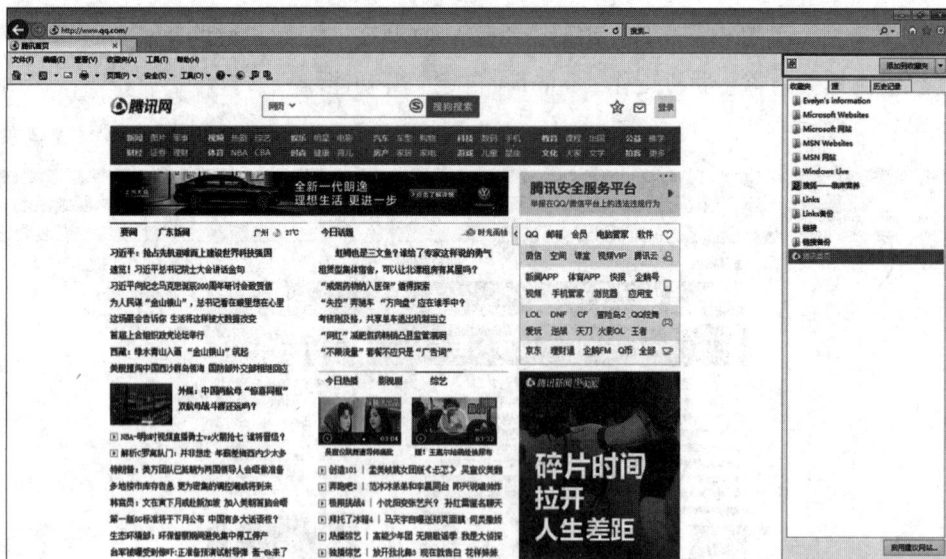

图4-19　"添加收藏"对话框

（2）"添加收藏"对话框显示当前网页的标题，浏览者可以根据自己的需要对网页的标题重新命名。

（3）在"创建位置"下拉按钮中设置网页的保存位置。

（4）单击"添加"按钮，完成网页的收藏。

5. 利用历史记录浏览网页　使用浏览器的历史记录功能可以打开之前浏览过的网页，具体操作步骤如下。

（1）单击 IE 左侧的"收藏夹"按钮"☆"，弹出"收藏夹"列表。

（2）单击"历史记录"选项卡，如图 4 – 20 所示。"历史记录"列表中列出了最近一段时间曾经访问的网页，可以根据不同的时间找到浏览过的网页。

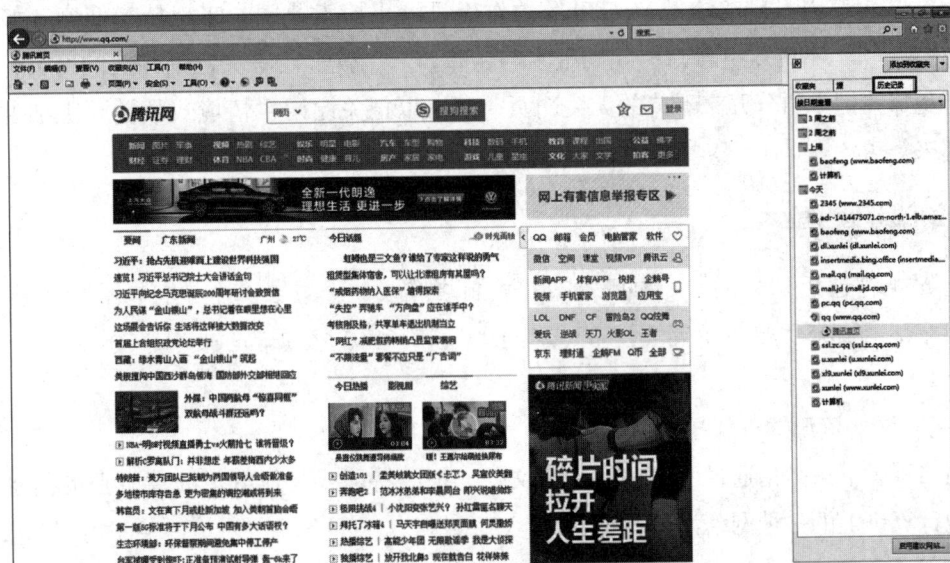

图 4 – 20　"历史记录"选项卡

（二）信息的搜索

1. 搜索引擎概述　Internet 上涉及的医学信息很多，如果不清楚所需信息的所在位置，盲目寻找既费时又费力，这就需要借力于搜索引擎。搜索引擎是 Internet 上的信息服务，可以更高效地搜集信息。

2. 常用的搜索引擎

（1）百度搜索引擎　国内提供搜索引擎的各类门户网站，很多都是由百度搜索提供搜索引擎技术支持。百度搜索引擎基于字词结合的信息处理方式，解决了中文信息的理解问题，提高了搜索的准确性。

（2）谷歌搜索引擎　谷歌搜索引擎查询简洁方便并支持中文搜索，其中文搜索引擎是收集亚洲网站最多的搜索引擎之一，并成为它以此拓展全球信息市场的重要基础。

3. 搜索技巧和策略　合理使用搜索技巧和策略能够极大地提高搜索效率。

（1）准确确定搜索内容的关键词　如要搜索一个医生，最好在名字后加上所在医院和科室以缩小搜索范围，提高搜索精度。

（2）合理拆分关键词　如果关键词很长，可拆分为空格隔开的几个关键词进行搜索。如直接搜索"如何在临床医学教学中更好地应用情境式教学方法"，用百度搜索只能找到为数不多的相关网页。这时，可以对关键词进行拆分，找出重要的关键词如"临床医学教学""情境式教学方法"，在搜索引擎中输入"临床医学教学情境式教学方法"进行搜索。

（3）正确使用搜索语法

① + 、空格、and：表示逻辑"与"操作，表示"既包含…又包含…"。

② – 、not：表示逻辑"非"操作，表示"包含…而不包含…"，如"临床医学概论试题 – 选择题"，表示搜索不包含选择题的临床医学概论试题。

③or：表示逻辑"或"操作，表示前后两个词是逻辑"或"联系。

需求强调的是，" + "和" – "，是英文字符，操作符与关键字之间，不能有空格。

（4）巧用双引号精确查找　双引号的作用是缩小搜索范围，实现精确搜索。如查找"情境式教学"，不用双引号则会找到很多与"情境""教学"等关键词相关的网页，所以为了避免那些把术语分开来看待的无关网页，就可以把关键词"情境式教学"上加上双引号引起来。

知 识 拓 展

通配符包括星号（＊）和问号（?），前者代表一个或者多个字符，后者代表单个字符，通配符主要用于英文搜索引擎。

（三）网络资源的下载与存储

网络资源下载是指通过网络进行传输文件，把因特网或其他电子计算机上的信息保存到本地计算机上的一种网络活动。

1. 资源下载方式

（1）HTTP 下载　HTTP 是 Hyper Text Transportation Protocol（超文本传输协议）的缩写，平时浏览的网页，就是基于 HTTP 进行通信。HTTP 下载的优点是可以打开浏览器自由选择网页上的图片、HTML 文件等元素下载，通用性较强；缺点是下载速度慢，适合下载体积较小的文件。

（2）FTP 下载　FTP 是 File Transfer Protocol（文件传输协议）的缩写，是一个 TCP/IP 网络上两台计算机传送文件的协议。FTP 下载方式具有限制下载人数、屏蔽指定 IP 地址和控制下载速度等优点，所以 FTP 易控性和操作灵活性较强，比较适合于大文件的传输。

（3）BT 下载　BT 全名为 BitTorrent，是一个文件分发协议，通过 URL 识别内容并且和网络无缝结合。BT 下载不需要服务器，而是在各个计算机之间进行传播，也可以说每台计算机都可以是服务器，每台计算机在自己下载其他计算机上文件的同时，还提供被其他计算机下载的作用。

2. 使用浏览器下载文件　使用浏览器下载文件操作简单方便，只需到相应的资源下载网页后单击下载超级链接即可。例如在浏览器中下载"迅雷"应用程序，具体操作方法如下。

（1）在 IE 地址栏中输入"http：//www. xunlei. com/"，按 Enter 键打开迅雷软件的官网。

（2）单击"下载"按钮，弹出"选择下载方式"对话框，如图 4 – 21 所示，单击"保存"按钮旁边的下拉按钮，把迅雷安装文件保存至本地。

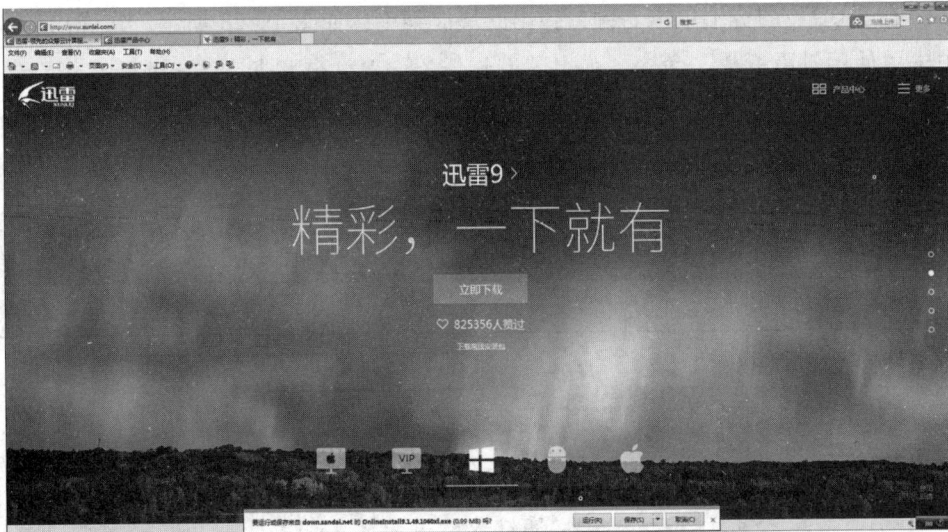

图 4 - 21 "选择下载方式"对话框

3. 使用迅雷下载网络资源 迅雷能够将网络上的各种资源以较快的速度下载。使用迅雷下载资源首先要安装迅雷软件,在上一操作中已经介绍了使用浏览器下载迅雷的方法。双击下载完成的迅雷安装软件,弹出迅雷的安装界面,根据安装提示一步步进行安装即可,安装完成后即可使用迅雷进行下载了。

本书以使用迅雷下载 QQ 安装软件为例,具体操作方法如下。

(1) 在 IE 地址栏中输入"http://www.qq.com/",弹出腾讯软件的官网。

(2) 单击腾讯软件的官网右上角功能区中的"软件"快捷链接,进入腾讯软件下载页面,如图 4 - 22 所示。

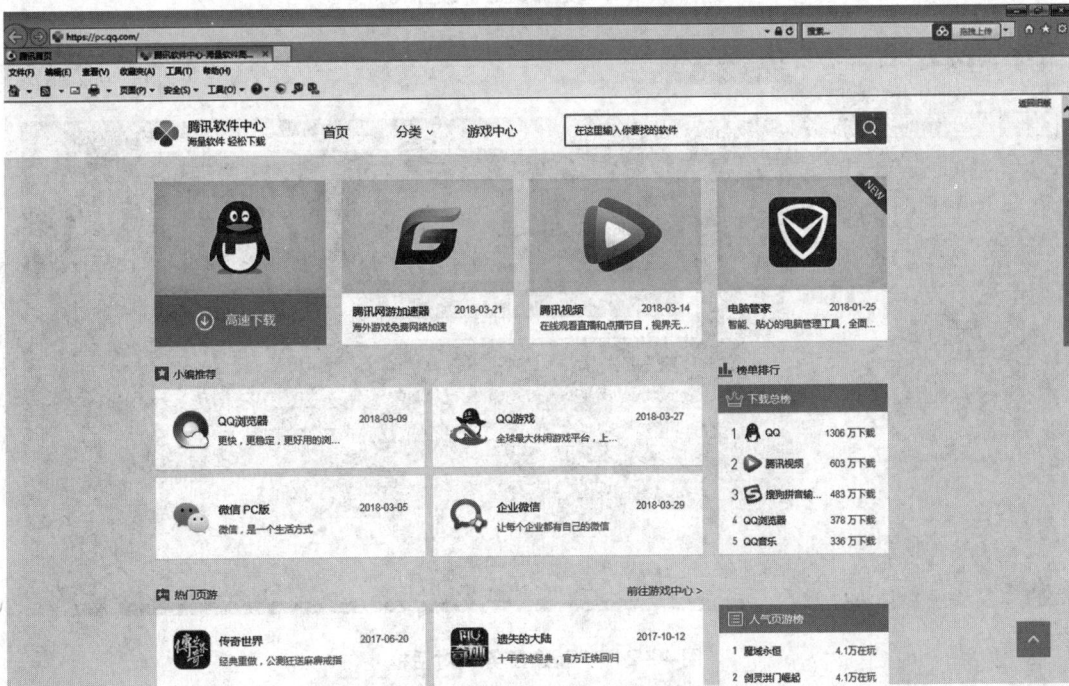

图 4 - 22 腾讯软件下载网页

（3）在"QQ"图标上单击右键，弹出的快捷菜单，如图4－23所示。在弹出的快捷菜单中单击"使用迅雷下载"命令，弹出"新建任务"对话框，如图4－24所示。

（4）在"新建任务"对话框中选择下载文件的存放路径，然后单击"立即下载"按钮，弹出迅雷下载界面，如图4－25所示。

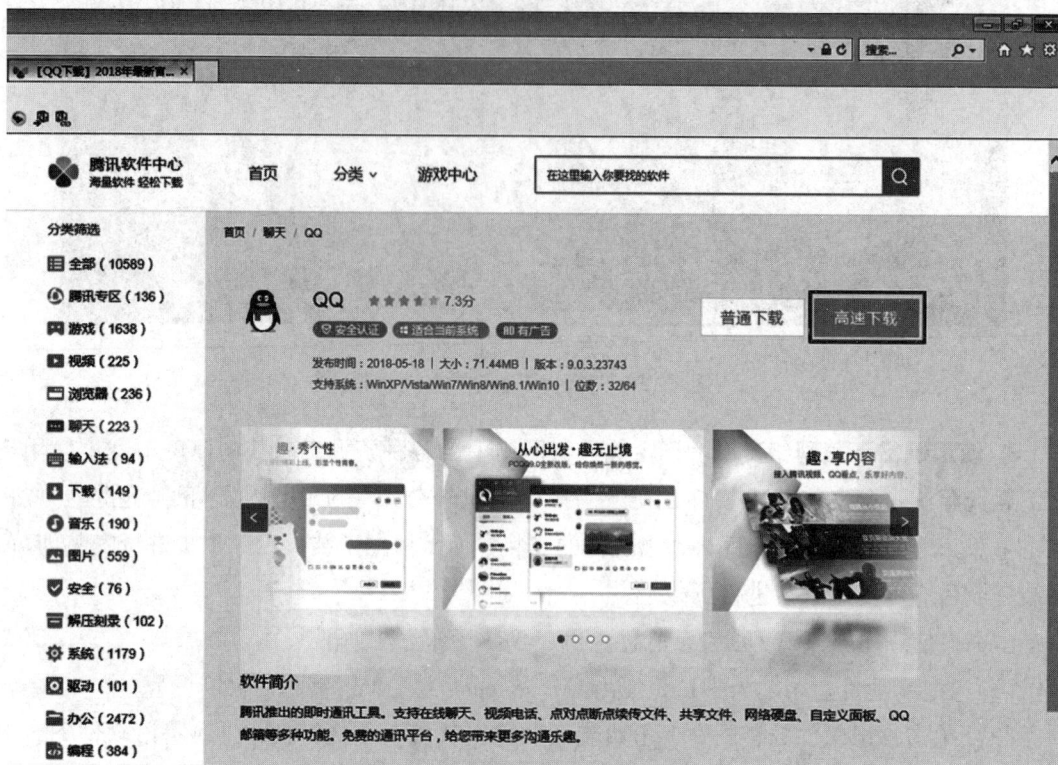

图4－23　选择迅雷下载方式

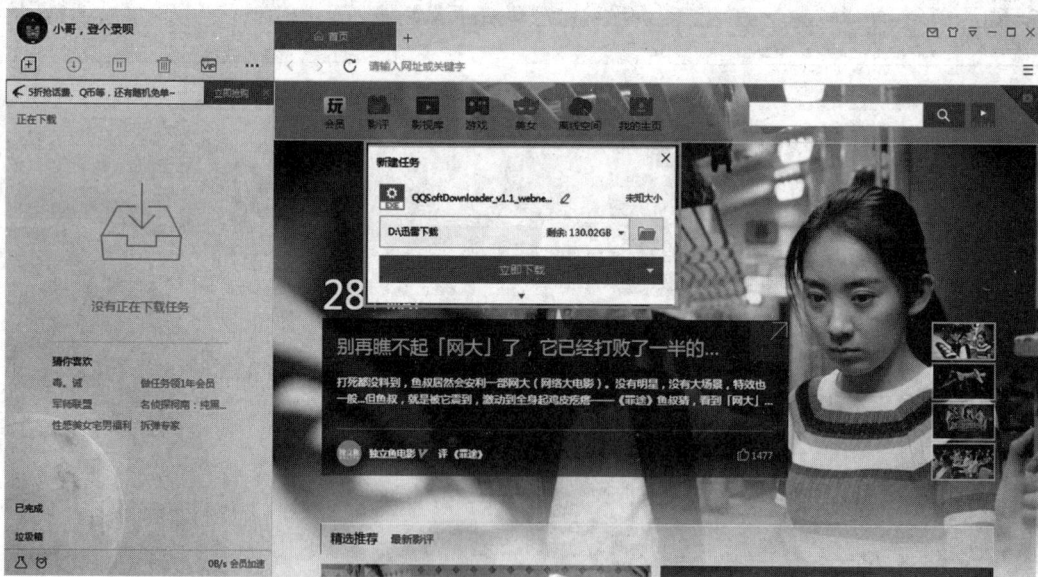

图4－24　"新建任务"对话框

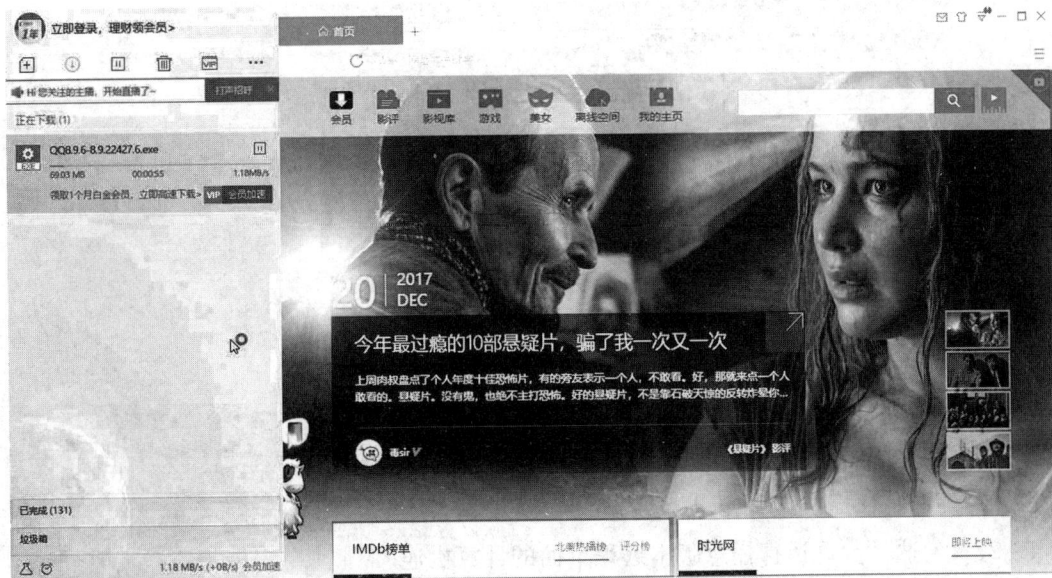

图 4 – 25　迅雷下载界面

（四）使用 FTP 传输文件

1. FTP 概述　FTP 是用于传输文件的一种通信协议，用于文件传输以实现文件共享。FTP 可以实现从服务器中把文件传送到本地计算机（称为"客户机"）或者把客户机上的信息传送到服务器。

下面介绍几个术语。

（1）上传　从客户机上把资源传送到服务器上的过程。

（2）下载　从服务器上把资源传送到客户机上的过程。

（3）权限　使用者取得的对计算机进行何种操作（只读、读写、完全）的权力。

（4）匿名 FTP　访问 FTP 服务器上的内容，不但要知道对方的地址，还要得到对方的授权。但是 Internet 上有一些允许自由访问的 FTP 服务器，登录这些 FTP 服务器时，可以使用 anonymous 作为账号，用登陆者的电子邮件地址作为密码，获得匿名 FTP 服务器的资料。

2. FTP 服务器的创建和登录（码 42 – 1）　FTP 服务器的 Internet 地址（URL）的标准地址格式为：ftp：//IP 地址/down/源文件.rar，例如北京大学的一个匿名 FTP 服务器地址为 ftp：//ftp.pku.edu.cn/，在 IE 的地址栏中输入上述地址按 Enter 键即可进入此 FTP 站点。

> **考点提示**
> 注意 FTP 服务器的 URL 的标准格式与 Web 页的 URL 的标准格式的区别。

以下简要介绍在 Windows 7 系统中创建 FTP 服务器并完成资源的上传和下载的步骤。

（1）设置无操作时不睡眠　打开"控制面板"对话框→单击"电源选项"→"更改计算机睡眠时间"，在"更改计算机睡眠时间"对话框中设置"使计算机进入睡眠状态"的模式为"从不"，如图 4 – 26 所示。

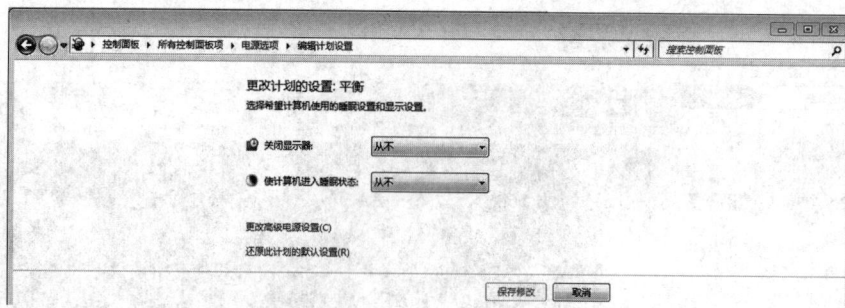

图 4-26 "更改计算机睡眠时间"对话框

（2）开启远程桌面 选中"计算机"图标后，单击鼠标右键，在弹出的快捷菜单中单击"属性"命令，单击"远程设置"快捷链接弹出"系统属性"对话框，如图 4-27，勾选"允许运行任意版本远程桌面的计算机连接"。

（3）关闭 Windows 防火墙 打开"控制面板"对话框→单击"Windows 防火墙"图标，弹出"Windows 防火墙设置"对话框，如图 4-28。单击"打开或关闭 Windows 防火墙"快捷链接，在弹出的"打开或关闭 Windows 防火墙"对话框中关闭 Windows 防火墙。

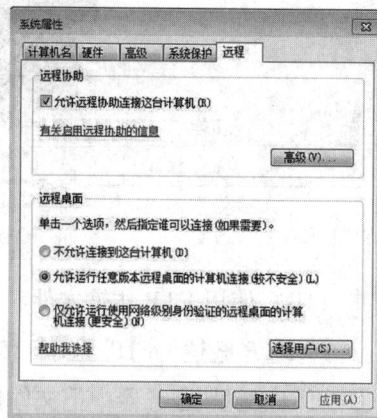

图 4-27 "系统属性"对话框

（4）设置账号和密码 选中"计算机"图标后，单击鼠标右键，在弹出的快捷菜单中单击"管理"命令→"本地用户和组"→选中"用户"后，单击鼠标右键，在弹出的快捷菜单中单击"新用户"命令，在弹出的"新用户"对话框中设置用户名和密码，勾选"使用者不能更改密码""密码永不过期"，如图 4-29 所示。

（5）在本地磁盘中建立一个用于 FTP 上传和下载的文件夹（本例中为"FTP _ YYJSJYY"）。

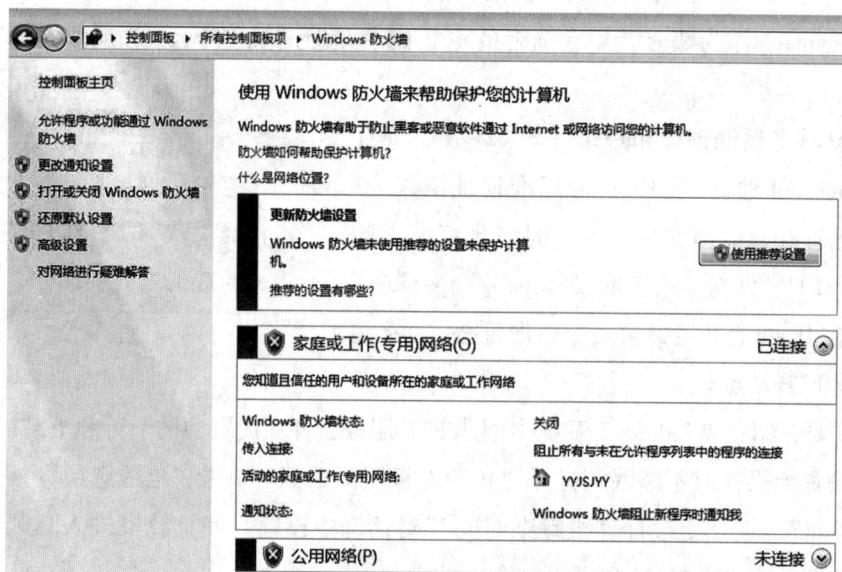

图 4-28 "Windows 防火墙设置"对话框

（6）打开"控制面板"对话框→单击"程序和功能"图标→"打开或关闭 Windows 功能"快捷链接，弹出"打开或关闭 Windows 功能"对话框，如图 4 – 30 所示。完成 FTP 服务器和 web 管理工具各子项目的勾选。

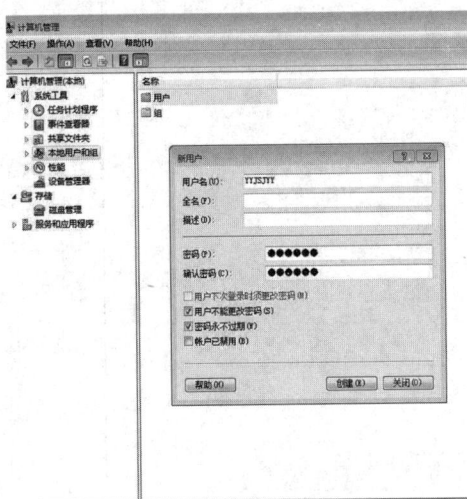

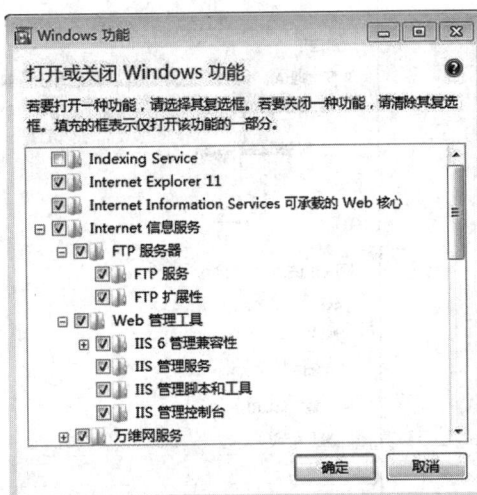

图 4 – 29　"新用户"对话框　　　　　图 4 – 30　"打开或关闭 Windows 功能"对话框

（7）选中"计算机"图标后，单击鼠标右键，在弹出的快捷菜单中单击"管理"→"展开服务和应用程序"→"Internet 信息服务"→选中本地计算机图标后单击右键，在弹出的快捷菜单中单击"添加 FTP 站点"，弹出"添加 FTP 站点"对话框，如图 4 – 31 所示，在"添加 FTP 站点"对话框中设置站点名称和物理路径。然后单击"下一步"按钮，在"IP 地址（A）"输入框中选择本机地址（本例中为 ftp：//192.168.1.102），其他选项设置情况如图 4 – 32 所示。继续单击"下一步"按钮，弹出身份验证和授权信息的设置界面，如图 4 – 33 所示，身份验证可以在基本和匿名中选择，授权里的允许访问选所有使用者或指定使用者（需事先新建使用者和密码），权限选读取和写入，点击"完成"按钮完成 FTP 服务器的创建。

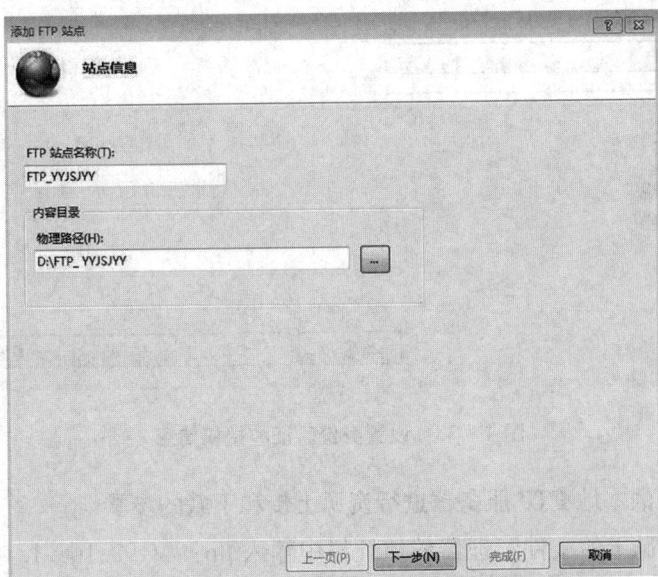

图 4 – 31　"添加 FTP 站点"对话框

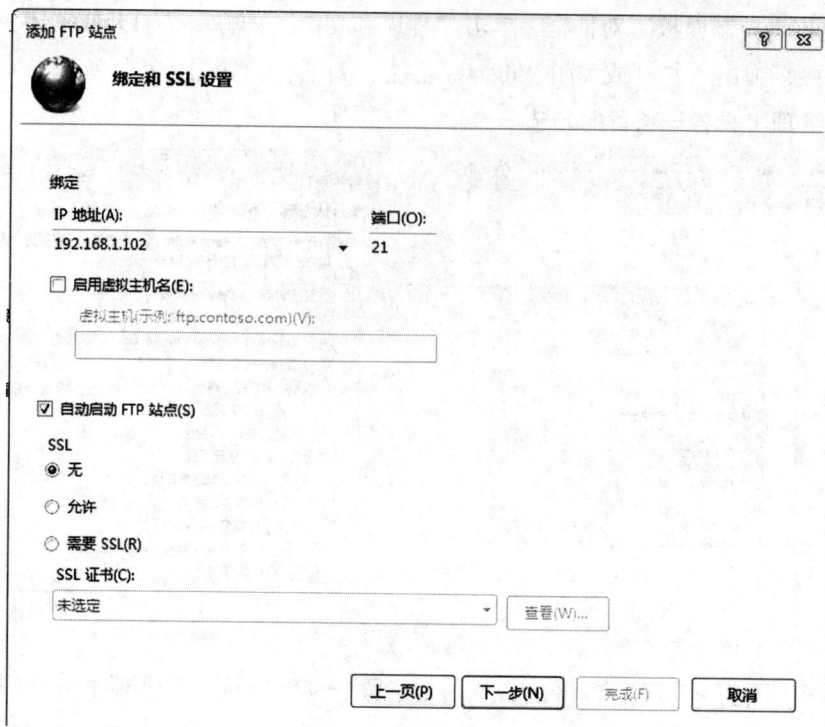

图 4-32　绑定 IP 地址

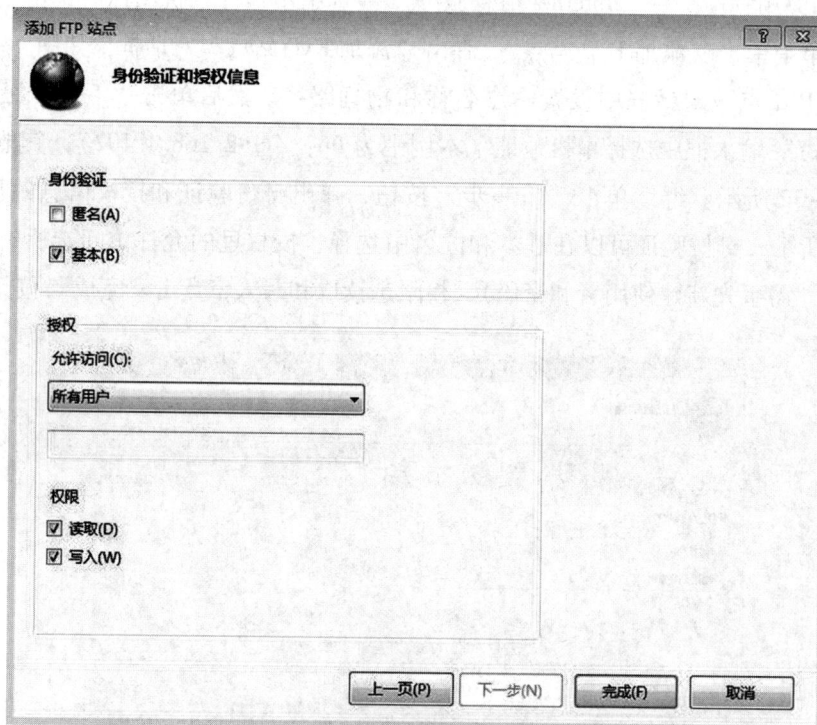

图 4-33　设置身份验证和授权信息

3. 使用设置好的本地 FTP 服务器进行资源上传和下载的步骤

（1）在其他电脑上的文件管理器的地址栏中输入 ftp：//192.168.1.102 即可登录已经设置完成的 FTP 服务器，如图 4-34 所示。

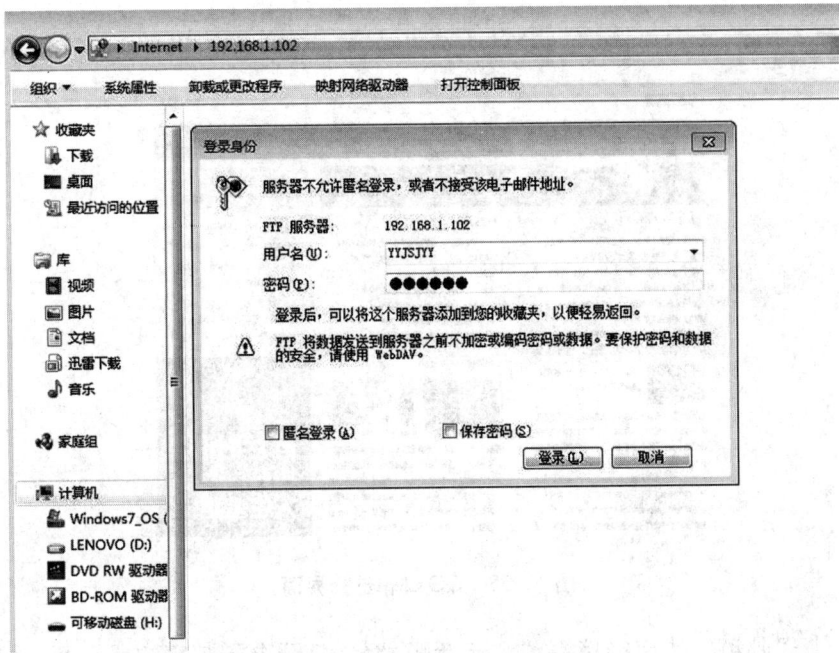

图 4-34 FTP 服务器的登录界面

（2）把需要上传的本地文件或文件夹复制，然后粘贴到 FTP 服务器中即可完成资源的上传。同理，把 FTP 服务器里面的资源复制，然后粘贴到本地计算机磁盘中，即可完成资源的下载。

（五）电子邮件的使用

1. 电子邮件概述 电子邮件（electronic mail），简称 E-mail，是用电子手段传送信件、单据、资料等信息的通信方法。通过电子邮件系统，可以快速地与世界上任何角落的计算机联系。

电子邮件具有以下特点。

（1）发送速度快 快则几秒钟慢则几小时，即可到达对方。

（2）信息多样化 可用于传递文件、图形、图像和语音等多种信息。

（3）使用方便 在本地电脑上安装电子邮件客户端软件，即可以收发邮件。

2. 邮箱地址 发送电子邮件的前提是必须知道收件人的邮箱地址，Internet 中的每个电子邮箱都有一个唯一的邮箱地址。邮箱地址的格式是：user@mail-server-name，user 是收件人的账号，由英文字母、0~9 的数字或下划线组成，打头必须是英文字母；mail-server-name 是收件人的电子邮件服务器名，它可以是域名或用十进制数字表示 IP 地址。

> **考点提示**
>
> 正确的电子邮箱地址是顺利发送的前提，注意电子邮件的标准格式。

3. 电子邮箱的申请 现以在 http://www.qq.com 网站上申请免费邮箱为例，介绍申请电子邮箱的步骤。

（1）在浏览器地址栏中输入 http://www.qq.com，按 Enter 键打开腾讯官网。在网站的最上方提供了"邮箱"快捷链接，如图 4-35 所示。

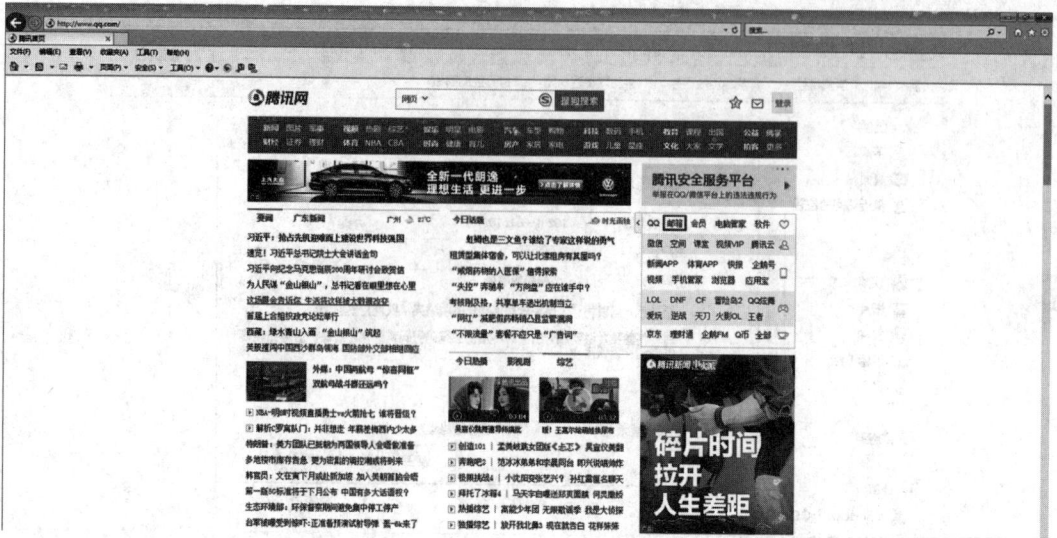

图 4-35 QQ 邮箱选择界面

（2）单击"邮箱"快捷链接→"注册新账号"，打开电子邮箱注册页面，如图 4-36 所示。在网页中按照注意事项仔细填写各项内容。

（3）单击"立即注册"按钮，完成电子邮箱的注册。

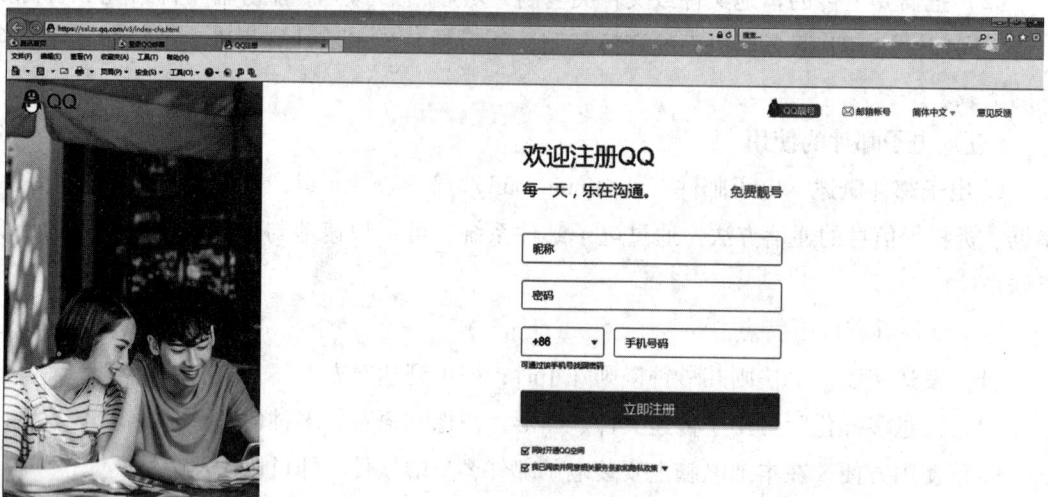

图 4-36 电子邮箱注册页面

4. 使用 Microsoft Outlook 2010 收发电子邮件 Microsoft Outlook 2010 是 Office 2010 套件的组成部分，用于在客户端收发电子邮件、通信与日常管理工作。

（1）启动 Outlook 2010 单击"开始"菜单→"所有程序"→"Microsoft Office"→"Microsoft Outlook 2010"，启动 Outlook 2010。

（2）设置账户 首次启动 Microsoft Outlook 2010，会弹出"配置账户向导"对话框，如图 4-37 所示。单击"下一步"按钮，弹出"连接电子邮件账户提示"对话框，如图 4-38 所示。单击"是"→"下一步"，进入"账户设置"对话框，如图 4-39，共有 3 种方式："电子邮件账户""短信（SMS）"和"手动配置服务器设置或其他服务类型"。以"手动配置服务器设置或其他服务类型"的方法介绍账户的设置：选择"Internet 电子邮件"服务类型，然后单击"下一步"按钮，进入"Internet 电子邮件设置"对话框，如图 4-40。依次在"您的姓名""电子邮件地址""服务器信息"和"登录信息"文本框中输入相应内容，然后单击"测试账户设置"按钮，弹出"测试账户设置"对话框，弹出测试成功的信息即表示连接成功，如图 4-41。单击"完成"按钮，进入 Outlook 主界面，如图 4-42 所示。

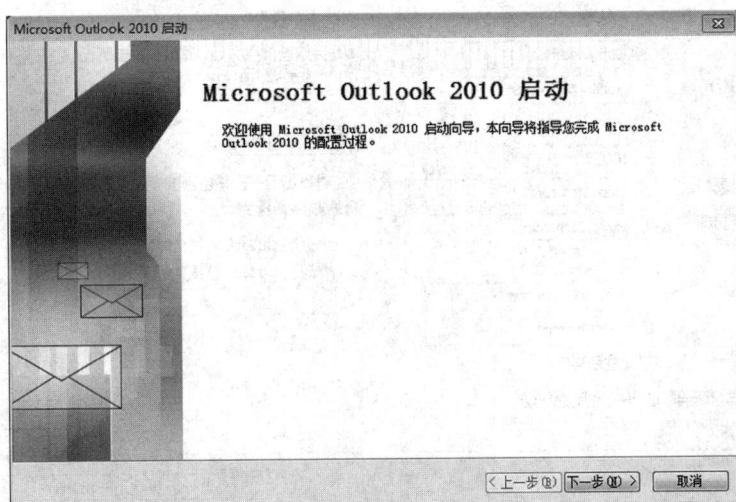

图 4-37 "配置账户向导"对话框

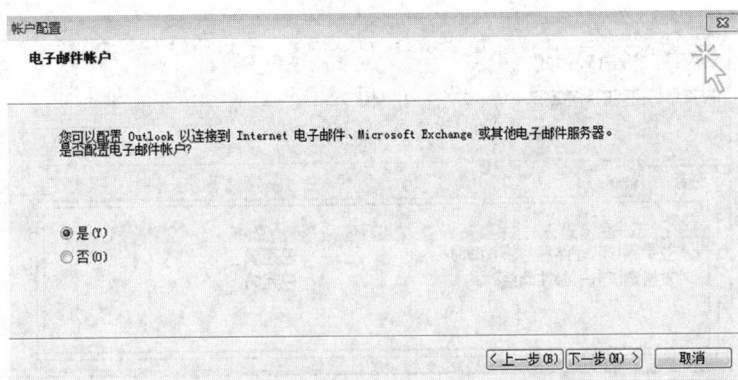

图 4-38 "连接电子邮件账户提示"对话框

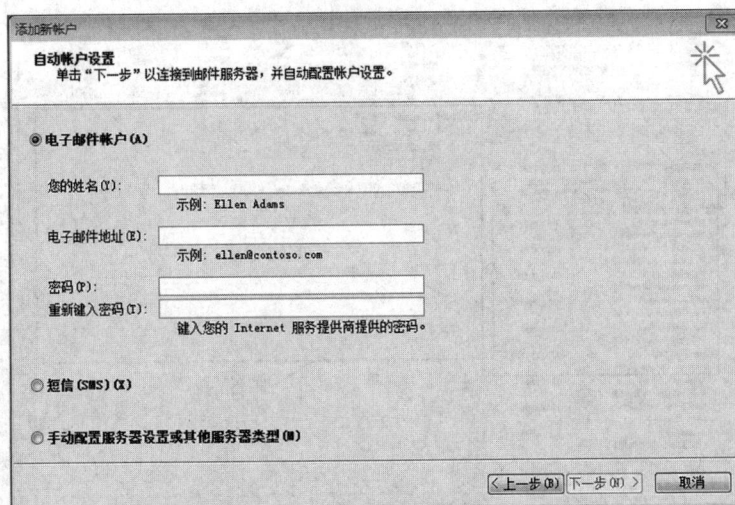

图 4-39 "账户设置"对话框

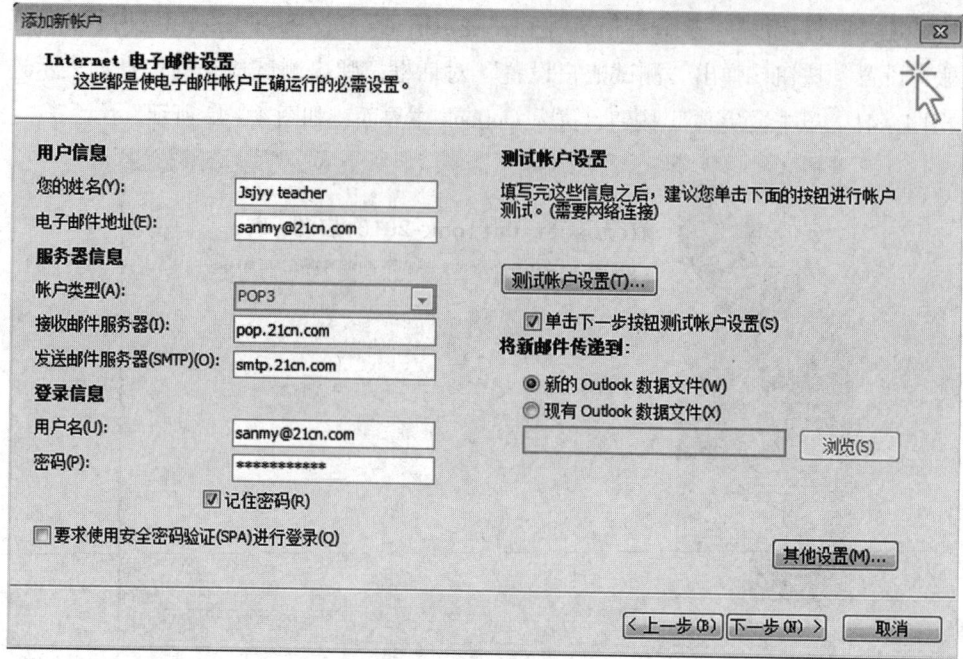

图 4 -40 "Internet 电子邮件设置" 对话框

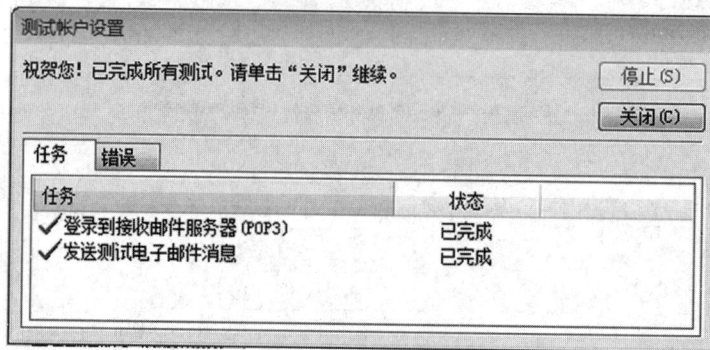

图 4 -41 "测试账户设置" 对话框

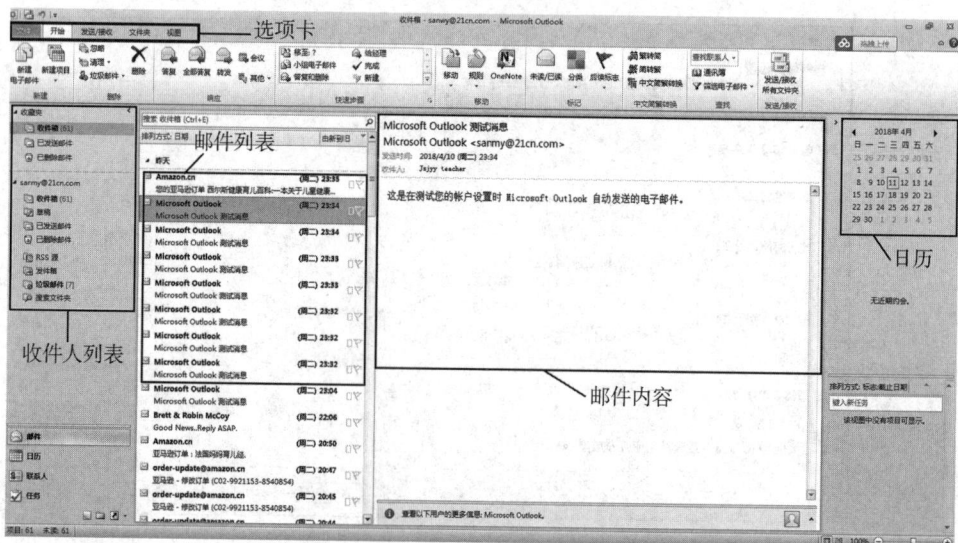

图 4 -42 Outlook 2010 主界面

（3）查收邮件　在"收件人列表"处单击"收件箱"按钮，在右侧的"邮件列表"处会按照时间的先后顺序列出收到的邮件，单击想要查看的邮件，在右侧会显示出该邮件的内容。

（4）编辑发送邮件　单击"开始"→"新建电子邮件"，弹出编辑新邮件的界面，如图 4 - 43 所示。在编辑新邮件的界面中填写邮件信息，然后单击"发送"按钮完成邮件的发送。编辑新邮件界面的菜单选项的基本功能如表 4 - 3 所示。

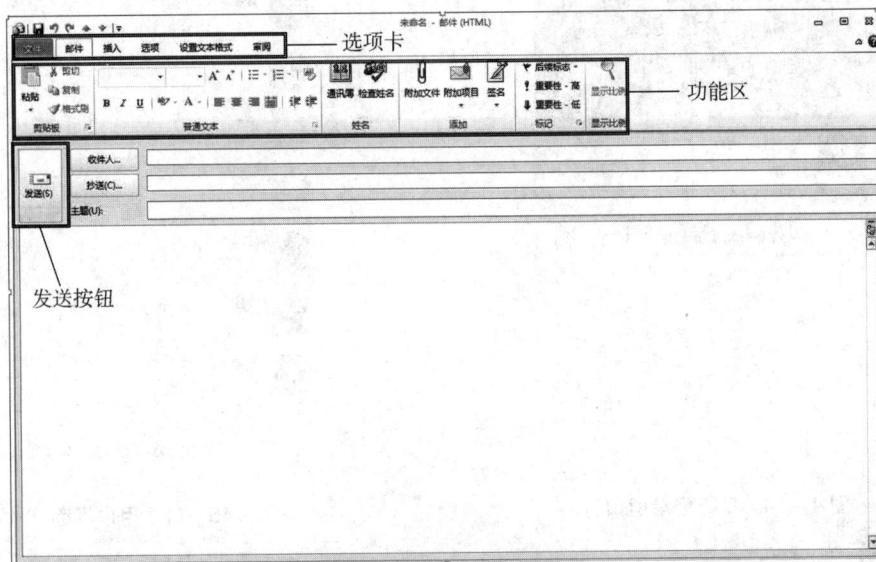

图 4 - 43　编辑新邮件的界面

表 4 - 3　编辑新邮件界面的菜单选项的基本功能

选项	功能
文件	设置邮件的基本信息，如设置邮件权限、保存位置
邮件	邮件编辑的基本页面，编写收件人、邮件内容
插入	在邮件内插入所需的图片、表格及其他附件
选项	设置邮件的页面、发送回执等进行
设置文本格式	设置邮件的内容格式进行
审阅	审阅邮件内容的字数、拼写

（六）即时通讯软件 QQ 的使用

1. QQ 软件概述　QQ 软件是腾讯公司开发的基于 Internet 的网络即时通讯软件，可以使用 QQ 和好友进行交流、即时发送和接收信息、语音视频面对面聊天、传输文件和共享文件。

2. 登录 QQ　登录 QQ 的基本步骤如下。

（1）双击 QQ 图标，弹出 QQ 登录窗口，如图 4 - 44 所示。

（2）在 QQ 号码下拉列表框中输入 QQ 号，然后在 QQ 密码文本框中输入登录密码。

（3）单击"登录"按钮，即可进入 QQ 用户界面，如图 4 - 45 所示。

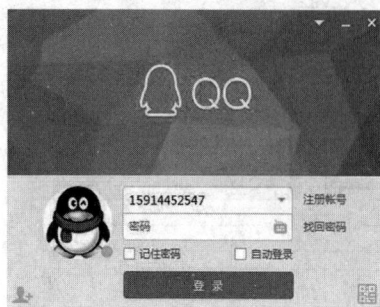

图 4-44 QQ 登录窗口

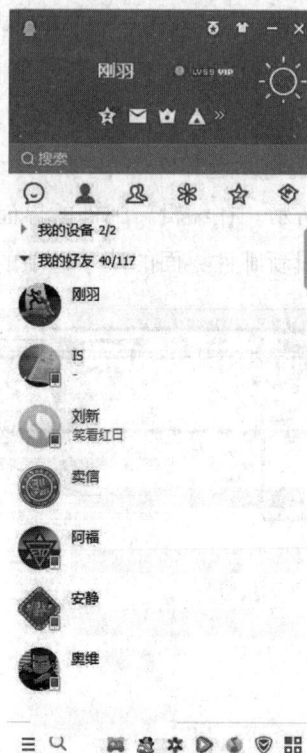

图 4-45 QQ 用户界面

3. 使用 QQ 软件收发信息 发送消息是 QQ 最常用的功能，发送消息的基本步骤如下。

（1）双击 QQ 用户界面的好友头像，弹出聊天窗口界面，如图 4-46 所示。

（2）把信息输入到文字框中，输入的文字也可以从其他地方复制粘贴过来。

（3）单击"发送"按钮，即可将信息发送给对方。

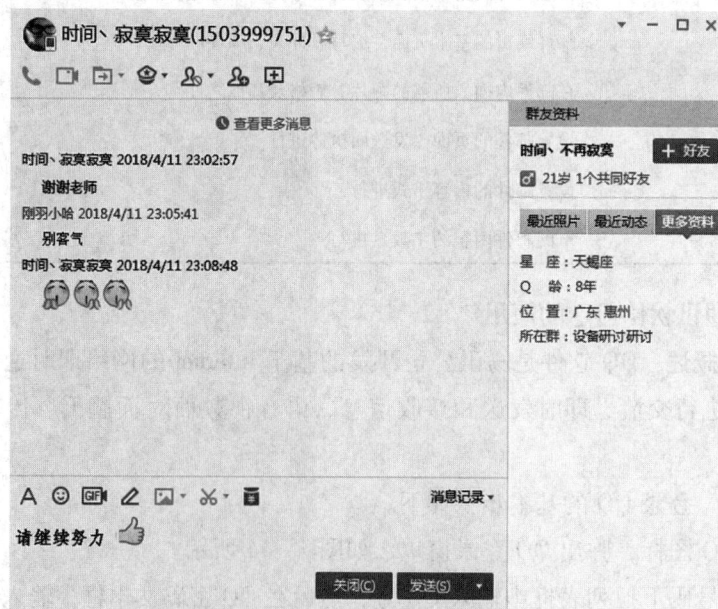

图 4-46 聊天窗口界面

4. 传送文件　QQ 软件的传送文件功能，有在线传送和离线传送两种方式。传送文件的基本步骤如下。

（1）在聊天界面窗口中单击"传送文件"按钮，弹出下拉列表，如图 4 – 47 所示。

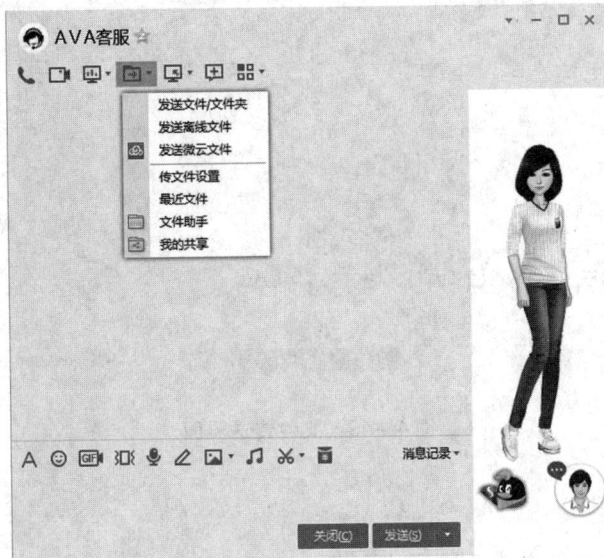

图 4 – 47　"传送文件"按钮的下拉列表

（2）在下拉列表中单击"发送文件/文件夹"，弹出"选择文件/文件夹"对话框，如图 4 – 48 所示。

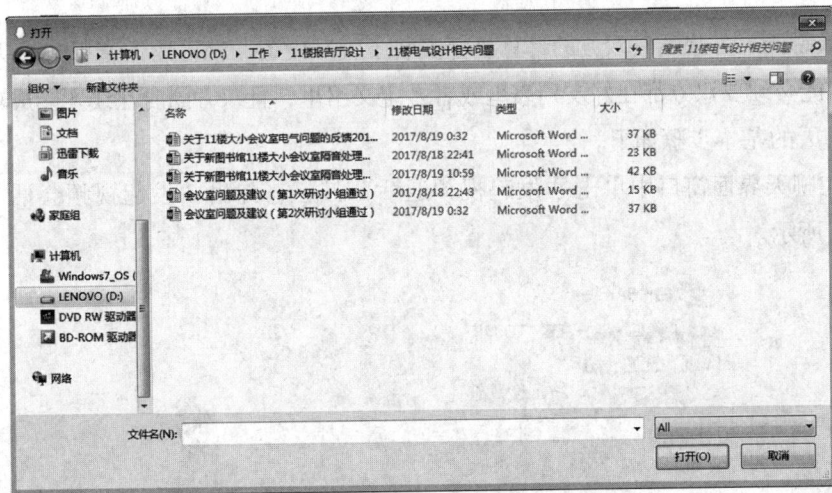

图 4 – 48　"选择文件/文件夹"对话框

（3）在"选择文件/文件夹"对话框中选择要传送的文件，然后单击"发送"按钮，对方收到消息后会自动弹出收发消息窗口，并自动切换到聊天模式；如果单击"转离线发送"，则先把文件缓存至服务器，方便对方后续离线下载。

（4）文件的接收方可以单击"另存为"按钮，弹出"另存为"对话框。在"另存为"对话框中选择文件的保存位置，然后单击"保存"按钮，则开始传送文件，如图 4 – 49 所示。

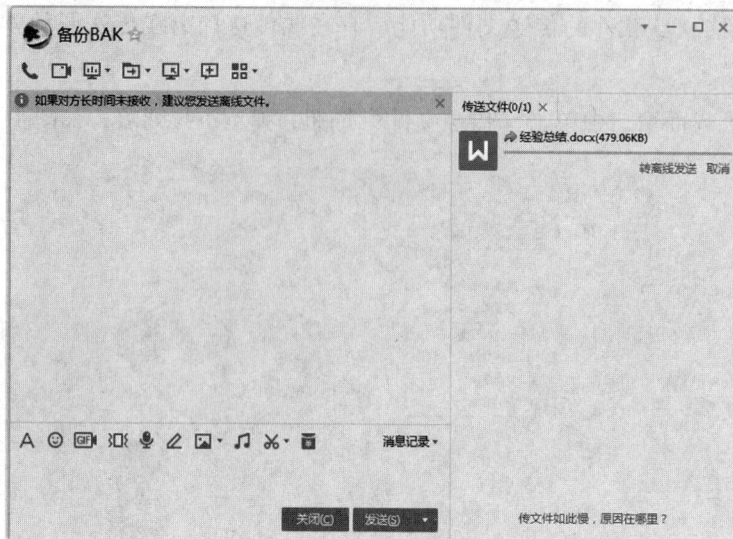

图 4-49　文件传送界面

知识拓展

　　对方传过来的离线文件没有及时接收，是不是就无法下载了呢？尽管放心，一周内的离线文件，可以通过文件助手找到。通过单击图 4-47 所示的发送文件工具按钮，选择"文件助手"，然后单击"离线文件"按钮，就可以看到所有的离线文件，单击"下载"按钮把文件存储到本地计算机上。

　　5. 视频聊天　如果通信双方的计算机都安装了视频设备，就可以语音视频聊天。语音视频聊天的功能必须要双方都在好友列表里或者是定义组里，且双方同时在线才能成功连线。

　　视频聊天的基本步骤如下。

　　（1）在聊天界面窗口中单击"发起视频通话"按钮，弹出"发起视频会话"对话框，如图 4-50 所示。

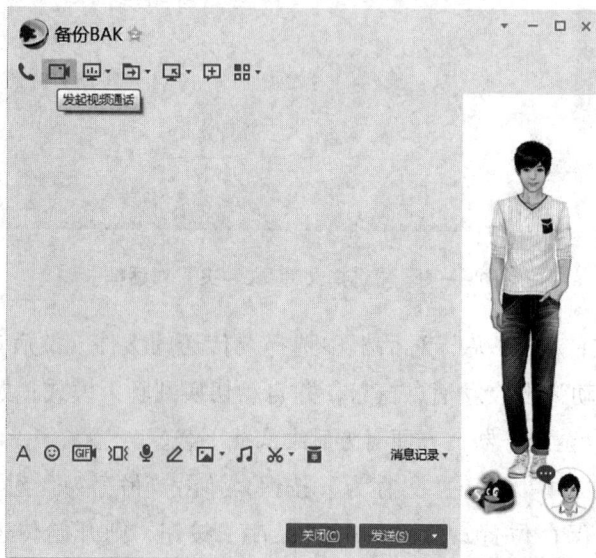

图 4-50　"发起视频会话"对话框

（2）对方收到消息后会弹出请求视频聊天的信息窗口，点击"接受邀请"即连通视频。

（3）在进行视频聊天时，可以使用耳麦和音箱等 I/O 设备进行语音聊天。

6. 远程协助 如果需要对方远程控制自己的电脑或者是控制对方的电脑，可以利用 QQ 软件的远程协助功能。打开远程协助功能的基本步骤如下。

（1）打开需要远程协助的好友的聊天界面窗口。

（2）如需控制对方电脑，则单击"远程桌面"→"请求控制对方电脑"，如图 4-51 所示。如需对方控制自己的电脑，则单击"远程桌面"→"邀请对方远程协助"，如图 4-52 所示。

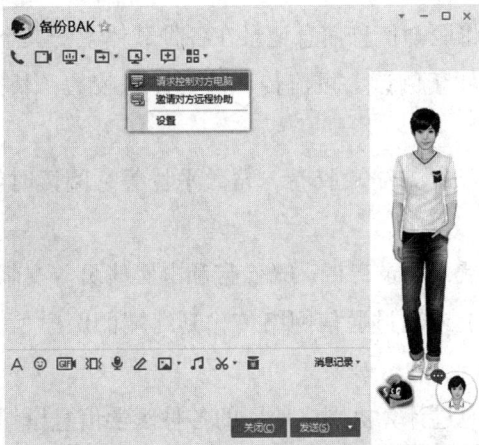

图 4-51 请求控制对方操作图　　　　图 4-52 邀请对方远程协助操作图

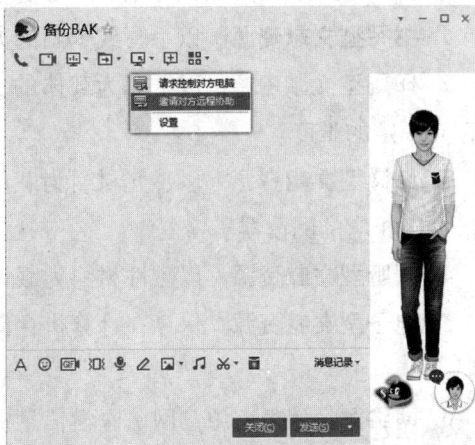

（3）远程协助操作完成后，单击"挂断"按钮即可切断远程连接。

四、任务总结

Internet 概述主要包括通过有线网络或者无线网络接入 Internet、以 TCP/IP 为代表的 Internet 协议以及利用浏览器畅游网络、通过搜索引擎实现信息的搜索、使用不同的方式下载网络资源、配置 FTP 服务器并实现资源的上传和下载、使用 Outlook 收发电子邮件和通讯软件 QQ 的使用等 Internet 应用技术。通过对计算机网络相关应用技术的学习，不仅掌握了网络接入、浏览器使用、FTP 传输、电子邮件的收发和 QQ 的应用等 Internet 应用技术的能力，也熟悉了主要的网络协议及其功能，对临床工作人员的工作和学习有重要帮助。

任务三　网络资源的使用和医学信息检索

随着网络技术跨越式发展，传统期刊文献类型已经远远不能满足临床工作者对医学信息资源类型的需求，网络资源的使用和医学信息的检索方面的需求更加迫切。医学信息资源为临床工作提供了更好的条件和保障，但是对网络资源的使用技巧和医学信息的检索能力也提出了更高的目标和要求，不仅要求临床工作者熟悉医学信息资源的网站，还要求临床工作者合理使用合适的检索技能获得所需要的医学信息，以便更好地服务于自己的学习和工作。

一、医学信息资源的了解

（一）医学信息资源定义

经过组织、加工，可以存取并能够满足相关需求的各种医学信息的集合，称为医学信息资源。医学信息资源首先是与医学信息相关的，其次是经过组织、加工、可存取的信息集合。医学信息资源包括多种载体形式，如印刷型、缩微型、视听型及网络信息等。可以这么理解，医学信息资源就是可以开发并使用的各类医学信息的集合。

（二）医学信息资源的类型

医学信息资源按载体形式划分，可分为6类资源。

1. 书写型文献资源 以手写或刻画的方式，将医学信息信息记录在各种载体上的文献。

2. 印刷型文献资源 以纸张为载体的文献，便于阅读，可流传，但是体积较大，长久保存有一定的难度。

3. 缩微型文献资源 以感光材料为载体的文献，如缩微胶卷、缩微平片等，阅读时需要借助于相应的阅读器。

4. 视听型文献资源 以磁性材料为载体的文献，如录音带、录像带和电影拷贝等文献。

5. 电子型文献资源 保存在计算机存储介质上或通过通信网络传输到终端的医学信息资源。

6. 网络医学信息资源 网络医学信息资源是通过计算机网络使用的各种医学信息资源，包括以下三种信息资源。

（1）非正式出版的信息资源 如医学相关的电子邮件、电子会议、专题讨论等。

（2）半正式出版的信息资源 如医学相关的学术团体、企事业部门简介及其产品介绍。

（3）正式出版的信息资源 如医学相关的网络数据库、电子图书、电子期刊等。

（三）医学信息资源的特点

（1）数量增长速度较快，总量在学科中排名首位。医学文献是整个科技文献的重要组成部分，也是整个科技文献增速最快的一类文献，它目前在科技文献量的比例大致是1/5，总量在学科中排名首位。

（2）医学信息资源类型较多，多种文献并存。除印刷型外，医学信息资源还以缩微型、视听型、电子型文献同时并存，尤其是通过计算机网络使用的网络医学信息资源发展更是迅速。

（3）学科交叉发展，新的学科不断涌现。现代科学发展的趋势之一就是学科之间不断的交叉发展，进而形成新的学科，如医学信息学的产生就是医学科学与信息科学交叉发展的成果。

（4）资源更新周期缩短，信息更新速度加快。医学信息更新速度由过去的50年左右缩短到现在的5年甚至更短，资源更新周期的缩短，要求临床工作者要不断补充医学知识和医学信息。

（四）国内主要的医学专业网站资源

中文的开放医学专业网站的发展时间较短，但发展速度较快，收录的论文也日益丰富。下面简要介绍国内较有代表性的医学专业网站。

1. 中国科技论文在线（http：//www. paper. edu. cn/） 中国科技论文在线是经教育

部批准，由教育部科技发展中心主办，旨在使包括医务工作者等研究人员的科研成果快速、高效地转化为现实生产力而创建的科技论文网站。中国科技论文在线免去传统的评审、修改、编辑、印刷等程序，给科研人员提供一个方便、快捷的交流平台，提供了及时发表成果和新观点的有效渠道，进而促使各学科的创新成果得到及时交流。

2. 中国医药网（http：//www. pharmnet. com. cn/） 中国医药网是医药专业信息网站，开设医药招商、医药资讯、产品大全、企业大全、产品供求、技术项目、软件书籍、医药论文和医药论坛等栏目。其中医药论文栏目用于发布有关医药的调查研究、学术论文，以及相关的外文翻译，旨在为从事医药行业的人员提供发布调研成果和学术思想的平台，增进相关研究人员的学术交流。

3. 丁香园（http：//www. dxy. cn/） 丁香园网站重点关注医药及生命科学领域的因特网实践，是目前我国行业规模最大，并极具影响力的社会化媒体平台。丁香园提供了多种形式的交流平台和工具，帮助从事医药行业的人员提高工作效率，并提供精准数字化的营销等服务。

4. 37 度医学网（http：//www. 37med. com/） 37 度医学网是由黄石理工学院医学院主办的大型医学、医疗、健康综合性网站，为临床工作人员提供了各类国内外的医学信息。主要有医学资讯、医学参考、资源下载、医学视频和医学论坛等栏目。

5. 中华医学会（http：//www. cmA. org. cn/） 中华医学会是中国医学科学技术工作者自愿组成并依法登记成立的学术性、公益性、非营利性法人社团。网站设有业务中心、学术活动、继续教育、科技评审和对外交流与合作等栏目。

（五）国外主要的医学信息网站资源

1. 美国国立卫生研究院网站（http：//www. nih. gov/） 美国国立卫生研究院（NIH）成立于 1887 年，是世界最大的医学研究机构之一。NIH 共拥有 27 个研究所及研究中心，旨在探索生命本质和行为学方面的基础知识，并充分运用这些知识预防、诊断和治疗各种疾病和残障。美国国立卫生研究院网站的主要有 Health Information、Grants & Funding、News & Events、Research & Training、Institutes at NIH 等栏目。

2. 世界卫生组织（http：//www. who. int/zh/） 世界卫生组织（WHO）是联合国下属的一个机构，是国际上最大的政府间卫生组织。WHO 负责对全球卫生事务制定规范和标准，向各国提供技术支持。WHO 主页上有健康主题、数据和统计数字、媒体中心、出版物、国家、规划和项目等栏目。

3. 世界医学会（http：//www. wmA. net/） 世界医学会（WMA）是一个代表医生的国际性组织，WMA 为每个成员协会之间自由交流提供论坛，在医学道德行为和职业技能的标准上达成一致，并促进全世界医生之间自由的交流。WMA 主页上有 What we do、Publica-tions、Media、Events、Education 等栏目。

二、医学信息的检索

医学信息检索，就是从医学信息的集合中识别和获取所需信息而采取的一系列方法和策略的过程。广义的医学信息检索包括医学信息的检索和医学信息的存储，狭义的医学信息检索是从相关的医学信息中获取所需信息的过程，即医学信息查询。

（一）医学信息检索方法

检索方法是为了查找到所需的医学信息资源所采用的策略和手段，基本方法有以下三种。

1. 常用法　常用法是直接通过资源检索工具查找相关医学资源的方法，常用法根据时间的顺序可分为顺查法、倒查法和抽查法。

（1）顺查法　以搜索资源的开始年份为起点，按时间顺序由远及近搜索，直到查找到所需资源。顺查法的优点是全面、精确、正确率高，缺点是查找时间较长。

（2）倒查法　从离查找操作最近的时间开始向前查找。此方法常用于查找近期的医学资源，以便查找到最新的相关医学信息资源，是临床工作人员常用的方法。倒查法的优点是检索速度较快，缺点是精确度差、不够全面。

（3）抽查法　针对某个时间段的医学信息资源，按年份逐年进行搜索。抽查法的优点是节省时间且效率较高，缺点是要求临床工作人员对所需查找的资源有一定的了解。

2. 追溯法　追溯法是利用已经查到的医学信息相关的参考文献，由近及远进行检索的方法。追溯法的优点是直观、便捷和高效，缺点是精确度不高。

3. 浏览法　浏览法是通过对医学信息资源的目录内容进行浏览的方法。医学信息资源的目录内容通常可以作为进一步搜索的依据。

> **考点提示**
> 合理选择检索方法才能得到比较满意的结果，注意各种方法的特点。

（二）医学信息检索的步骤

医学信息检索应当遵循以下步骤：分析信息，确定主题→选择合适的信息数据库→选择检索渠道→选定检索关键词→确定检索表达式→实践检索→查看检索结果→（调整检索策略→重新实践检索）→分析检索结果并保存。

1. 分析信息，确定主题　医学信息分析的内容需要考虑信息的范围是什么、都有哪些主题、哪些对于信息是主要的、哪些是不重要的等信息。

2. 选择合适的信息数据库　选择合适的数据库的前提是了解各种数据库的资源特点，此外，还要考虑各类数据库的学科范围、资源类型、收录的期刊文种以及数据库的费用等方面。例如，如果检索国内临床医学文献，可以优先选择中国知网。

3. 选择检索渠道　各个数据库的检索途径均有不同，但是会有很多共同之处。例如中国医院知识总库（CHKD）、万方医学网等都有分类检索途径；SCI、CHKD、万方医学网等都有引文检索途径。

4. 选定检索的关键词　确定检索关键词是重要一环，关键词的选定是否合适，会直接影响查询结果。从选择检索渠道之后的检索实践，其中的每一步都要考虑是否调整检索关键词。

5. 确定检索表达式　检索表达式是通过各种运算符把选定的关键词组合成满足检索需求的检索表达式，检索表达式的正确与否直接决定检索结果的准确性。

6. 调整检索策略　采用正确的检索表达式进行检索，并根据对检索到的结果的判断，不断根据实际需求进行修改、调整检索策略，直至检索到符合需求的结果。

（三）医学专业搜索引擎

虽然通用的搜索引擎功能非常强大，但无法满足医务工作者的特殊资源需求，这就需要搜集信息资源专业性更强、更有效的医学专业搜索引擎。下面介绍几种常用的医学专业搜索引擎。

1. 39 健康网（http：//www. 39. net/）　39 健康网涵盖了内科、儿科、中医科、保健养生、皮肤性病科、心理健康等大众最关注的医学信息资源，主要有健康速递、就医指南、各科疾病库、健康博客、疾病健康等医学信息栏目。39 健康网的搜索引擎可提供综合、疾病、药品、医院、医生等 5 种信息资源的选择。点击 39 健康网首页的"搜索"按钮，即进入 39 健康搜索页面，如图 4 - 53。

2. 医学导航（http：//www. meddir. cn/）　医学导航网站的内容分为七大主题，包括大众健康、医学学术、求学求职、组织机构、资源分类、生活医疗和医学期刊。根据临床医务工作者对信息的需求，每个主题下又设置了若干小类，每个类目下精心编排众多专业的、实用的医学网址。医学导航网的主页还设有"网址推荐"和"医学实用网址"，其下列有热门网址链接，如图 4 - 54。

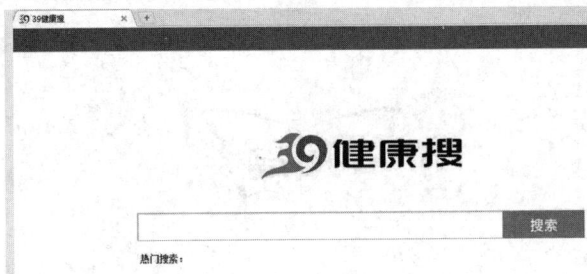

图 4 - 53　39 健康网的搜索页面

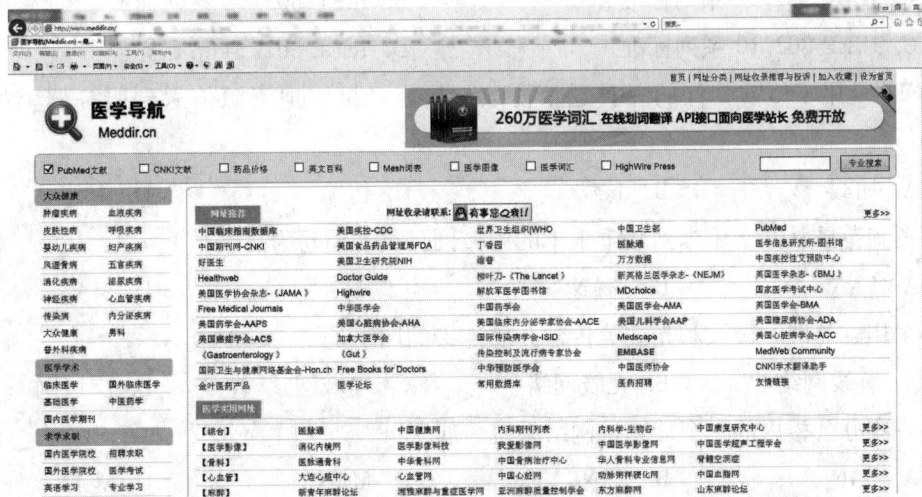

图 4 - 54　医学导航搜索界面

3. Medscape（http：//www. medscape. com/）　Medscape 于 1995 年 6 月正式上线，可检索图像、声频、视频资料，是 Web 上最大的免费提供临床医学全文文献和继续医学教育资源的网站。Medscape 可浏览每日医学新闻，免费获取继续医学教育资源的各种资源。网站覆盖临床与预防等 37 个学科与主题，有 News & Perspective、Drugs & Diseases 和 CME & Education 三个栏目。

4. Health On the Net Foundation（http：//www. hon. ch/）　Health On the Net Foundation（健康在线基金会）简称 HON，是一个非营利性质的医学信息门户网站。该网站致力于提高网络医学健康信息质量，方便医学工作人员快速检索最新的相关医学研究成果。网站提供了"普通病人"和"医护人员"两种登录身份，两者功能方面略有不同。"普通病人"页面设有 HONcode 网站、医学网站（MedHunt 搜索引擎）、HONselect、新闻、医学会议、医学图像等 6 个搜索频道；"医护人员"页面设有 HONcode 网站、HONselect、新闻、医学会议、MEDLINE、Trials、Acronyms 等 7 个搜索频道。

三、任务总结

网络资源的使用和医学信息检索主要包括医学信息资源概念、医学信息资源的种类、医学信息资源的特点、国内外主要的医学专业网站资源、主要的医学信息检索方法以及利用医学专业搜索引擎进行医学信息检索等内容。通过对网络资源的使用和医学信息检索的学习，不仅了解了医学信息资源的发展情况和医学信息的检索方法，也具备了选用适合的搜索技巧和策略进行医学资源搜索的意识和能力，进而更好地推动临床医学信息的搜索和获取工作。

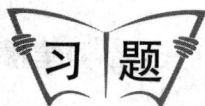

习 题

一、选择题

1. 无线网卡遵循的网络协议是（　　）。

    A. IEEE 802.11 系列标准　　　　　　　　B. IEEE 802.12 系列标准

    C. IEEE 802.10 系列标准　　　　　　　　D. IEEE 802.14 系列标准

2. FTP 是用于传输文件的一种通信协议，从客户机上把资源传送到服务器上的过程是（　　）。

    A. 加载　　　　　　B. 下载　　　　　　C. 传输　　　　　　D. 上传

3. 覆盖范围从几十千米到几千千米的广域网，英文缩写为（　　）。

    A. LAN　　　　　　B. WAN　　　　　　C. SAN　　　　　　D. MAN

4. 采用红外线、微波和光波等传输介质连接的网络是（　　）。

    A. 有线网络　　　　B. 无线网络　　　　C. 局域网　　　　　D. 广域网

5. 一座办公楼内的一个计算机网络系统，属于（　　）。

    A. PAN　　　　　　B. LAN　　　　　　C. MAN　　　　　　D. WAN

6. 计算机网络是计算机技术和（　　）相结合的产物。

    A. 网络技术　　　　B. 通信技术　　　　C. 人工智能技术　　D. 管理技术

7. 计算机网络中为进行数据交换而建立的规则、标准或约定的集合称为（　　）。

    A. 体系结构　　　　B. 协议要素　　　　C. 网络协议　　　　D. 功能规范

8. 管理资源并提供高稳定性、高可靠性和高安全性的网络应用服务的硬件设备是（　　）。

    A. 服务器　　　　　B. 工作站　　　　　C. 路由器　　　　　D. 交换机

9. 规定了从源地址到目的地址传送邮件的规则的网络协议是（　　）。

    A. 简单邮件传输协议　　　　　　　　　　B. 文件传输协议

    C. 超文本传输协议　　　　　　　　　　　D. 远程登录服务协议

10. D 类地址的第 1 个字节的前 4 位固定为（　　　）。

  A. 11110   B. 1110   C. 110   D. 10

11. A 类地址一般用于（　　　）规模的网络。

  A. 大   B. 超大   C. 小   D. 中等

12. IPv6 中 IP 地址的长度为（　　　）。

  A. 24   B. 32   C. 128   D. 64

13. 搜索语法中"not"表示的含义是（　　　）。

  A. 逻辑"与"   B. 逻辑"或"   C. 逻辑"非"   D. 单个字符

14. 对于安全的站点，地址栏的下拉按钮的右侧会显示（　　　）图标。

  A. 星型   B. 菱形   C. 锁形   D. 矩形

15. IE 的退出可以使用快捷键（　　　）。

  A. Alt + F1   B. Alt + F2   C. Alt + F4   D. Alt + F3

16. 搜索技巧中表示逻辑"与"操作的搜索语法有（　　　）。

  A. +   B. 空格   C. and   D. or

17. 计算机网络根据覆盖范围不同，可分为（　　　）。

  A. 有线网络   B. 城域网   C. 局域网   D. 广域网

18. 属于正式出版的信息资源的有（　　　）。

  A. 医学相关的网络数据库   B. 电子图书

  C. 电子期刊   D. 电影拷贝

19. 常用法是直接通过资源检索工具来查找相关医学资源的方法，根据时间的范围常用法可分为（　　　）。

  A. 顺查法   B. 追溯法   C. 倒查法   D. 抽查法

20. 以下是计算机网络硬件的有（　　　）。

  A. 服务器   B. 防火墙   C. 路由器   D. 网络协议

二、思考题

1. 简述常见的网络设备的种类及其主要功能。

2. 常用的资源下载方式都有哪几种？

扫码"练一练"

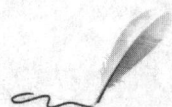

项目五 Word 2010 的使用

Word 2010 是 Microsoft 公司 Office 2010 系列办公软件中非常重要的一款软件，也是目前普及性较高的一种文字处理软件，且功能强大，集文字处理、表格处理和图文混合排版于一身。Word 2010 不仅可以对传统的书本、报纸、杂志等文档进行文字录入、编辑和排版，而且还可以对各种图片、表格等进行处理。

任务一 Word 2010 的基本操作

一、任务分析："爱眼日"电子报

在日常的学习、工作生活中，熟练掌握文档的编辑处理是一项基本的技能要求。Word 2010 有非常强大的文字处理功能，通过使用 Word 2010 对文档内容进行录入与编辑、格式设置和版面设置，即可制作出一篇常见的文档。电子报是生活中非常常见的使用 Word 排版制作的文档，能够熟练制作电子报，也就掌握了常用的 Word 编辑排版技能。图 5-1 是"爱眼日"电子报的效果图。

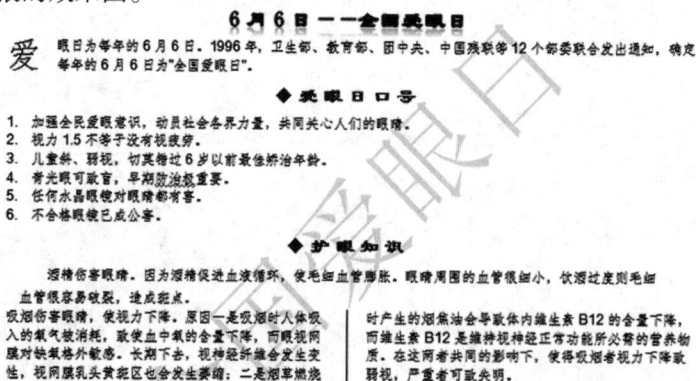

图 5-1 "爱眼日"电子报的效果图

二、知识点解析

(一) Word 2010 的主界面

启动 Word 2010 后，主界面如图 5 – 2 所示是由标题栏、菜单栏、工具栏、状态栏、标尺和滚动条以及编辑区等区域组成。文字的录入和排版工作主要在编辑区进行。

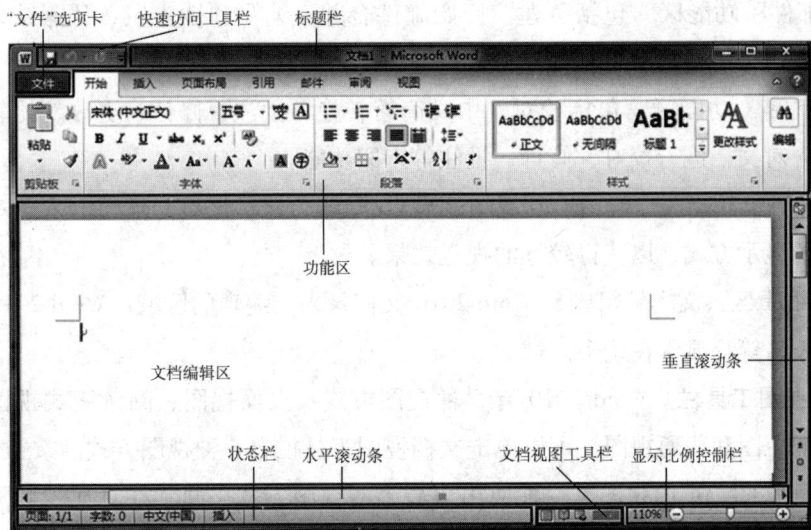

图 5 – 2 Word 2010 的主界面

1. 标题栏 标题栏位于屏幕窗口的最上端，其中显示当前应用程序名及本窗口所编辑文档的文件名。当启动 Word 2010 时，编辑区为空，Word 2010 的文件自动命名为"文档 1"，以后再新建时依次自动命名为"文档 2""文档 3"……标题栏最左端为 Word 2010 图标，单击该图标出现下拉菜单，双击该图标可关闭窗口；标题栏最右端为 3 个控制按钮："最小化""最大化"和"关闭"。

2. "文件"选项卡 "文件"选项卡包括基本命令如"新建""打开""关闭""另存为…"和"打印"等。

3. 快速访问工具栏 在快速访问工具栏上，用工具按钮的形式表示常用命令。单击快速访问工具栏上的工具按钮，可以快速地执行相应的操作，从而提高工作效率。当工具按钮为灰色时，表示该按钮的功能当前不可用。

> **知识拓展**
>
> 工具栏可以自定义，方法是：单击快速访问工具栏的下拉按钮，在下拉菜单中选择"其他命令"，打开"Word 选项"对话框，在"自定义"选项卡中设置。

4. 功能区 Word 2010 默认有以下功能区。

(1) "开始"功能区 包括剪贴板、字体、段落、样式、编辑等命令组，包含了文字格式、段落格式、样式的设置以及查找、替换等功能。

(2) "插入"功能区 包括页、表格、插图、链接、页眉和页脚、文本、符号、特殊符号等命令组，包含了插入页、表格、插图、链接、页眉和页脚、文本、符号、特殊符号等功能。

（3）"页面布局"功能区　包括主题、页面设置、稿纸、页面背景、段落、排列等命令组，用于设置文档页面样式。

（4）"引用"功能区　包括目录、脚注、引文与书目、题注、索引、引文目录等命令组，包含了目录、脚注、引文与书目、题注、索引、引文目录等功能。

（5）"邮件"功能区　包括创建、开始邮件合并、编写和插入域、预览结果、完成等命令组，主要包含在文档中对邮件进行合并等功能。

（6）"审阅"功能区　包括校对、中文简繁转换、批注、修订、更改、比较、保护等命令组，包含对文档进行校对、修订、批注等审阅功能。

（7）"视图"功能区　包括文档视图、显示/隐藏、显示比例、窗口、宏等命令组，用于设置窗口的显示方式，以获得较好的视觉效果。

5. 文本编辑区　文本编辑区是 Word 2010 文档录入、编辑的区域。Word 2010 包含的文字、图片和表格等都显示在这个区域。

6. 文档视图工具栏　Word 2010 有 5 种视图方式：页面视图、阅读版式视图、Web 版式视图、大纲视图和普通视图，可以单击文档视图工具栏上 5 种视图方式的按钮切换视图。

（1）页面视图　页面视图是一种使用得最多的视图方式，通常在页面视图下编辑、排版文档。在页面视图中，屏幕看到的页面内容就是实际打印的真实效果，即"所见即所得"。在页面视图下显示的页面和打印得到的页面相同。

（2）阅读版式视图　阅读版式视图以全屏显示工作区，更适合阅读长篇文章。可以单击阅读版式视图下 Word 窗口的"关闭"按钮，切换到页面视图。

（3）Web 版式视图　在 Web 版式视图下，显示 Word 文档的效果如同浏览器中 Web 页的效果。

（4）大纲视图　大纲视图用于审阅和处理文档的结构，其显示效果等同于联机版式视图左边的文档结构图；为处理文稿的目录工作提供了一个方便的途径。大纲视图显示出了大纲工具栏，为用户调整文档的结构提供了方便，比如移动标题以及下属标题与文本的位置、标题升级或降级等。用户使用大纲视图来组织文档结构时，可将章、节、目、条等标题格式依次定义为一级、二级、三级、四级标题，处理和观察时只显示所需级别的标题，而不必显示出所有内容。用户操作时，移动标题则其所有子标题和从属正文也将自动随之移动。

（5）普通视图　普通视图一般用于快速录入文本、图形及表格，并进行简单的排版。在普通视图中，可看到文档的大部分（包括部分图形）内容，但看不见页眉、页脚、页码等，也不能编辑这些内容，不能显示图文内容、分栏效果等。

7. 滚动条　使用滚动条可以对文档进行定位，Word 窗口中共有两个滚动条，即水平滚动条和垂直滚动条。水平滚动条位于文档窗口的下面，垂直滚动条位于文档窗口的右面。在所编辑的文档比较大时，利用滚动条使文档上下左右滚动，以便查看和编辑文档的内容。

8. 显示比例控制栏　显示比例控制栏由"缩放级别"按钮和"缩放滑块"组成，用于更改正在编辑文档的显示比例。

9. 状态栏　状态栏上显示当前文档的某些状态，如当前的页面数、字数等，还有"校对错误"图标、切换插入/改写状态的按钮等。

（二）基本编辑技术

1. 创建新文档　创建新文档，常使用以下三种方法。

方法一：启动 Word，会自动打开一个新的空文档，默认名字为"文档1"。

方法二：正在编辑文档的状态，单击"文件"→"新建"，打开一个新的空文档。

方法三：按快捷键"Ctrl + N"，打开一个新的空文档。

2. 打开已存在的文档

（1）打开 Word 2010 文档

方法一：双击 Word 2010 文件图标 ，可以打开该 Word 2010 文档。

方法二：在 Word 2010 窗口中，单击"文件"→"新建"或者使用组合键"Ctrl + O"，打开"打开"对话框；在该对话框的文件夹树窗格单击文件所在的文件夹，然后在文件名列表框中双击该文件名，即可打开该文件。如果在文件名列表框中同时选定多个文件名，然后单击"打开"按钮即可同时打开多个文件。

（2）打开最近使用过的文档

方法一：在 Word 2010 窗口中，单击"文件"→"最近所用文件"，打开"最近所用文件"级联子菜单，在其中单击要打开的文件名即可。

方法二：右击桌面的任务栏上 Word 2010 窗口最小化得到的任务按钮，在打开的快捷菜单中单击要打开的文件名即可。

3. 输入文本

（1）特殊符号的输入　有些符号无法直接通过键盘输入。输入这些符号通常单击"插入"→"符号"→"符号"→"其他符号"，打开"符号"对话框，在其中选择所要的符号，单击"插入"按钮即可。

（2）文本的插入、删除

插入文本的方法：在 Word 2010 窗口中，单击状态栏上"插入/改写"状态按钮，使其为"插入"状态，然后单击要插入文本的位置，输入所要插入的文本内容。

删除文本的方法：选定所要删除的文本内容，按"Backspace"键或者"Delete"键即可。

（3）文本的移动、复制

①移动文本可以使用以下三种方法。

方法一：选定要移动的文本内容，单击"开始"→"剪贴板"→"剪切"，再单击目标位置，单击"开始"→"剪贴板"→"粘贴"，即将选定的文本内容移动到目标位置。

方法二：选定要移动的文本内容，在选定区域内单击鼠标右键，在弹出的快捷菜单中单击"剪切"命令，再在目标位置单击鼠标右键，在弹出的快捷菜单中单击"粘贴选项"中相对应的命令。

方法三：选定要移动的文本内容，按组合键"Ctrl + X"；然后单击目标位置，按组合键"Ctrl + V"即可。

②复制文本可以使用以下三种方法。

方法一：选定要复制的文本内容，单击"开始"→"剪贴板"→"复制"，再单击目

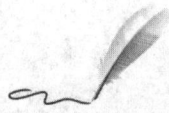

标位置，单击"开始"→"剪贴板"→"粘贴"按钮，即将选定的文本内容复制到目标位置。

方法二：选定要移动的文本内容，在选定区域内单击鼠标右键，在弹出的快捷菜单中单击"复制"命令，再在目标位置单击鼠标右键，在弹出的快捷菜单中单击"粘贴选项"中相对应的命令。

方法三：选定要复制的文本内容，按组合键"Ctrl + C"；然后单击目标位置，按组合键"Ctrl + V"即可。

（4）段落的调整　将两个段落合并成一段，方法是：单击第一段的段尾处，按"Delete"键；将一个段落分成两个段落，方法是：单击要拆分处，按"Enter"键。

（5）撤销与恢复　撤销刚执行的操作，可以单击"快速访问工具栏"中"撤销"按钮或者"恢复"按钮。

知 识 链 接

　　Word 2010 支持多级撤销和多级恢复，但不能有选择地撤销不连续的操作。

（6）查找和替换　单击功能区"编辑"进行操作。

查找的方法：单击"开始"→"编辑"→"查找"→"查找"；打开"导航"任务窗格，在其中的"搜索文档"区域中输入要查找的文本，则在文档中查找到的文本以黄色显示。

替换的方法：单击"开始"→"编辑"→"替换"，打开"查找和替换"对话框，在"查找内容"文本框中输入要查找的内容，在"替换为"文本框中输入要替换为的内容，然后单击"全部替换"按钮，即可完成替换（图5-3）。

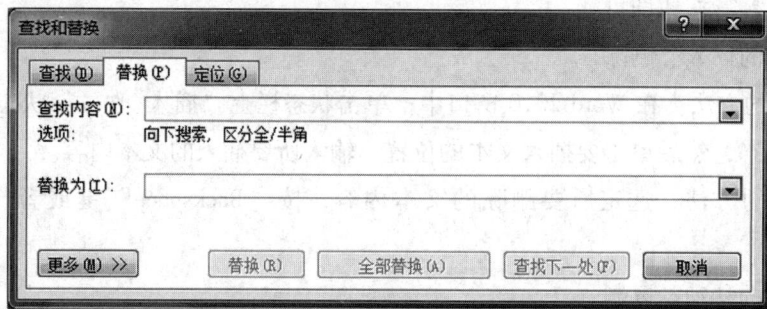

图5-3　"查找和替换"对话框

（7）多个文档窗口间的编辑　Word 允许同时打开多个文档进行编辑。方法是：单击"视图"→"窗口"→"切换窗口"，在打开的下拉列表中选择文档，即可让该文档窗口成为当前窗口。

多个文档编辑完成后，可以一个一个地分别保存和关闭，还可以一次操作完成全部文档的保存和全部文档的关闭。方法是：按住"Shift"键，单击"文件"→"全部保存"即可保存全部文档。按住 Shift 键，单击"文件"→"全部关闭"即可关闭全部文档。

（三）文字格式

1. 设置字体、字形、字号、颜色、下划线、着重号

方法一：选定要设置格式的文本，单击"文件"→"字体"的对话框启动器，打开

"字体"对话框,在该对话框"字体"选项卡中选择字体、字形、字号、颜色、下划线、着重号。

方法二:选定要设置格式的文本,单击"开始"→"字体"组里对应的按钮,分别设置字体、字形、字号、颜色、下划线。

> **知识链接**
>
> 　　设置自定义颜色,方法是:选定要设置格式的文本,单击"开始"→"字体"组"字体颜色"按钮的下拉按钮,在下拉选项中选择"其他颜色",打开"颜色"对话框,在该对话框中单击"自定义"选项卡,然后分别在"红色""绿色""蓝色"框中输入数值即可。

2. 设置文字效果

方法一:选定要设置文字效果的文本,单击"字体"组的对话框启动器打开"字体"对话框,在该对话框中单击"文字效果"按钮打开"设置文本效果格式"对话框,如图 5 - 4 所示,进行设置即可。

> **考点提示**
>
> 　　有些文字效果,如"填充 - 蓝色,文本,内部阴影"等,只能在"文本效果"按钮 A▾ 的下拉选项中设置。

方法二:选定要设置格式的文本,单击"开始"→"字体"命令组里"文本效果"按钮 A▾ 的下拉按钮,在打开的下拉列表中选择所要的效果。

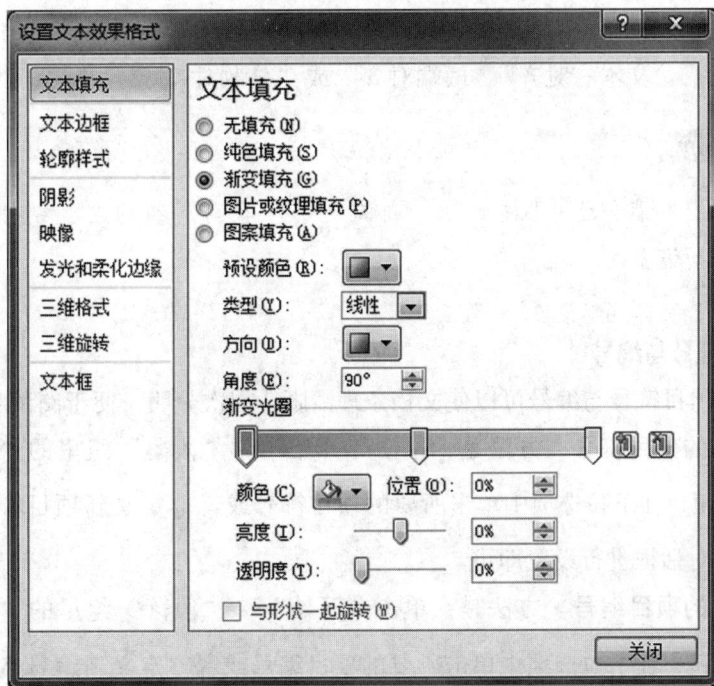

图 5-4　"设置文本效果格式"对话框

3. 设置字符间距　方法是:选定要设置格式的文本,单击"开始"→"字体"的对话框启动器打开"字体"对话框,在该对话框的"高级"选项卡中设置字符间距。

4. 格式刷 使用格式刷可以复制格式，方法是：选定已设置格式的文本，单击"开始"→"剪贴板"组里"格式刷"按钮 ![刷子], 此时鼠标指针变为刷子形状；再将鼠标指针移到要复制格式的文本开始处，按住鼠标左键拖动鼠标直到要复制格式的文本结束处，放开鼠标左键即可完成格式的复制。

如果要多次复制同一种格式，则在上述操作中双击"格式刷"按钮，然后去刷各文本，最后完成格式复制后再单击"格式刷"按钮结束格式复制。

5. 标题样式 样式是指用有意义的名称保存的字符格式和段落格式的集合。使用样式有以下两种方法。

方法一：选定要设置格式的文本，单击"开始"→"样式"→"快速样式"列表框中的样式，即可将该样式作用于选定的文本。

方法二：选定要设置格式的文本，单击"开始"→"样式"组的对话框启动器，打开"样式"对话框如图 5-5 所示，在该对话框中选择所要设置的样式。

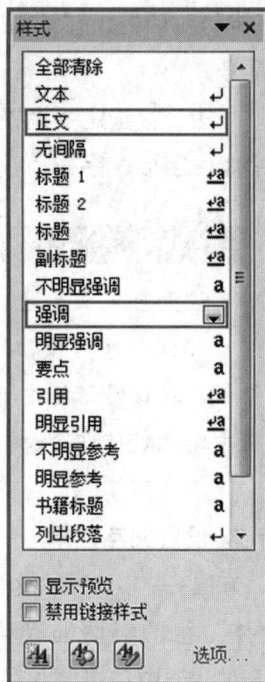

图 5-5 "样式"对话框

（四）设置段落格式

通常在"段落"对话框设置段落格式，方法是：选定要设置格式的段落，单击"开始"→"段落"组的对话框启动器，打开"段落"对话框，在该对话框设置左缩进、右缩进、段前间距、段后间距、行距和特殊格式、对齐方式等。

设置段落的对齐方式通常还直接单击"开始"→"段落"组的 5 个对齐方式按钮"文本左对齐""居中""文本右对齐""两端对齐"或"分散对齐"。

知识拓展

段落的左、右缩进还可以在"页面布局"→"段落"组的左、右缩进文本框中输入缩进量进行设置。

（五）项目符号与编号

设置段落的项目符号与编号可以使文档条理清晰、层次分明，便于阅读和理解。

1. 设置段落的项目符号 方法是：单击"开始"→"段落"组里的"项目符号"按钮 ![] 的下拉按钮，在下拉选项中单击所要的项目符号或者"定义新项目符号"打开"定义新项目符号"对话框进行设置即可。

2. 设置段落的项目编号 方法是：单击"开始"→"段落"组里的"项目编号"按钮 ![] 的下拉按钮，在下拉选项中单击所要的项目编号或者"定义新编号格式"打开"定义新编号格式"对话框进行设置即可。

（六）版面设置

在文档内容编辑之后，先设置版面，再打印。版面设置包括页面设置、分栏排版、设置页面背景等。

1. 页面设置　页面设置主要包括页边距、纸张方向、纸张大小、页眉页脚距离边界的距离和每页纸的行数。页面设置有两种方法。

方法一：单击"页面布局"→"页面设置"组的"页边距""纸张方向""纸张大小"等按钮分别进行相应的设置。

方法二：单击"页面布局"→"页面设置"的对话框启动器，打开"页面设置"对话框，进行以下操作。

> **考点提示**
>
> 只有在"页面布局"→"页面设置"→"页边距"的下拉列表框中，才能设置"普通""窄""适中""宽""镜像"页边距。

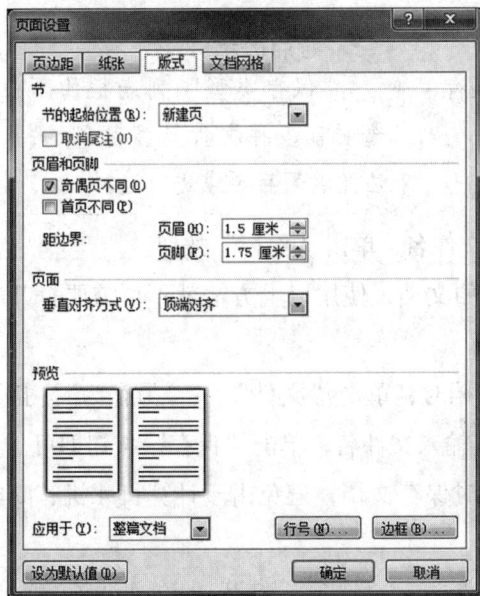

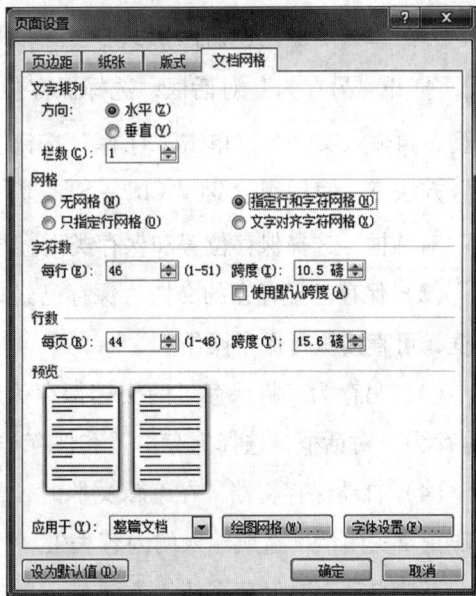

（1）在"页边距"选项卡设置上、下、左、右页边距的数值，在纸张方向选择"横向"或者"纵向"。

（2）在"纸张"选项卡设置纸张大小等。

（3）在"版式"选项卡如图 5-6 所示，设置页眉页脚距离边界的距离、页面垂直对齐方式。

（4）在"文档网格"选项卡如图 5-7 所示，设置每页纸的行数和每行字符数等。

图 5-6　"页面设置"对话框的"版式"选项卡　图 5-7　"页面设置"对话框的"文档网格"选项卡

2. 分栏

（1）对段落分栏　方法是：选定要分栏的段落，单击"页面布局"→"页面设置"→"分栏"→"更多分栏"，打开"分栏"对话框，在该对话框中的"栏数"框、"间距"框和"分隔线"复选框中分别进行设置，单击"确定"按钮。

（2）对整篇文档分栏　方法是：单击正文的任意处，再单击"页面布局"→"页面设置"→"分栏"→"更多分栏"，打开"分栏"对话框，在该对话框中的"栏数"框、"间距"框和"分隔线"复选框中分别进行设置，单击"确定"按钮。

3. 首字下沉 方法是：选定要首字下沉的段落，单击"插入"→"文本"→"首字下沉"→"首字下沉选项"，打开"首字下沉"对话框，在该对话框中设置首字下沉或者首字悬挂。

4. 页面背景 页面背景包括水印、页面颜色、页面边框等。

（1）水印 设置的方法是：单击"页面布局"→"页面背景"→"水印"→"自定义水印"，打开"水印"对话框，在该对话框中选择"文字水印"或"图片水印"进行设置即可。

（2）页面颜色 设置的方法是：单击"页面布局"→"页面背景"→"页面颜色"列表框中的颜色即可。

（3）页面边框 设置的方法是：单击"页面布局"→"页面背景"→"页面边框"，打开"边框和底纹"对话框，在该对话框的"页面边框"选项卡中设置边框类型、样式、颜色、宽度等即可。

（七）保存和保护

1. 保存和另存为

（1）保存新建的 Word 文档 新文档第一次保存时需指定保存路径和文件名。

方法一：单击"文件"→"保存"，打开"另存为"对话框，选择保存位置和保存类型，再输入文件名，单击"保存"按钮。

方法二：单击快速访问工具栏上"保存"按钮 📀，打开"另存为"对话框，选择保存位置和保存类型，再输入文件名，单击"保存"按钮。

方法三：使用组合键"Ctrl + S"，打开"另存为"对话框，选择保存位置和保存类型，再输入文件名，单击"保存"按钮。

> **考点提示**
> "保存类型"列表框的下拉选项有多种文件类型可以选择，注意看题目要求进行选择。

（2）保存已经存在的文档 保存已经保存过的文档，使用以上方法就不再需要打开对话框，可直接执行保存操作。

（3）另存为 将保存过的文档保存为新的文档时，单击"文件"→"另存为"，打开"另存为"对话框，选择保存位置和保存类型，再输入文件名，单击"保存"按钮即可。

（4）自动保存文档 在编辑文档时，需要随时保存文档，避免由于计算机死机、断电等非正常关闭情况造成输入的内容丢失。

设置自动定时保存文档的方法是：单击"文件"→"选项"打开"Word 选项"对话框，单击该对话框的"保存"选项卡，选择"保存自动恢复信息时间间隔"和"如果我没保存就关闭，请保留上次自动保留的版本"，并根据需要在"保存自动恢复信息时间间隔"的文本输入框中输入间隔时间。

2. 文档的保护 保护文档就是给文档设置打开权限密码或者修改权限密码。

方法是：单击"文件"→"另存为"，打开"另存为"对话框，在该对话框中单击"工具"→"常规选项"，打开"常规选项"对话框，在"打开文件时的密码"框中输入打开权限密码，在"修改文件时的密码"框中输入修改权限密码，然后单击"确定"按钮。

（八）打印预览及打印

"打印预览"就是在正式打印之前，预先在屏幕上观察即将打印文件的打印效果，看是否符合设计要求，如果满意，就可以打印。在 Word 2010 窗口中，单击"文件"→"打印"即打开级联子菜单显示文档的打印效果图。

在 Word 2010 窗口中，单击"文件"→"打印"→"打印"，即可打印一份文档。需要打印多份文档时，单击"文件"→"打印"，在打开的级联子菜单里"份数"输入框中输入要打印的份数，再单击"打印"按钮即可。

打印文档中的某一页或者几页时，单击"文件"→"打印"，在打开的级联子菜单里单击"打印所有页"的下拉列表按钮：选定"打印当前页"即可打印当前页；选定"自定义打印范围"，再输入需要打印的页码即可打印相应页。

三、任务实现

任务1　新建一个 Word 2010 文档

1. 任务要求　新建一个 Word 2010 文档"6 月 6 日全国爱眼日 . docx"保存在 E 盘，并输入具体内容。

2. 操作步骤

（1）启动 Word 2010，自动建立一个名为"文档1"的空白文档，即可输入文本内容如图 5 - 8 所示。

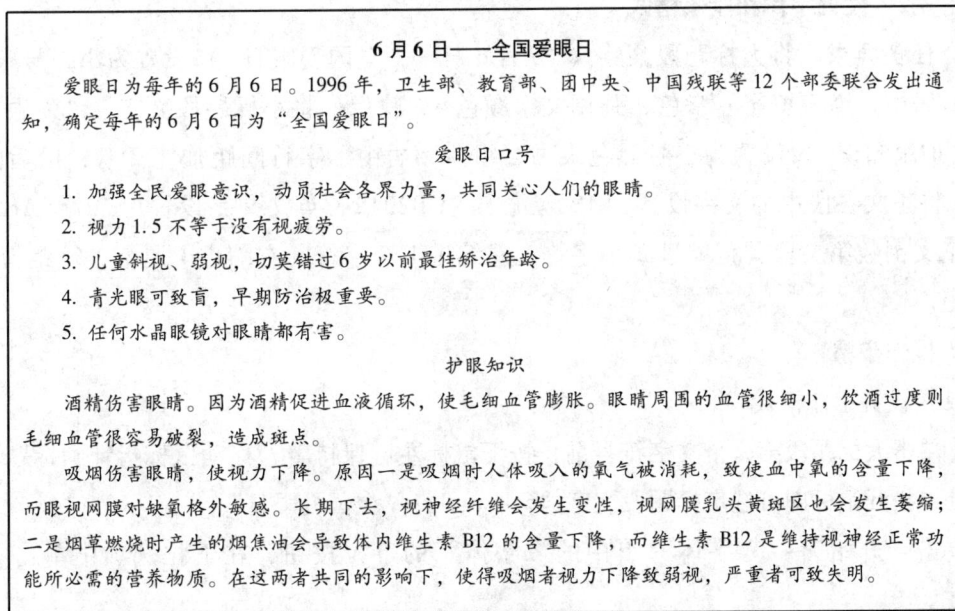

---

6 月 6 日——全国爱眼日

爱眼日为每年的 6 月 6 日。1996 年，卫生部、教育部、团中央、中国残联等 12 个部委联合发出通知，确定每年的 6 月 6 日为"全国爱眼日"。

爱眼日口号

1. 加强全民爱眼意识，动员社会各界力量，共同关心人们的眼睛。

2. 视力 1.5 不等于没有视疲劳。

3. 儿童斜视、弱视，切莫错过 6 岁以前最佳矫治年龄。

4. 青光眼可致盲，早期防治极重要。

5. 任何水晶眼镜对眼睛都有害。

护眼知识

酒精伤害眼睛。因为酒精促进血液循环，使毛细血管膨胀。眼睛周围的血管很细小，饮酒过度则毛细血管很容易破裂，造成斑点。

吸烟伤害眼睛，使视力下降。原因一是吸烟时人体吸入的氧气被消耗，致使血中氧的含量下降，而眼视网膜对缺氧格外敏感。长期下去，视神经纤维会发生变性，视网膜乳头黄斑区也会发生萎缩；二是烟草燃烧时产生的烟焦油会导致体内维生素 B12 的含量下降，而维生素 B12 是维持视神经正常功能所必需的营养物质。在这两者共同的影响下，使得吸烟者视力下降致弱视，严重者可致失明。

图 5 - 8　"文档1"中的输入内容

（2）第一次保存时，单击"文件"→"保存"，打开"另存为"对话框，在文件夹树窗格单击"计算机"／"本地磁盘（E:）"，在"文件名"输入框中输入"6 月 6 日全国爱眼日"，单击"保存类型"列表框的下拉按钮打开下拉选项，单击其中"Word 文档"项，如图 5 - 9 所示。单击"保存"按钮即可保存该文档。

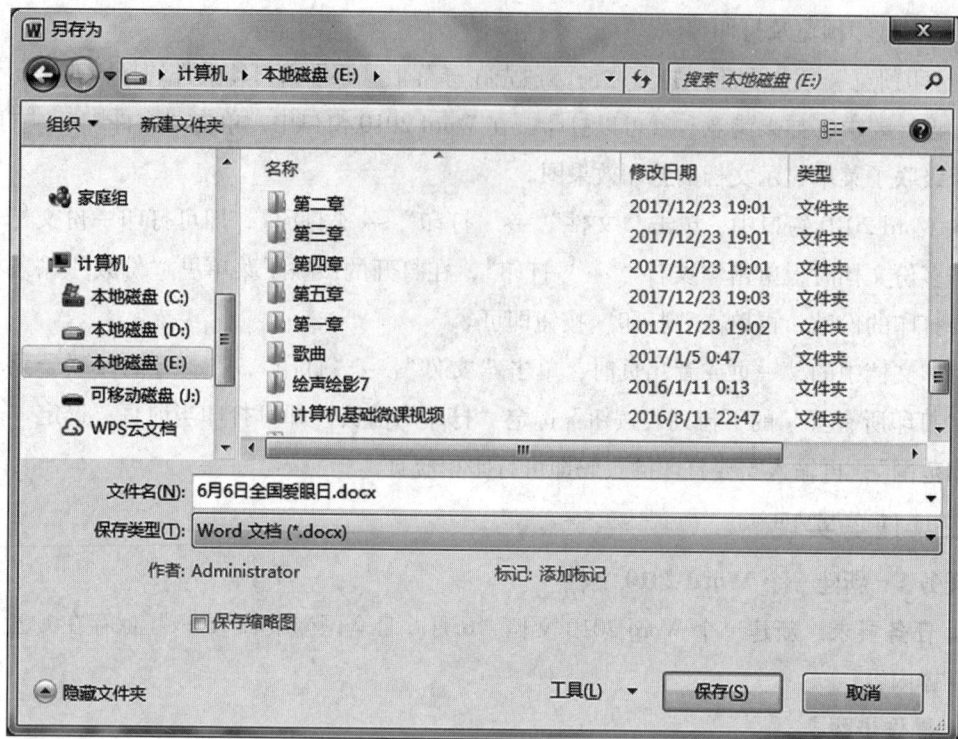

图 5-9 "另存为"对话框

任务 2　设置字体和段落格式

1. 任务要求　将大标题段文字（"6 月 6 日——全国爱眼日"）设置为小二号隶书、粗体、居中、渐变填充 - 紫色，强调文字颜色 4，映像；将小标题段文字（"爱眼日口号""护眼知识"）设置为三号黑色隶书、粗体、居中、字符间距加宽 2 磅，段后间距 1 磅。将正文各段中的文字设置为 12 磅仿宋 - GB2312，英文文字设置为 12 磅 Arial 字体。正文倒数第二段首行缩进 2 个字符，左缩进 1 个字符，右缩进 1 厘米，行距为 1.2 倍行距。

2. 操作步骤

（1）设置字体格式

①单击大标题段第一个文字符号前，按下鼠标左键保持着，移动鼠标指针到标题段的段尾处，松开鼠标即可选定标题段文字"6 月 6 日——全国爱眼日"。

单击"开始"→"字体"组中的"字体"的下拉按钮，在下拉选项中单击"隶书"；

单击"开始"→"字体"组中的"字号"的下拉按钮，在下拉选项中单击"小二号"；

单击"开始"→"字体"组中的"加粗"按钮"**B**"；

单击"开始"→"字体"组中的"文本效果"的下拉按钮，在下拉选项中单击"渐变填充 - 紫色，强调文字颜色 4，映像"，如图 5-10 所示。

②先选定标题段文字"爱眼日口号"，再按住"Ctrl"键选定"护眼知识"。

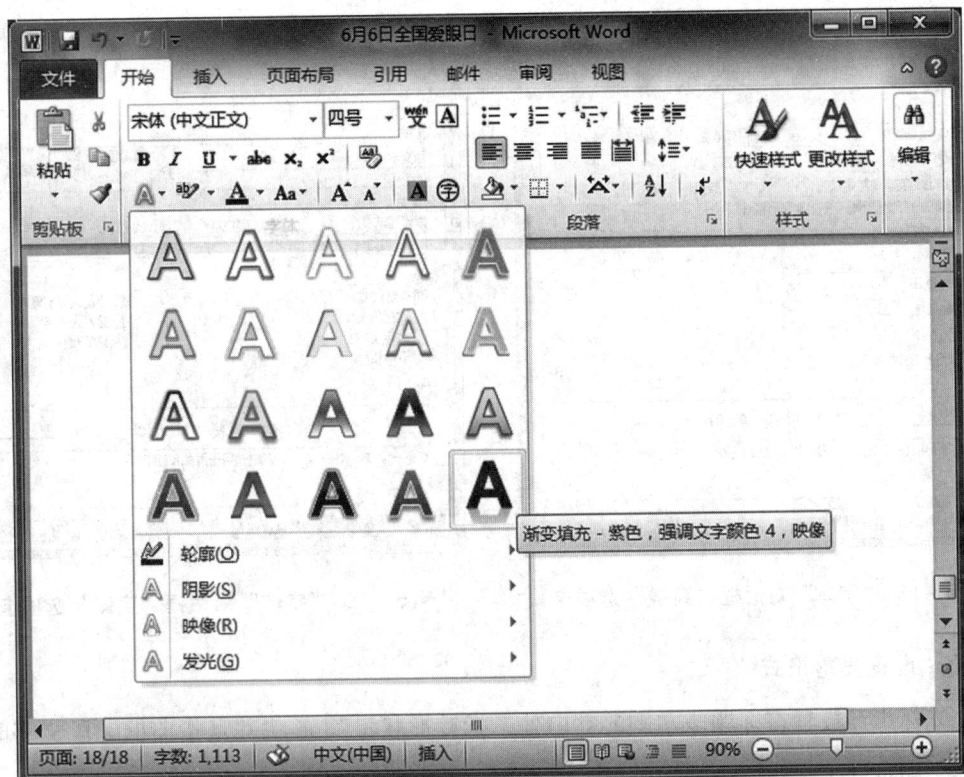

图 5 – 10　使用"文本效果"按钮设置文本效果

单击"开始"→"字体"组中的"字体"的下拉按钮，在下拉选项中单击"隶书"；

单击"开始"→"字体"组中的"字号"的下拉按钮，在下拉选项中单击"三号"；

单击"开始"→"字体"组中的"字体颜色"的下拉按钮，在下拉选项中单击"黑色"；

单击"开始"→"字体"组中的"加粗"按钮 **B**。

单击"开始"→"字体"的对话框启动器，打开"字体"对话框，单击该对话框中"高级"选项卡，在"间距"的下拉列表选项中单击"加宽"，在"磅值"的文本输入框中输入"2 磅"，如图 5 – 11 所示。单击"确定"按钮。

③选定正文第一段的文字。单击"开始"→"字体"的对话框启动器，打开"字体"对话框，在"中文字体"的下拉列表选项中单击"仿宋"；在"西文字体"的下拉列表选项中单击"Arial"；在"字号"的下拉列表选项中单击"12"，如图 5 – 12 所示。单击"确定"按钮。

④选定正文第一段的文字，双击格式刷。按住鼠标左键去选定正文的其他各段，则将正文第一段文字的字体格式复制到选定的段落的文字。然后单击格式刷，结束复制格式。

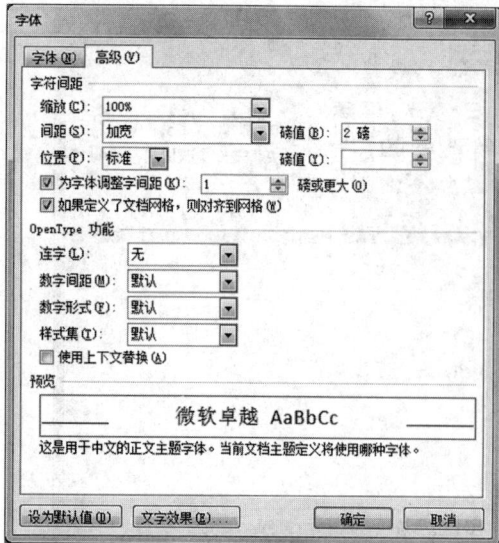

图 5-11 "字体"对话框"高级"选项卡

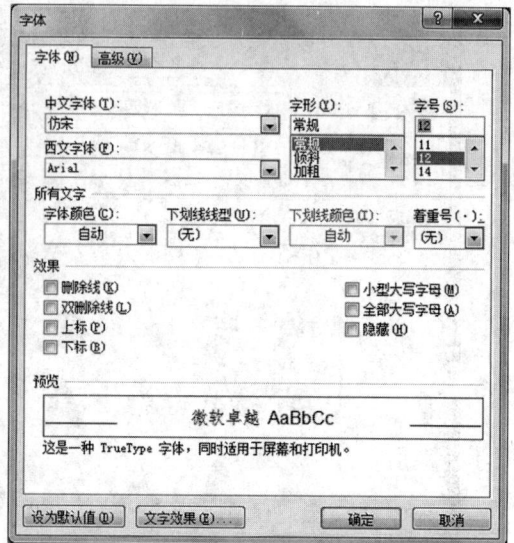

图 5-12 "字体"对话框"字体"选项卡

（2）设置段落格式

①光标指针放置在标题段左侧的空白处，指针形状呈 ⬧ 形状并且指向标题段文字时单击鼠标，即可选定标题段。

②单击"开始"→"段落"组中的"居中"按钮。

③重复①和②，将各标题段居中。

④选定标题段："爱眼日口号"，单击"开始"→"段落"的对话框启动器，打开"段落"对话框，在"间距"栏的"段后"文本输入框中输入"1磅"，如图5-13所示。单击"确定"按钮。

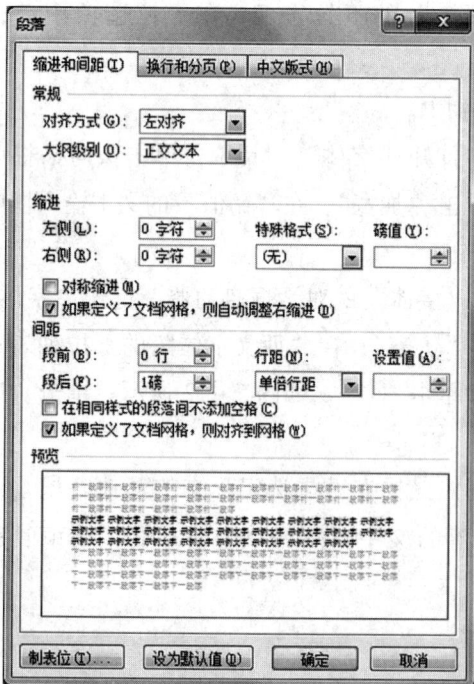

图 5-13 "段落"对话框 1

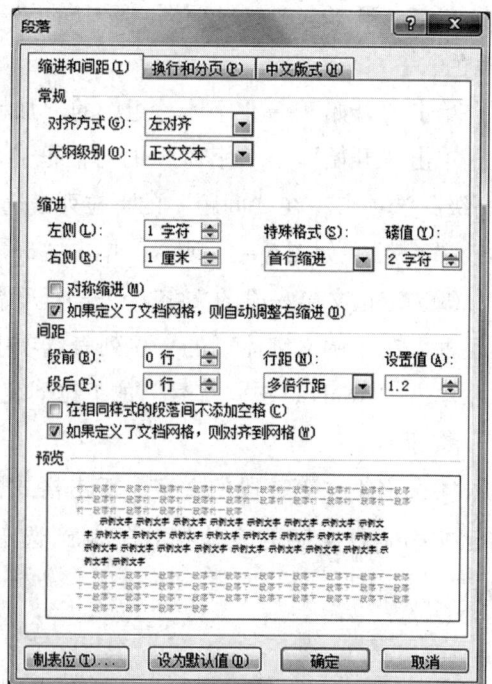

图 5-14 "段落"对话框 2

⑤选定标题段："爱眼日口号"，双击格式刷。按住鼠标左键去选定标题段"护眼知识"，则将段落格式复制到标题段"护眼知识"。然后单击格式刷，结束复制格式。

⑥选定正文倒数第二段。

⑦单击"开始"→"段落"的对话框启动器，打开"段落"对话框，在"缩进"栏的"左侧"文本输入框中输入"1 字符"；在"缩进"栏的"右侧"文本输入框中输入"1 厘米"；在"特殊格式"下拉列表框中单击"首行缩进"，在"磅值"文本框中输入"2 字符"；在"行距"下拉列表框中单击"多倍行距"，在"设置值"文本框中输入"1.2"。如图 5 - 14 所示。单击"确定"按钮。

任务 3　设置项目编号

1. 任务要求　为小标题段（"爱眼日口号""护眼知识"）添加项目符号"◆"。为正文段"加强全民爱眼意识……"到"不合格眼镜已成公害。"这五段添加项目编号 1.、2.、3.、……

2. 操作步骤

（1）光标指针放置在标题段（"爱眼日口号"）左侧的空白处，指针形状呈 ⌐ 形状并且指向该段文字时单击鼠标，即可选定该段。

（2）单击"开始"→"段落"→"项目符号"的下拉按钮，在"项目符号"的下拉列表框中单击"◆"。

（3）选定标题段（"爱眼日口号"），单击"开始"→"剪贴板"→"格式刷"，再去选定标题段（"护眼知识"），则将项目符号的格式复制到标题段（"护眼知识"）。

（4）光标指针放置在正文第二段左侧的空白处，指针形状呈 ⌐ 形状并且指向该段文字时单击鼠标，即可选定该段。按住鼠标左键垂直向下移动鼠标至第八段即选定第二段至第八段，松开鼠标左键。

（5）单击"开始"→"段落"→"编号"的下拉按钮，在"编号"的下拉列表框中单击"1.、2.、3.、……"

任务 4　版面设置

1. 任务要求　将文档页面的纸张大小设置为"16 开（18.4 厘米 ×26 厘米）"，纸张方向为"横向"，上、下页边距为 2 厘米，左、右页边距为 2.5 厘米。为文档页面添加"全国爱眼日"的文字水印。正文第一段首字下沉两行，距正文 0.5 厘米。正文最后一段分成两栏，栏间距 3 个字符，有分隔线。

（1）单击"页面布局"→"页面设置"的对话框启动器，打开"页面设置"对话框，在"纸张"选项卡的"纸张大小"列表选项中单击"16 开（18.4 ×26 厘米）"，单击"确定"按钮。

（2）单击"页面布局"→"页面设置"的对话框启动器，打开"页面设置"对话框，单击"页边距"选项卡，在"页边距"栏"上""下"文本输入框中输入"2厘米"，"左""右"文本输入框中输入"2.5厘米"，在"纸张方向"栏单击"横向"，如图5-15所示。单击"确定"按钮。

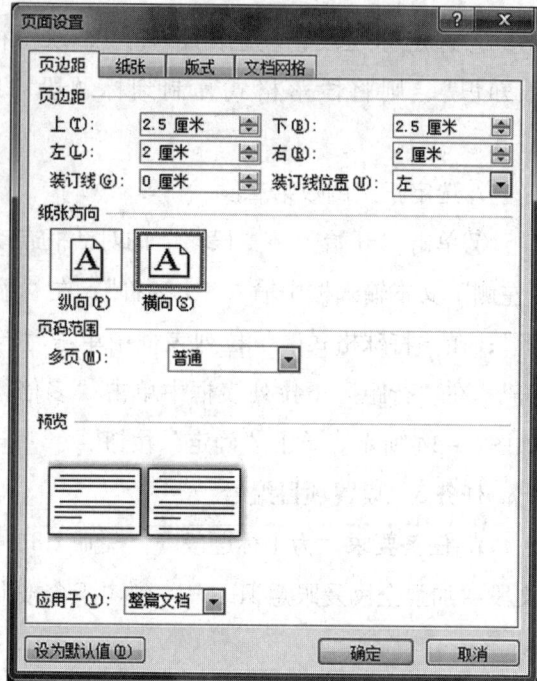

（3）单击"页面布局"→"页面背景"组中的"水印"按钮的下拉按钮，打开下拉列表框，在下拉选项中单击"自定义水印"打开"水印"对话框，在该对话框中选择"文字水印"，在"文字"文本输入框中输入"全国爱眼日"，如图5-15所示。单击"确定"按钮。

（4）选定正文第一段，单击"插入"→"文本"→"首字下沉"→"首字下沉

图5-15 "页面设置"对话框

选项"，打开"首字下沉"对话框，在"下沉行数"的文本框中输入"2"，在"距正文"的文本框中输入"0.5厘米"，如图5-17所示。单击"确定"按钮。

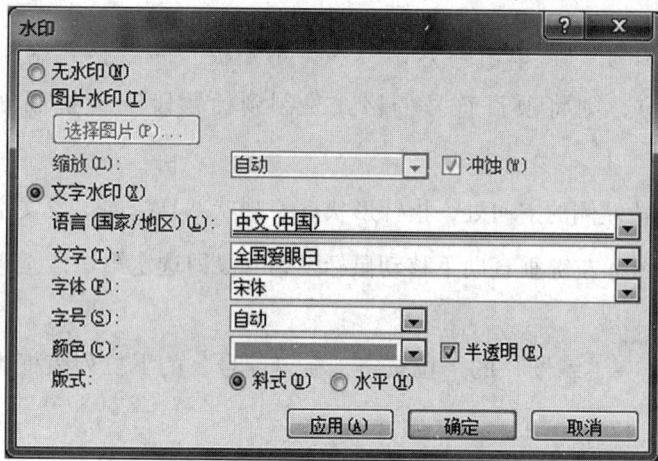

图5-16 "水印"对话框

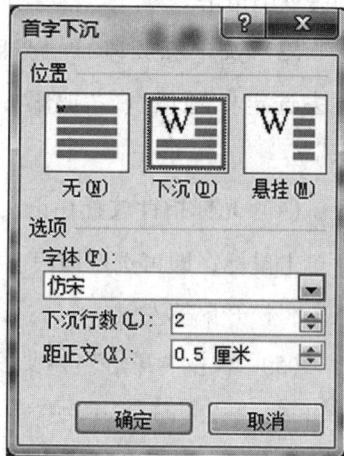

图5-17 "首字下沉"对话框

（5）选定正文最后一段，单击"页面布局"→"页面设置"→"分栏"→"更多分栏"，打开"分栏"对话框，在"预设"栏中单击"两栏"，在"间距"的文本框中输入"3字符"，单击选中"分隔线"的复选框，如图5-18所示。单击"确定"按钮。

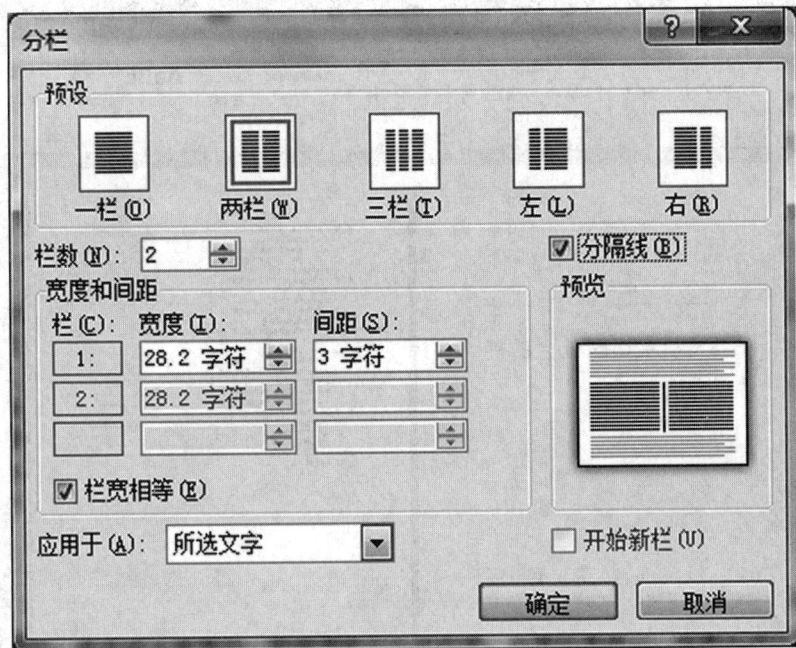

图 5-18　"分栏"对话框

任务5　保存与打印

1. 任务要求　将文档保存后打印 3 份。

2. 操作步骤

（1）在任务 1 中已经保存过该文档，因此再次保存只需要直接单击快速访问工具栏上"保存"按钮 。

（2）在打印机里放置 16 开纸，单击"文件"→"打印"，在打开的级联子菜单里"份数"的输入框中输入"3"，单击"打印"按钮。

四、任务总结

通过"爱眼日"电子报的任务实现，学习了 Word 2010 的基本编辑技术和版面设置等内容。Word 2010 的基本编辑操作包括创建和保存新文档、打开已存在的文档、特殊符号的输入、文本的插入、删除、移动、复制、段落的调整、撤销与恢复、查找与替换、插入脚注和尾注、多个文档窗口间的编辑、保存和保护文档、打印预览及打印等。除了基本编辑操作，Word 2010 的基本操作还包括版面设置的一些基础操作，如文字格式、段落格式、项目符号与编号、页面设置、页面背景、分栏、首字下沉等的设置。

任务二　长文档的编辑与处理

一、任务分析：研究论文排版

在学习、工作中经常会需要编辑处理论文、调查报告、使用说明等长文档。长文档篇幅长、格式多样、排版复杂，使用 Word 2010 编辑处理长文档的技能具有很高的实用价值。图 5-19 为常见的研究论文的排版效果图。

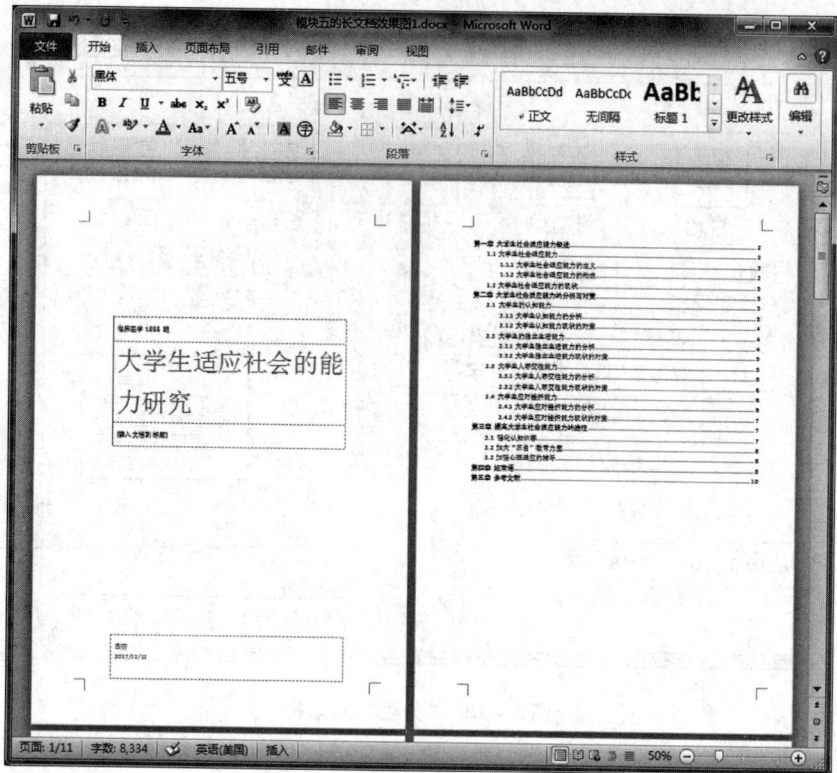

（A）

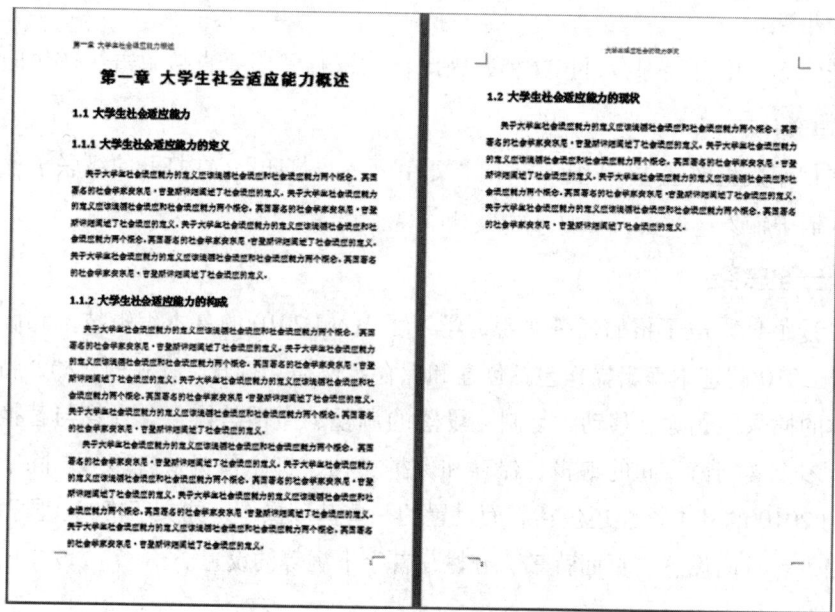

（B）

图 5-19　研究论文的排版效果图

二、知识点解析

（一）插入文档封面

　　一个漂亮的封面会使得文档文件更加完美。Word 2010 提供了许多封面。在文档中插入文档封面的方法：单击"插入"→"页"→"封面"，打开内置"封面"的列表选择所要的封面即可。

（二）插入文件、图片、剪贴画和图形

1. 插入另一个文档文件 方法是：在文档中单击要插入的位置，再单击"插入"→"文本"→"对象"→"文件中的文字"，打开"插入文件"对话框，选择要插入的文档文件，单击"插入"按钮，则该文档文件的内容插入到该位置。

2. 插入图片 方法是：在文档中单击要插入的位置，再单击"插入"→"插图"→"图片"，打开"插入图片"对话框，选择要插入的图片文件，单击"插入"按钮，则该图片插入到该位置。

3. 插入剪贴画 方法是：在文档中单击要插入的位置，再单击"插入"→"插图"→"剪贴画"，打开"剪贴画"窗口，在该窗口的"搜索文字"框

中输入剪贴画名字的第一个单词，单击"搜索"按钮，即在列表框中显示名字中包含该单词的所有剪贴画，单击所要的剪贴画即可。

知识链接

选定图片、剪贴画或者图形，再单击"绘图工具－格式"→"排列"→"自动换行"，打开"形状自动换行"的下拉列表框，单击列表中所要的图形周围的文字环绕方式。或者单击"绘图工具－格式"→"排列"→"位置"，打开"位置"的下拉列表框，单击列表中所要的布局。

4. 插入图形 方法是：在文档中单击要插入的位置，再单击"插入"→"插图"→"形状"，打开"形状"的下拉列表框，单击列表中所要形状，则指针呈现"＋"形状，按住鼠标左键拖动鼠标，画出所要的形状即可。

知识链接

选择图形的形状后，按住"Ctrl"键画出的图形会从中心向四周扩展。按住"Shift"键来画圆或者正方形。

（三）添加公式

在 Word 文档中有时需要输入比较复杂的数学公式，方法是：在文档中单击要插入的位置，再单击"插入"→"符号"→"公式"→"插入新公式"，打开"公式工具－设计"选项卡，进行公式编辑即可。

（四）定义、使用样式

1. 使用内置的样式 方法是：选定文字内容，再单击"开始"→"样式"→"快速样式"，在"快速样式"的列表框中单击所要的样式则将该样式作用于选定的文字。

2. 定义新的样式 方法是：单击"开始"→"样式"的对话框启动器，打开"样式"对话框，单击该对话框右下角的"新建样式"按钮，打开如图 5－20 所示"根据格式设置创建新样式"对话框，进行设置：在"名称"框中输入新样式的名称；在"样式类型"框中选择样式应用的对象如段落、字符等；在"格式基准"中选择与新创建样式相近的样

式；在"后续段落样式"选择新样式之后段落的格式；在格式区域中设置新样式的字体、字号、字形、颜色等字符格式和对齐方式、行距等段落格式等。然后在预览框看设置的效果和样式说明，单击"确定"按钮。

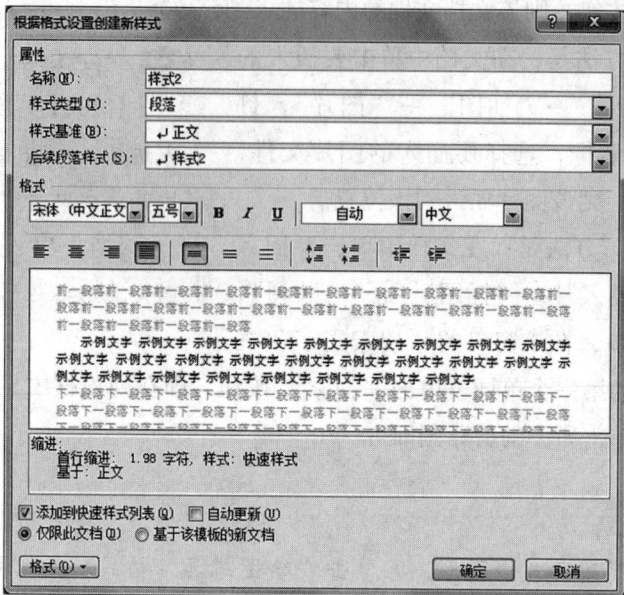

图 5 –20 "根据格式设置创建新样式"对话框

（五）文档分页与分节

文档分页与分节可以有效地划分文档内容的布局。

1. 分页 方法是：单击文档中要分页的位置，再单击"页面布局"→"页面设置"→"分隔符"→"分页符—分页符"，即在光标插入点的位置分页。

2. 分节 Word 2010 默认整个文档为一节，可以将文档分为若干节，为每节设置不同的格式，如不同节的页眉页脚不同。方法是：单击文档中要分节的位置，再单击"页面布局"→"页面设置"→"分隔符"，打开"分隔符"列表，在列表中选择所需要的"分节符"选项即可。"分节符"选项有以下几种。

（1）下一页 在光标插入点位置分页，在下一页上开始新节。

（2）连续 在同一页上开始新节，文档不分页。如果在这个分节符的前后要设置不同的页面设置，则会在插入该分节符的位置分页。

（3）偶数页 在下一个偶数页上开始新节。

（4）奇数页 在下一个奇数页上开始新节。

（六）插入页码

1. 插入页码 方法是：单击"插入"→"页眉和页脚"→"页码"，打开"页码"的下拉列表如图 5 –21 所示，在列表中选择需要的页码位置以及样式即可。

2. 更改页码的样式 方法是：单击"插入"→"页眉和页脚"→"页码"→"设置页码格式"，打开"页码格式"对话框如图 5 –22 所示，在该对话框的"编号格式"列表中选择需要的编号格式，在

考点提示

设置起始页码如罗马数字"Ⅲ"等，要先设置页码格式，再做插入页码的操作。

"起始页码"框中输入起始页码数值，单击"确定"按钮；然后再插入页码。

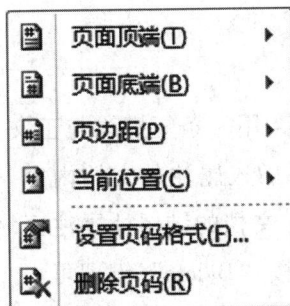

图 5-21　"页码"的下拉列表

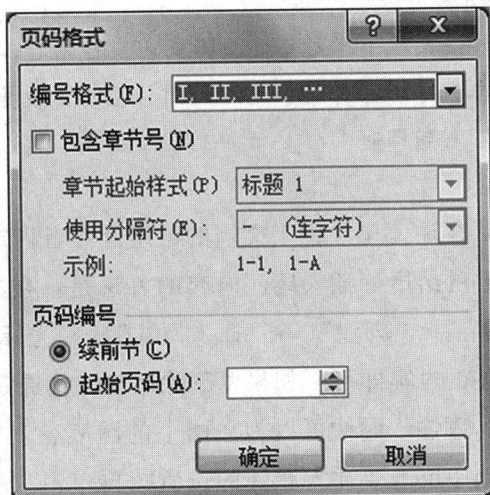

图 5-22　"页码格式"对话框

（七）页眉和页脚

页眉和页脚区域在页面正文的上方和下方。

1. 设置页眉　方法是：单击"插入"→"页眉和页脚"→"页眉"，打开"页眉"的下拉列表，在下拉列表中选择所要的页眉样式或者"编辑页眉"，则光标插入点出现在页眉区域，输入页眉内容即可。

2. 设置页脚　方法是：单击"插入"→"页眉和页脚"→"页脚"，打开"页脚"的下拉列表，在下拉列表中选择所要的页脚样式或者"编辑页脚"，则光标插入点出现在页脚区域，输入页脚内容即可。

3. 奇偶页不同的页眉和页脚　方法是：在插入页眉和页脚之前，先单击"插入"→"页眉和页脚"→"页眉"→"编辑页眉"进入页眉和页脚的编辑状态，单击"页眉和页脚工具－设计"→"选项"→"奇偶页不同"，选择"奇偶页不同"项，再分别在奇数页的页眉、奇数页的页脚、偶数页的页眉、偶数页的页脚区域输入所要的内容。

> **考点提示**
>
> 页码是页眉和页脚的内容。删除页眉和页脚时，要把页眉和页脚区域的内容全部删除。

（八）添加引用内容

在长文档的编辑过程中，常需要为文档内容添加一些注释内容。

1. 脚注　脚注和尾注，是一些引用资料的来源信息或说明性的信息。脚注位于当前页的底部或指定文字的下方，用一条短横线与正文分开。在当前页的底部插入脚注内容的方法是：在文档中选定要插入脚注的文档内容，单击"引用"→"脚注"→"插入脚注"，则光标插入点出现在当前页底部的脚注区域，输入脚注的内容即可。如果要删除脚注，则选定脚注编号后按"Delete"键即可。

知识拓展

　　在文档中选定要插入脚注的文档内容，再单击"引用"→"脚注"的对话框启动器，打开"脚注和尾注"对话框，可设置脚注或尾注的位置和格式，再单击"插入"按钮即可。

2. 尾注　尾注位于文档的结尾处或者指定节的结尾处，用一条短横线与正文分开。在文档的结尾处插入尾注内容的方法是：在文档中选定要插入尾注的文档内容，单击"引用"→"脚注"→"插入尾注"，则光标插入点出现在文档的结尾处尾注区域，输入尾注的内容即可。如果要删除尾注，则选定尾注编号后按"Delete"键即可。

3. 题注　题注可以为文档中的图表、表格或公式等对象添加编号标签。方法是：在文档中单击要插入题注的位置，再单击"引用"→"题注"→"插入题注"，打开"题注"对话框如图 5-23 所示，在该对话框的"标签"框中选择标签类型，单击"编号"按钮打开"题注编号"对话框如图 5-24 所示，在该对话框的"格式"框中选择编号格式再单击"确定"按钮关闭该对话框，单击"题注"对话框中的"确定"按钮。

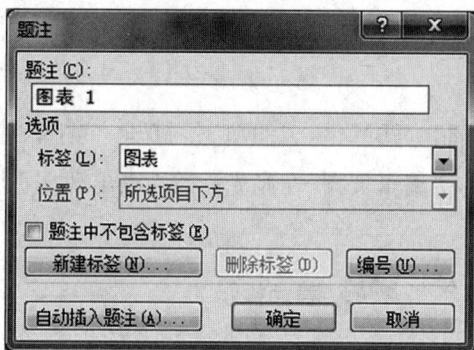

图 5-23　"题注"对话框

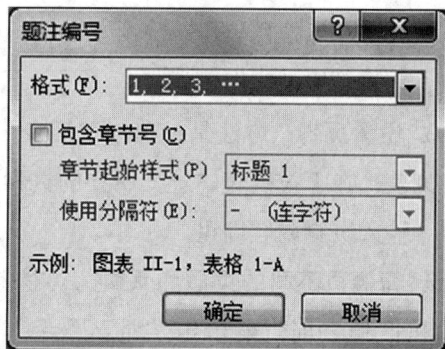

图 5-24　"题注编号"对话框

（九）创建文档的目录

　　使用样式是自动创建目录的前提。自动创建目录的方法是：单击要创建目录的位置，然后单击"引用"→"目录"→"目录"→"插入目录"，打开"目录"对话框，在"目录"选项中选择默认的目录样式，单击"确定"按钮。

三、任务实现

任务1　页面设置和文档属性

1. 任务要求　录入论文内容之后，进行排版处理。页面设置要求：A4 纸，纵向，页面左边距 3.0 厘米，右边距 2 厘米，上下边距 2.5 厘米；装订线：左；页眉距离边界 1.5 厘米，页脚距离边界 1.6 厘米。文档属性要求：标题为"大学生适应社会的能力研究"；作者为"李丽"，单位为"临床医学 1855 班"。

2. 操作步骤

（1）单击"页面布局"→"页面设置"的对话框启动器，打开"页面设置"对话框。

①在"纸张"选项卡的"纸张大小"列表选项中单击"A4"。

②在"页边距"选项卡的"页边距"栏"上""下"文本输入框中输入"2.5厘米","左"文本输入框中输入"3.0厘米","右"文本输入框中输入"2厘米",在"纸张方向"栏单击"纵向",在"装订线位置"框选择"左"。

③在"版式"选项卡的"页眉距边界"框输入"1.5"厘米,"页脚距边界"框输入"1.6"厘米。单击"确定"按钮。

(2)单击"文件"→"信息"→"属性"→"高级属性",打开设置"属性"对话框,在该对话框的"摘要"选项卡中输入如图5-25所示的内容:"标题"框中输入"大学生适应社会的能力研究";"作者"框中输入"李丽","单位"框中输入"临床医学1855班"。单击"确定"按钮。

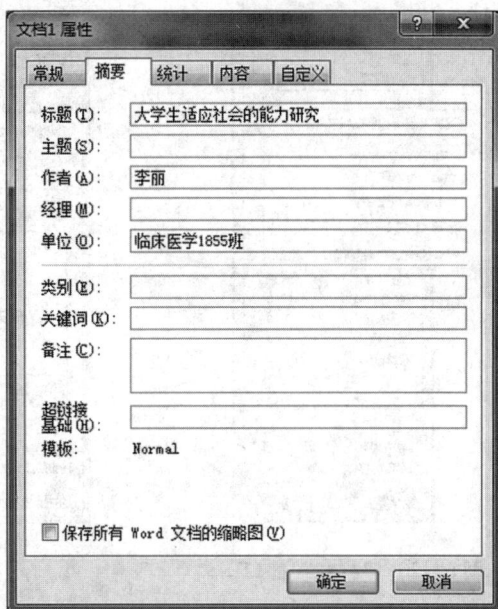

图 5 -25　文档"属性"对话框

任务2　修改、自定义、应用样式

1. 任务要求　将论文各章的标题(如"第一章　大学生社会适应能力概述")设置为"标题1"样式,各节的标题(如"1.1大学生社会适应能力")设置为"标题2"样式,各小节的标题(如"1.1.1大学生社会适应能力的定义")设置为"标题3"样式。修改"标题1"样式的格式为黑体、居中。自定义样式"论文正文":小四、宋体、1.5倍行距,并应用于所有正文。

2. 操作步骤

(1)按住"Ctrl"键依次单击各章的标题来选定所有的标题,单击"开始"→"样式"组中"快速样式"列表框中的"标题1",则将各章标题设置为"标题1"样式。同样,将各节的标题(如"1.1大学生社会适应能力")设置为"标题2"样式,将各小节的标题(如"1.1.1大学生社会适应能力的定义")设置为"标题3"样式。

(2)单击"开始"→"样式"的对话框启动器,打开"样式"窗口,单击该窗口中"标题1"的下拉按钮,打开"标题1"的下拉列表,单击列表中的"修改",如图5-26所示;打开"修改样式"对话框,在该对话框中设置字体格式为"黑体",对齐方式为"居中",如图5-27所示。单击"确定"按钮。文档中所有应用样式"标题1"的标题格式就随之修改了。

(3)单击"开始"→"样式"的对话框启动器打开"样式"窗口,单击该窗口列表框中的"正文",再单击窗口"新建样式"按钮打开"根据格式设置创建新样式"对话框,在该对话框中的"名称"框输入"论文正文",设置字号为"小四",单击对话框右下角的"格式"→"段落"打开"段落"对话框设置"1.5倍行距",如图5-28所示。单击"确定"按钮，则新样式"论文正文"就出现在"样式"列表框中了。

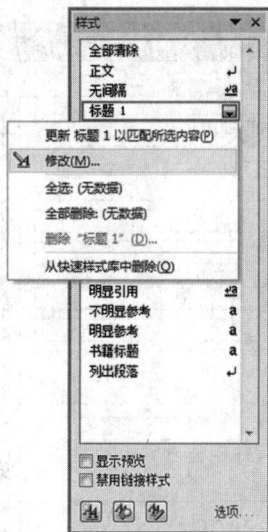

图 5-26 "样式"窗口

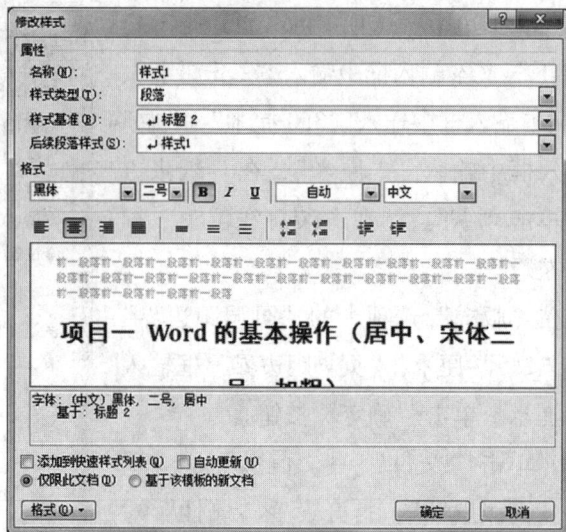

图 5-27 "修改样式"对话框

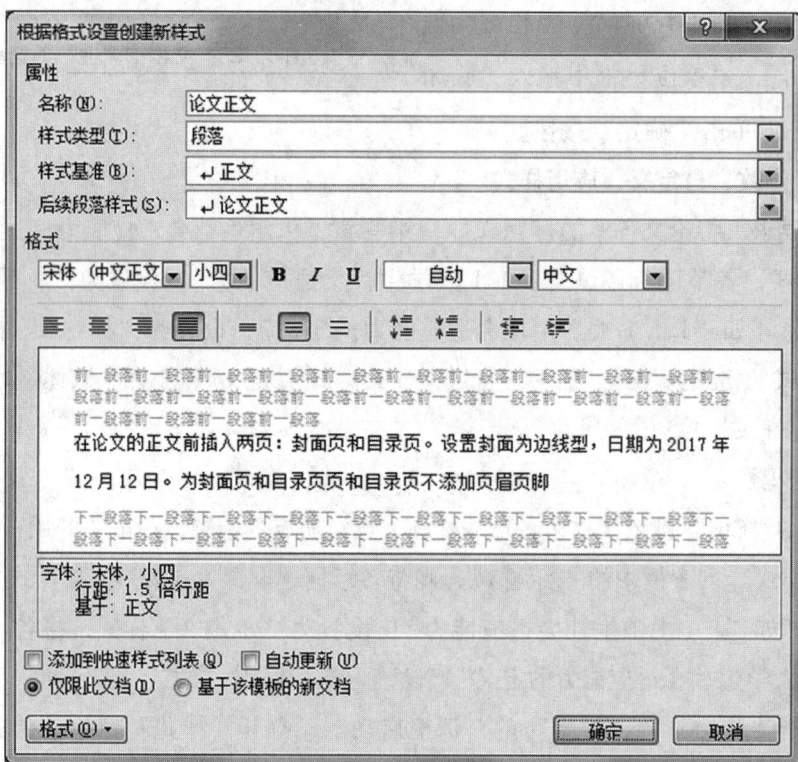

图 5-28 "根据格式设置创建新样式"对话框

（4）单击"开始"→"样式"的对话框启动器，打开"样式"窗口，单击该窗口列表框中的"正文"→"选择所有××个实例"，则所有应用该"正文"样式的文本都被选中，再单击"开始"→"样式"列表框中的"论文正文"，则正文都应用了"论文正文"样式。

任务 3　生成目录

1. 任务要求　在论文的正文前插入空白页，并利用样式生成论文的目录。在该页第一行录入"目录"，在该页的第三行起放置目录。

2. 操作步骤

（1）按住组合键"Ctrl + Home"则光标插入点出现在文档起始处，单击"插入"→"页"→"空白页"，则在论文的正文前插入空白页。单击空白页的第一行，输入文本"目录"。

（2）在文本"目录"后按两次"Enter"键，则光标插入点出现在第三行。再单击"引用"→"目录"→"目录"→"插入目录"，打开"目录"对话框，在对话框中"显示级别"框中输入"3"，在"制表符前导符"框中选择所要的前导符，如图 5-29 所示。单击"确定"按钮。

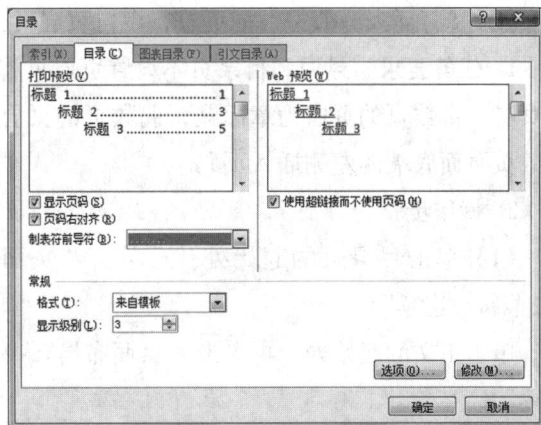

图 5-29　"目录"对话框

任务 4　插入封面

1. 任务要求　插入边线型封面，日期为 2017 年 12 月 12 日。

2. 操作步骤　单击"插入"→"封面"，打开"封面"的下拉列表，在列表中单击边线型，得到封面如图 5-30 所示，单击"日期"的下拉按钮，在"日期"的下拉列表中选择"2017 年 12 月 12 日"。

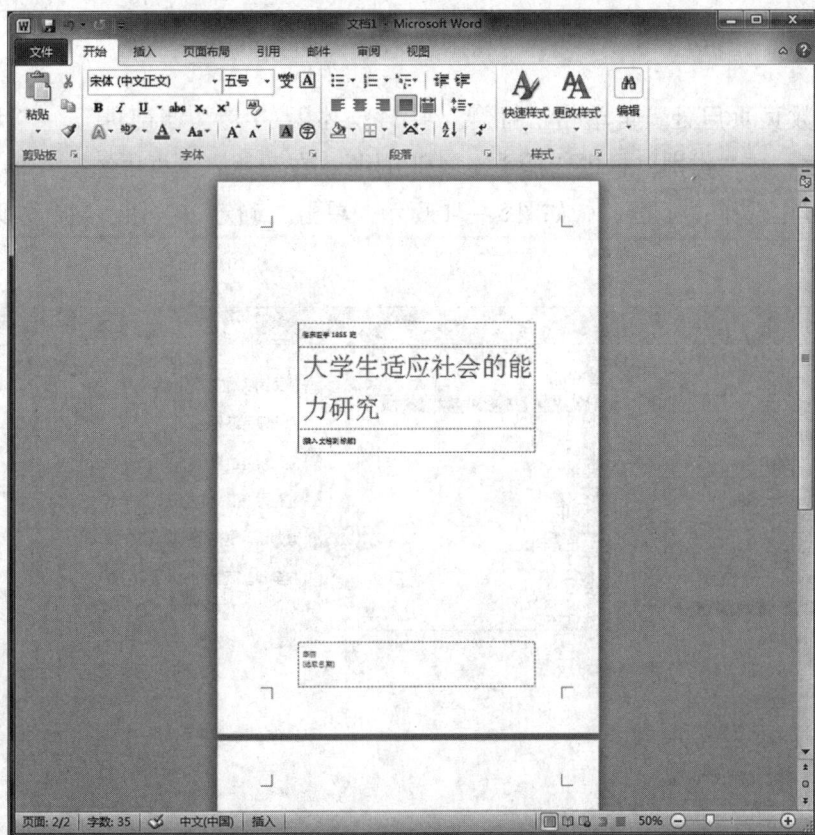

图 5-30　边线型封面

任务5 插入分节符、分页符，设置页眉页脚

1. 任务要求 封面和目录页不设置页眉页脚，从正文开始在不同的章节设置不同的页眉页脚。奇数页的页眉为章标题，偶数页的页眉为论文名称。在奇数页页面底端的右侧和偶数页页面底端的左侧插入页码。

2. 操作步骤

（1）单击目录页的起始处，再单击"页面布局"→"页面设置"→"分隔符"→"分节符—连续"。

单击正文的起始处，再单击"页面布局"→"页面设置"→"分隔符"→"分节符—连续"。

单击第一章的起始处，再单击"页面布局"→"页面设置"→"分隔符"→"分节符—下一页"，同样操作在每章的起始处，则每一章放在了不同的节中。

这样，将文档的封面页、目录页和正文的每章都分别放在不同的节中。

（2）单击正文起始处，再单击"插入"→"页眉和页脚"→"页眉"，在"页眉"的下拉列表中选择任意一种样式如"奥斯汀"，进入页眉和页脚的编辑状态。

单击"页眉和页脚工具—设计"→"导航"→"链接到前一条页眉"，取消"链接到前一条页眉"选项的选中状态，再单击"上一节"按钮，切换到上一节的页眉区。由于封面和目录页不设置页眉页脚，所以选定页眉区的内容，按"Delete"键删除，并选定页眉内的回车符，单击"开始"→"段落"组中的"无框线"按钮，去掉页眉的横线。

（3）单击"页眉和页脚工具—设计"→"选项"→"奇偶页不同"，选中"奇偶页不同"选项。

单击奇数页页眉处，再单击"插入"→"文本"→"文档部件"→"域"，打开"域"对话框，在"类别"框中选择"链接和引用"，在"域名"框中选择"StyleRef"，在"样式名"框中选择"标题1"，如图5-31所示，单击"确定"按钮，则奇数页的页眉设置为章标题。

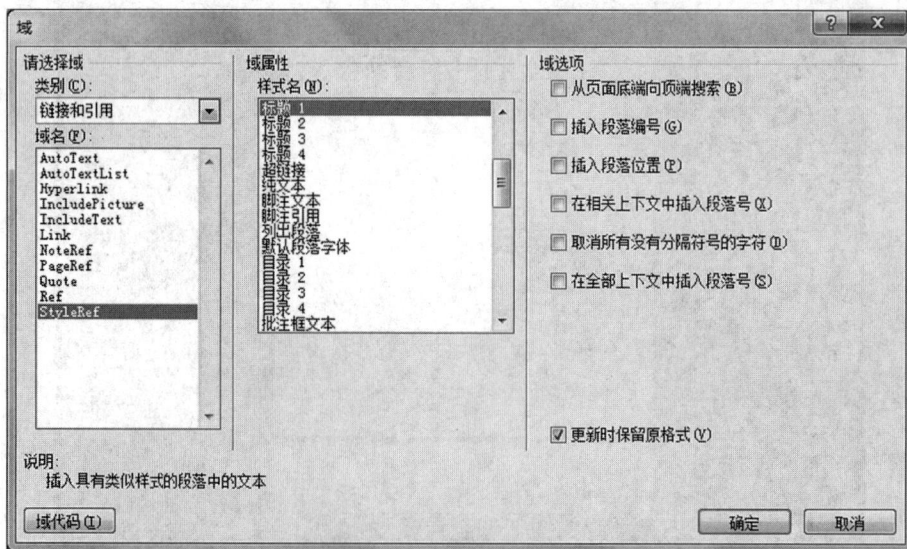

图5-31 "域"对话框

（4）单击偶数页页眉处，再单击"插入"→"文本"→"文档部件"→"域"，打开"域"对话框，在"类别"框中选择"文档信息"，在"域名"框中选择"Title"，单击"确定"按钮，则偶数页的页眉为论文名称。

（5）单击奇数页页脚处，再单击"插入"→"页码"→"页面底端"→"普通数字 3"；单击偶数页页脚处，再单击"插入"→"页码"→"页面底端"→"普通数字 1"。则在奇数页页面底端的右侧和偶数页页面底端的左侧分别插入页码。

知识拓展

　　域是文档中的变量。用户输入的是域代码，文档中显示的是域结果。域的特点是可以自动更新。

四、任务总结

通过"研究论文排版"任务的实现，学习了 Word 2010 的长文档编辑与处理技术，主要包括添加文档封面、插入文档的分页与分节、修改和应用样式、设置页眉页脚和文档属性、生成目录等。通过这些技术的使用，可大大提高了长文档的编辑效率和质量，编辑和制作出专业性强的长文档。

任务三　使用邮件合并技术批量处理文档

一、任务分析：成绩报告单

在实际工作中，常常需要批量制作一些文档，如准考证、工资条、成绩单等。Word 2010 提供了邮件合并功能，可以将数据源中的数据合并到主文档中，快速、批量地生成所需要的文档，大大提高工作的效率。

二、知识点解析

邮件合并是在文档的固定内容中插入来自数据源的变化部分，最后合并成一个新的文档或发送出去。

（一）Word 2010 表格的创建和编辑

1. 创建表格

方法一：在文档中单击要插入表格的位置，单击"插入"→"表格"→"表格"，打开"表格"的下拉列表，在列表中"插入表格"框内移动鼠标选择所要的行数和列数，单击鼠标即可。

方法二：在文档中单击要插入表格的位置，单击"插入"→"表格"→"表格"→"插入表格"，打开"插入表格"对话框，在该对话框中输入行数和列数，单击"确定"按钮。

方法三：对于用制表符分隔的表格文本，可以将其选定后，单击"插入"→"表格"→"表格"→"文本转换成表格"，打开"将文字转换成表格"对话框如图 5 - 32 所示，直接单击"确定"按钮即可。

方法四：手工绘制比较复杂的表格。单击"插入"→"表格"→"表格"→"绘制表格"，鼠标指针呈现笔状，按住鼠标左键绘制表格即可。删除表格线则单击"表格工具—设计"→"绘图边框"→"擦除"按钮，鼠标指针呈现橡皮状，按住鼠标左键选定要删除的表格线即可。完成表格绘制后，单击"插入"→"表格"→"表格"→"绘制表格"，将鼠标形状恢复正常状态。

2. 表格的编辑

（1）选定表格

①选定表格行的方法同选定文本行。

②选定表格列的方法是：鼠标指针移动到表格的上边框线时鼠标指针呈现"↓"形状，单击则选定指针指向的列。

图 5 – 32　"将文字转换成表格"对话框

③选定表格的单元格方法是：鼠标指针移动到表格的左边框线内侧时鼠标指针呈现倾斜的箭头形状，单击则选定指针指向的单元格，按住鼠标左键移动鼠标则选定多个单元格。

④选定整个表格的方法是：单击表格左上角的移动控制点可以快速选定整个表格。

（2）修改行高和列宽

方法一：直接拖动表格的边框调整高度和宽度。

方法二：选定行（或列），单击"表格工具—布局"→"表"→"属性"按钮，打开"表格属性"对话框，在"行"选项卡选择"指定高度"并输入行高值，在"列"选项卡选择"指定宽度"并输入列宽值，单击"确定"按钮。

（3）设置单元格边距　方法是：选定单元格，单击"表格工具—布局"→"对齐方式"→"单元格边距"按钮，打开"表格选项"对话框如图 5 – 33 所示，输入单元格上、下、左、右边距的数值即可。

（4）插入行、列和单元格

①插入行的方法是：单击单元格，再单击"表格工具 – 布局"→"行和列"→"在上方插入"或"在下方插入"，则在该单元格的上方或者下方插入一行。

②插入列的方法是：单击单元格，再单击"表格工具 – 布局"→"行和列"→"在左侧插入"或"在右侧插入"，则在该单元格的左侧或者右侧插入一列。

③插入单元格的方法是：单击单元格，再单击"表格工具 – 布局"→"行和列"组的"表格插入单元格"对话框启动器，打开"插入单元格"对话框如图 5 – 34 所示，选择"活动单元格右移"或者"活动单元格下移"，则在该单元格的左侧或者上方插入一个单元格。

（5）删除行、列、单元格和表格

①删除行的方法是：单击单元格，再单击"表格工具 – 布局"→"行和列"→"删除"→"删除行"，则删除该单元格所在行。

②删除列的方法是：单击单元格，再单击"表格工具 – 布局"→"行和列"→"删除"→"删除列"，则删除该单元格所在列。

③删除单元格的方法是：单击单元格，再单击"表格工具 – 布局"→"行和列"→

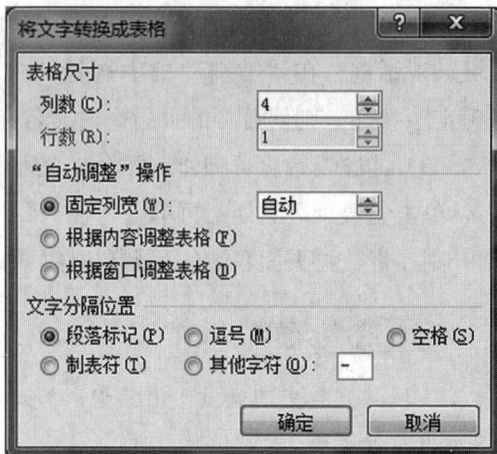

項目五　Word 2010 的使用

"删除"→"删除单元格",打开"删除单元格"对话框如图5-34所示,选择"右侧单元格左移"或者"下方单元格上移",则删除该单元格。

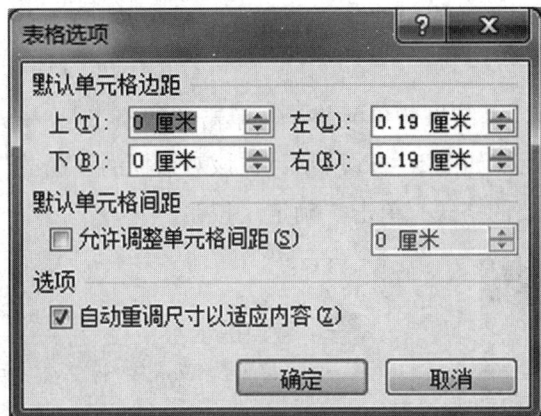

图 5-33　"表格选项"对话框

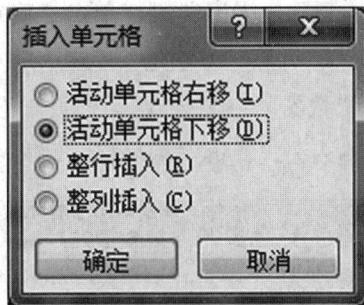

图 5-34　"插入单元格"对话框

④删除表格的方法是:选定整个表格,再单击"表格工具-布局"→"行和列"→"删除"→"删除表格"。

(6) 单元格与表格的合并和拆分

①合并单元格的方法是:选定要合并的多个单元格,单击"表格工具-布局"→"合并"→"合并单元格"即可。

②拆分单元格的方法是:选定要拆分的单元格,单击"表格工具-布局"→"合并"→"拆分单元格",打开"拆分单元格"对话框如图5-35所示,在该对话框中输入行数和列数,单击"确定"按钮。

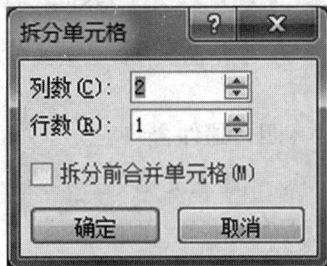

图 5-35　"拆分单元格"对话框

(二) 表格的格式化

1. 表格文本的格式　表格中文本的格式可以使用以下按钮设置:"开始"→"字体"组的按钮、"开始"→"段落"组的对齐方式按钮、"表格工具-布局"→"对齐方式"组的按钮。

2. 表格套用格式　方法是:单击表格的移动控制点选定整个表格,再单击"表格工具-设计"→"表格样式"→"表格样式"列表框中的表格样式即可。

3. 表格的边框和底纹

方法一:选定要设置边框线的单元格区域,单击"开始"→"段落"组的"边框线"按钮,打开"边框线"的下拉列表,在列表中单击所要的边框线即可。

方法二:选定要设置边框线的单元格区域,单击"开始"→"段落"→"边框线"→"边框和底纹",打开"边框和底纹"对话框,在该对话框中先选择边框类型,单击预览框中要设置格式的边框线来去掉该边框线,再选择边框线的样式、颜色和宽度等,单击预览框中要设置格式的边框线来添加该边框线,然后单击"确定"按钮。

> **考点提示**
> 在"表格工具-布局"→"对齐方式"组的9个对齐方式按钮分别为:靠上两端对齐、靠上居中对齐、靠上右对齐、中部两端对齐、水平居中、中部右对齐、靠下两端对齐、靠下居中对齐、靠下右对齐。

· 135 ·

（三）表格数据的计算和排序

1. 排序 方法是：单击表格中的任意位置，再单击"表格工具－布局"→"数据"→"排序"，打开"排序"对话框，在该对话框中选择排序的"主要关键字"及其类型、"次要关键字"及其类型，单击"确定"按钮。

2. 计算 方法是：单击表格中要放置计算结果的单元格，再单击"表格工具－布局"→"数据"→"公式"，打开"公式"对话框如图 5－36 所示，在该对话框的"公式"框中输入公式，再"编号格式"框中选择所要的格式，单击"确定"按钮。

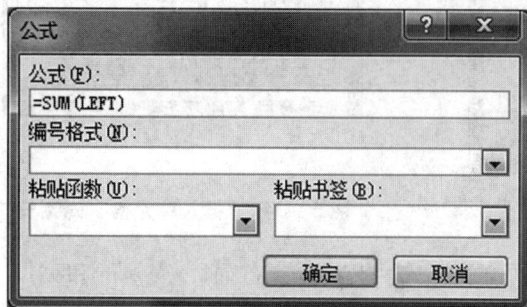

图 5－36 "公式"对话框

> **考点提示**
>
> 在常见的 Word 的计算公式中，涉及 sum、average、left、above 等单词。

（四）邮件合并

1. 创建主文档 主文档是邮件中固定不变的内容，如邀请函上的通用部分。创建主文档就是新建一个 Word 文档。

2. 创建数据源 数据源就是数据表，即可以用 Word、Excel、Access 等软件创建的数据表，包含了用户要合并到输出文档的数据，如姓名、成绩、邮件地址等。

3. 关联数据源 方法是：打开创建好的主文档，单击"邮件"→"开始邮件合并"→"开始邮件合并"→"信函"，再单击"邮件"→"开始邮件合并"→"选择收件人"→"使用现有列表"，打开"选取数据源"对话框，在该对话框中选择数据源文件，单击"确定"按钮。如果选择的数据源文件是 Excel 文件，则弹出"选择表格"对话框，在该对话框中选择所要的数据表，单击"确定"按钮。

4. 将数据源合并到主文档 方法是：单击主文档中要插入数据的位置，单击"邮件"→"编写和插入域"→"插入合并域"，打开"插入合并域"的下拉列表，在列表中选择要插入数据的列标题。

5. 预览邮件合并结果 方法是：单击"邮件"→"预览结果"→"预览结果"，再单击该"预览结果"组的"下一记录"和"上一记录"按钮，即可在主文档中预览结果。然后单击"完成"→"完成并合并"→"编辑单个文档"，打开"合并到新文档"对话框，在该对话框中选择记录的范围，单击"确定"按钮。

三、任务实现

任务1 创建包括表格的主文档

1. 任务要求 创建如图 5－37 所示的成绩报告单的主文档，保存为"E：\成绩报告单 . docx"。其中，成绩单表格行高 0.6 厘米，列宽 7 厘米，设置表格居中，表格第一列文字为中部两端对齐，第二列文字为水平居中。

临床医学系 2017-2018 学年度第一学期成绩报告单

＿＿＿＿＿＿学生家长：

　　　您好！在这新春来临之际，首先祝愿您全家在新的一年身体健康！万事如意！

一、学校放假时间

　　1. 2017-2018 学年寒假放假时间为 2018 年 1 月 18 日－2 月 20 日，2 月 21 日报到注册，2 月 22 日正式上课。

　　2.寒假期间学校宿舍封门时间为：2018 年 1 月 18 日上午 9:00；开楼时间为：2018 年 2 月 17 日上午 9:00。

二、寒假安全、文明要求

　　1.注意交通安全、财物安全、人身安全。

　　2.做到文明有礼，遵纪守法、规律作息、锻炼身体、按时学习。

　　3.各位同学离校及返校时间，及时告知辅导员和班干部，并保持通讯畅通，到家后要第一时间短信告知辅导员。

三、成绩单

学号	
姓名	
计算机应用基础	
生理学	
正常人体结构	
生物化学	
英语	
总成绩	

　　　　　　　　　　　　　　　　　　　　　　天津医专临床医学系

　　　　　　　　　　　　　　　　　　　　　　2018 年 1 月 7 日

图 5-37　"成绩报告单"的主文档

2. 操作步骤

（1）在文档中单击要插入表格的位置，单击"插入"→"表格"→"表格"，打开"表格"的下拉列表，在列表中"插入表格"框内移动鼠标选定 8 行数 2 列，如图 5-38 所示，单击鼠标即可。

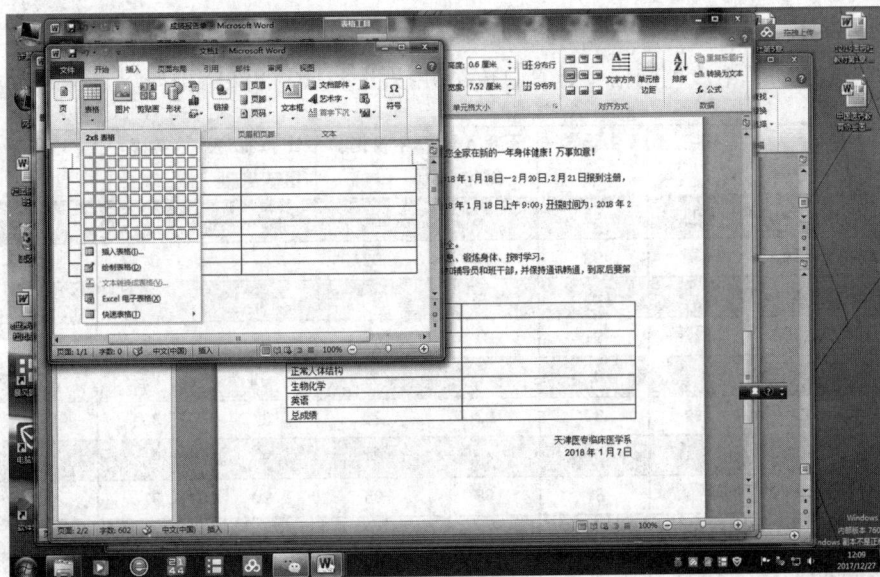

图 5-38　插入表格（8 行 2 列）

　　（2）单击表格的移动控制点来选定整个表格，再单击"表格工具—布局"→"表"→"属性"按钮，打开"表格属性"对话框，如图 5-39 所示选择"行"选项卡并在"指定高度"框并输入行高值"0.6厘米",再单击"列"选项卡,选择"指定宽度"框并输入列宽值"7厘米",单击"确定"按钮。

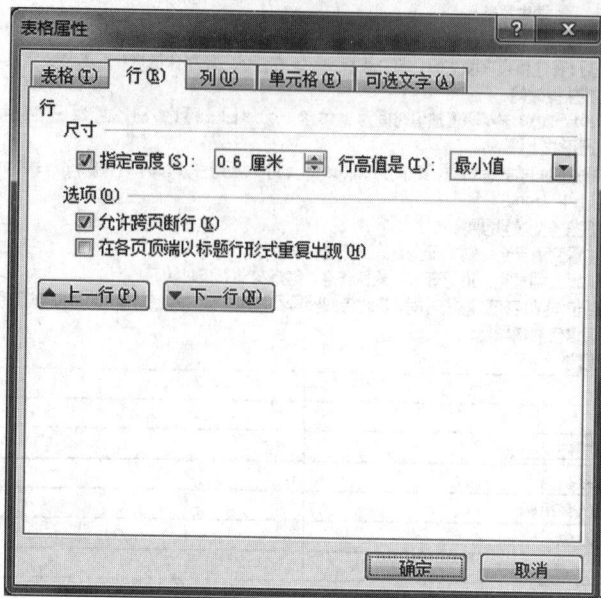

图 5-39 "表格属性"对话框

（3）鼠标指针移动到表格的上边框线时鼠标指针呈现"↓"形状,指针指向第一列单击来选定第一列,再单击"表格工具—布局"→"对齐方式"→"中部两端对齐"即设置第一列文字为中部两端对齐。同上操作,设置第二列文字为"水平居中"。单击表格的移动控制点来选定整个表格,单击"开始"→"段落"→"居中"即设置表格居中。

任务2 创建数据源和表格数据的处理

1. 任务要求 创建如图 5-40 所示的成绩总表,保存为"E:\成绩总表.docx"。其中,要求表格格式自动套用浅色网格,计算总成绩并按照总成绩的降序排列。

学号	姓名	生理学	正常人体结构	生物化学	计算机应用基础	英语	总成绩
201603104320	张迪	92	96	95	91	89	463
201603104343	林睿	92	95	92	87	91	457
201603104336	史伟	92	92	88	93	88	453
201603104303	黄丽萍	91	91	86	88	89	445
201603104305	赵学胜	89	90	85	91	89	444
201603104311	张静	87	92	88	87	88	442
201603104325	张小蝶	90	89	81	91	90	441
201603104319	李晶	87	88	85	90	91	441
201603104318	史学瑞	91	96	90	81	81	439
201603104307	李丽梅	90	84	88	89	85	436
201603104322	赵晓莉	83	90	82	79	88	422
201603104308	张莹	76	86	85	83	84	414

图 5-40 成绩总表

2. 操作步骤

（1）在文档中单击要插入表格的位置，单击"插入"→"表格"→"表格"→"插入表格"，打开"插入表格"对话框，在"列数"框中输入"8"，在"行数"框中输入"13"，如图 5－41 所示，单击"确定"按钮，得到 13 行 8 列的空白表格，输入学号、姓名和各科成绩的数据。

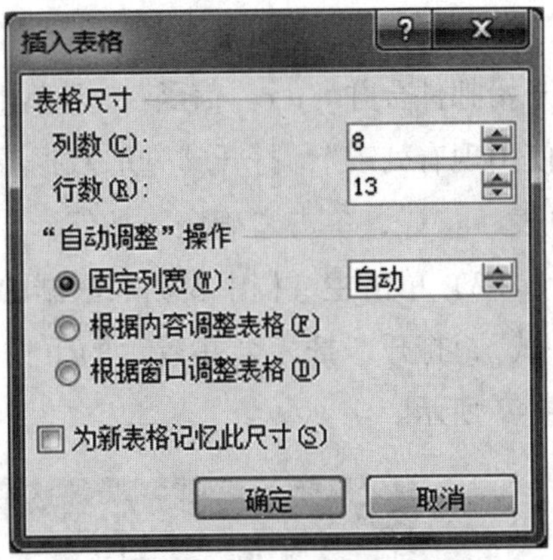

（2）在文档中单击第二行的最后一个单元格，再单击"表格工具－布局"→"数据"→"公式"，打开"公式"对话框，在该对话框的"公式"框中输入公式"＝sum（left）"，单击"确定"按钮。同上操作，计算出各行的总成绩。

图 5－41 "插入表格"对话框

知识拓展

通过计算得到的"总成绩"数值要链接到其他文件中，建议将计算的结果数值剪切，在原位置粘贴为"只保留文本"。

（3）单击表格中的任意位置，再单击"表格工具－布局"→"数据"→"排序"，打开"排序"对话框，在该对话框中选择"主要关键字"为"总成绩"，选择其"类型"为"数字"，选择"降序"，如图 5－42 所示，单击"确定"按钮，即将数据按照总成绩的降序排序。

（4）单击表格的移动控制点选定整个表格，再单击"表格工具－设计"→"表格样式"→"浅色网格"，即可自动套用浅色网格的表格格式。

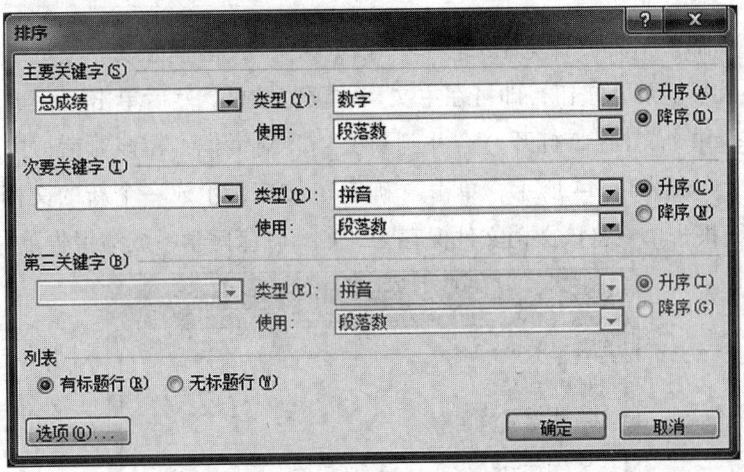

图 5－42 "排序"对话框

任务3 批量生成成绩报告单

1. 任务要求 将数据源文件"E：\成绩总表.docx"合并到主文档文件"E：\成绩报告单.docx"，生成每个人的成绩报告单，保存在"E：\临床医学系成绩报告单.docx"。

2. 操作步骤

（1）打开主文档文件"E:\成绩报告单.docx"，单击"邮件"→"开始邮件合并"→"开始邮件合并"→"信函"，再单击"邮件"→"开始邮件合并"→"选择收件人"→"使用现有列表"，打开"选取数据源"对话框，在该对话框中选择数据源文件"E:\成绩总表.docx"，单击"确定"按钮。

（2）单击主文档中要插入数据的位置，单击"邮件"→"编写和插入域"→"插入合并域"，打开"插入合并域"的下拉列表，在列表中选择要插入数据的列标题，效果如图5-43所示。

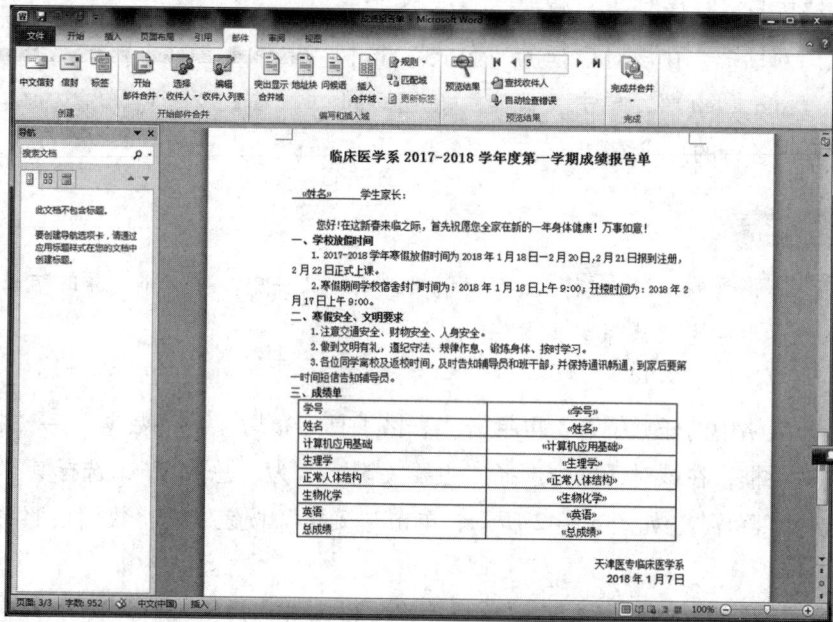

图5-43 "插入合并域"效果图

（3）单击"邮件"→"预览结果"→"预览结果"，再单击该"预览结果"组的"下一记录"和"上一记录"按钮，即可在主文档中预览结果。然后单击"完成"→"完成并合并"→"编辑单个文档"，打开"合并到新文档"对话框，在该对话框中选择"合并记录"为"全部"，如图5-44所示，单击"确定"按钮，生成一个新的文档，文档内容包括每个人的成绩报告单，将该文档文件保存为"E:\临床医学系成绩报告单.docx"。

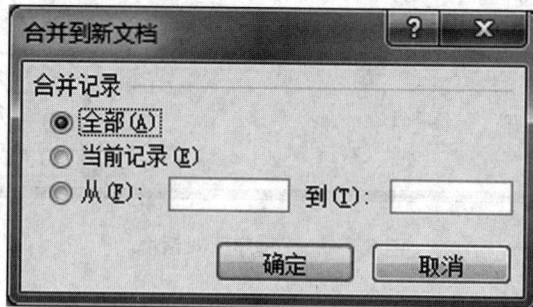

图5-44 "合并到新文档"对话框

四、任务总结

通过"成绩报告单"的任务实现,不仅练习了使用 Word 2010 创建、编辑、格式化表格和对表格数据进行计算、排序,还学习了使用邮件合并功能将数据合并到文档中,快速、批量的生成文档。

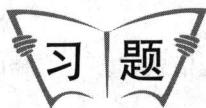

习 题

一、选择题

1. 在 Word 2010 中绘制图形,一般要切换到( )视图,以便于确定图形的位置和大小。

A. 页面   B. 大纲   C. 草稿   D. Web 版式

2. 在 Word 2010 编辑状态下给当前文档的某个词添加尾注,应使用( )选项卡。

A. 插入   B. 引用   C. 文件   D. 视图

3. 要打印文档的 2,3,4,5,8 页,应在 Word 2010 文档打印框的"打印页数"中输入( )。

A. 2 – 5,8   B. 2、3、4、5、8

C. 2,3,4,5,8   D. 2—5,8

4. 在 Word 2010 能显示页眉和页脚的视图方式是( )视图。

A. 页面   B. 大纲   C. 草稿   D. Web 版式

5. 在 Word 2010 中绘制"自选图形"时,按住( )键画出的图形会从中心向四周扩展。

A. "Ctrl"   B. "Shift"   C. "Ctrl + Alt"   D. "Alt"

6. 在 Word 2010 中可以进行屏幕截图,应使用( )选项卡中的命令。

A. 开始   B. 插入   C. 页面布局   D. 引用

7. 在"页面设置"对话框的( )选项卡中设置"页眉页脚距边界的距离"。

A. 页边距   B. 纸张   C. 版式   D. 文档网格

8. Word 2010 默认的纸张大小是( )。

A. A4   B. B5   C. 16 开   D. 信纸

9. 单击"视图"→"窗口"→"切换窗口",打开"切换窗口"下拉列表,在该列表中选择文档名,则

A. 打开该文档   B. 关闭该文档

C. 新建一个窗口来编辑该文档   D. 把该文档窗口设置为当前窗口

10. 在文档中同时进行不同的页面设置,使用( )。

A. 分页符   B. 分节符   C. 换行符   D. 分栏符

11. Word 2010 文档的扩展名是( )。

A. .doc   B. .dotx   C. .pdf   D. .docx

12. Word 2010 的"段落"对话框中,不能设定文本的( )。

A. 悬挂缩进　　　　B. 段落间距　　　　C. 首字下沉　　　　D. 行间距

13. Word 2010 中段落的第一个字符的起始位置，由（　　）设置。

A. 悬挂缩进　　　　B. 首行缩进　　　　C. 首字下沉　　　　D. 左缩进

14. Word 2010 文档中的表格数据进行计算时，单击（　　）插入公式。

A. 插入　　　　　　　　　　　　B. 引用

C. 表格工具－设计　　　　　　　D. 表格工具－布局

15. 在 Word 2010 中编辑具有相同格式的多个文档时，可以使用（　　）。

A. 样式　　　　　　B. 向导　　　　　　C. 联机帮助　　　　D. 模板

16. 在 Word 2010 中，可以将文档保存为（　　）类型的文件。

A. ．doc　　　　　　B. ．dotx　　　　　　C. ．pdf　　　　　　D. ．TIF

17. Word 2010 的主界面包括标题栏、工具栏、滚动条、编辑区和（　　）等区域。

A. 状态栏　　　　　　B. 菜单栏　　　　　　C. 标尺　　　　　　D. 功能区

18. Word 2010 提供了页面视图、（　　）视图方式。

A. 草稿视图　　　　　B. 阅读版式视图　　　C. Web 版式视图　　D. 大纲视图

19. Word 2010 提供的段落缩进的特殊格式有（　　）。

A. 首行缩进　　　　　B. 进位缩进　　　　　C. 悬挂缩进　　　　D. 首字缩进

20. 在 Word 2010 中设置段落缩进有以下方法（　　）。

A. 单击"开始"→"段落"组中"增加缩进量""减少缩进量"按钮

B. 单击"开始"→"段落"组的对话框启动器，打开"段落"对话框进行设置

C. 在"页面布局"→"段落"组的缩进文本框中输入缩进量

D. 在"开始"→"段落"组的缩进文本框中输入缩进量

二、思考题

1. 在 Word 2010 中，可以将文件保存为哪些格式？

2. 在 Word 2010 中，如何设置各种文字效果？

扫码"练一练"

项目六　Excel 2010 的使用

学习目标

1. **掌握**　Excel 2010 电子表格的新建与保存、数据输入与编辑、表格格式设置、函数与条件格式、数据的排序、插入与编辑图表。
2. **熟悉**　数据的筛选与分类汇总、工作表与工作簿的保护。
3. **了解**　数据记录单、数据透视表的使用。
4. 具备使用 Excel 2010 制作表格，处理数据与分析数据的能力。
5. 培养学生自主学习意识，具备自主分析与实践的能力。

作为 Microsoft Office 办公软件的重要成员，Excel 2010 是当今流行的数据处理软件，它以表格的形式来组织数据，具有强大的数据处理、分析的能力，广泛地应用于管理、统计、财经、金融等众多领域。

任务一　Excel 2010 的基本操作

一、任务分析：建立药品销售统计表

药品销售统计表是医院、医药公司在药品销售中形成的统计报表。Excel 2010 有非常强大的数据处理功能，可通过使用 Excel 2010，对药品销售的各项数据进行分析与汇总，为药品销售提供决策支持。

常使用的药品销售统计表如图 6-1 所示。

序号	类型	药品编号	药品名称	有效期	进货单位	进货价	零售价	第一季度	第二季度	第三季度	第四季度	年销售额	月均销售额	利润总额	迷你图
1	西药	01010250	阿奇霉素分散片	2019-2-1	哈药三精	¥16.01	¥18.50	2050	1900	1770	3010				
2	西药	01010270	头孢克肟颗粒	2019-7-1	深圳	¥7.95	¥17.20	6000	4500	7000	6750				
3	西药	01080195	利凡诺创伤膏	2020-10-1	修正	¥5.66	¥8.70	920	780	650	870				
4	西药	02030226	伊可新	2018-3-1	达因制药	¥23.00	¥31.90	5600	2540	2160	3200				
5	中成药	02040262	正红花油	2021-8-1	万源福州	¥16.20	¥25.30	123	320	210	301				
6	中成药	02070142	清火栀麦片	2020-12-1	恒拓	¥7.56	¥15.90	1570	2620	2040	1980				
7	中成药	01010271	蒲地蓝口服液	2020-4-1	济川制药	¥12.50	¥18.50	1320	1500	1400	1320				
8	中成药	02090061	舒筋活血片	2018-4-1	河南百泉	¥14.90	¥22.80	2310	1450	2140	3120				
9	中药	050042	中药当归	2021-8-1	甘肃	¥8.96	¥11.00	10010	10060	15030	19020				
10	中药	050054	中药白茯苓	2020-12-1	河北	¥6.54	¥7.50	20030	20410	22030	18320				
11	中药	050566	中药白术	2020-4-1	浙江	¥3.30	¥9.80	9800	8560	7850	10220				
12	中药	050046	中药熟地	2019-5-1	河南	¥6.52	¥11.00	6540	5660	4310	4790				

图 6-1　药品销售统计表

二、知识点解析

（一）Excel 2010 的窗口

Excel 2010 的窗口如图 6-2 所示，窗口布局同 Word 2010 相似，不同点在于工作区，Excel 2010 的工作区由单元格、编辑栏、工作表标签三部分组成。在 Excel 2010 中，单元格是数据的基本单位，单元格组成工作表，工作表组成工作簿。

启动 Excel 2010 程序，Excel 2010 自动创建一个名为"工作簿 1. xlsx"的工作簿，工作簿的新建、打开、保存、关闭与 Word 2010 相似。

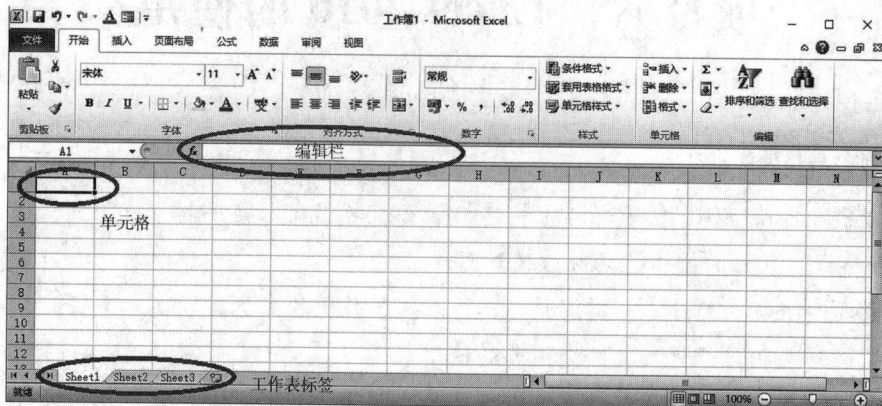

图 6 - 2 Excel 2010 工作界面

1. 工作簿 工作簿是 Excel 存储数据的文件，扩展名为".xlsx"。一个工作簿默认有三个工作表：Sheet1、Sheet2、Sheet3。每个工作簿可以包括一个或者多个工作表，最多 255 个工作表。工作表的名字显示在工作表标签。

2. 工作表 工作表是 Excel 创建表格的容器，是对数据组织和分析的场所，每个工作表最多由 1048576 行，16384 列组成。行的编号由上到下从"1"到"1048576"编号；列的编号由左到右，用字母从"A"到"XFD"编号。

（1）插入工作表 在"开始"选项卡的"单元格"组中单击"插入"按钮，在下拉菜单中选择"插入工作表"，在当前工作表右侧插入一个新的工作表。

> ▌ **知 识 拓 展**
>
> 可以改变 Excel 2010 的默认工作表数，方法是：在"文件"选项卡中单击"选项"，弹出"Excel 选项"对话框，选择"常规"选项卡，在"新工作簿内的工作表数"框中输入新设定的工作表数即可。

（2）删除工作表 右键单击要删除工作表的工作表标签，在快捷菜单中选择"删除"命令。

（3）移动或复制工作表（在工作簿内）

方法一：可以通过拖动工作表标签来移动工作表，在拖动过程中，工作表标签上方会出现一个黑色的三角形，指示工作表移动到的位置。

方法二：在工作表标签上单击鼠标右键，在快捷菜单中选择"移动或复制工作表"，在"下列选定工作表之前"列表框中选择移动到位置右侧的工作表名称，如果是要复制工作表，则选择下方的"建立副本"选项，否则将移动工作表，如图 6 - 3 所示。

（4）移动或复制工作表（在工作簿之间） 在工作簿间移动或复制工作表的方法同在工作簿内操作的方便基本相同，只是需要在"移动或复制工作表"对话框的"工作簿"下拉列表中选择目标工作簿。

（5）重命名工作表

方法一：在"Sheet1"工作表标签上单击鼠标右键，在快捷菜单中选择"重命名"，然后输入新的工作表名字。

方法二：双击工作表标签，输入新的名字即可。

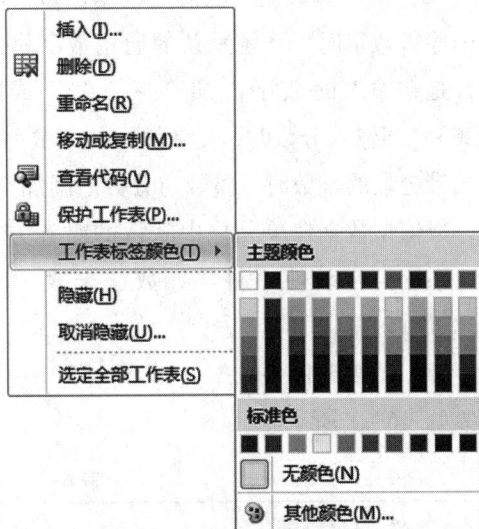

（6）设置工作表标签的颜色 右键单击工作表标签，在快捷菜单中选择"工作表标签颜色"命令里的颜色即可，如图6-4所示。

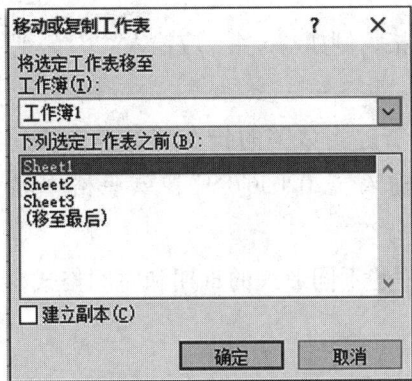

图6-3 "移动或复制工作表"对话框   图6-4 工作表标签颜色

3. 单元格 在 Excel 2010 中，单元格是存储数据的基本单位。在工作表中，每一个单元格的单元格地址由单元格所在的列标和行标组成，例如 C3 就是表示单元格在第 C 列的第 3 行。

在所有单元格中，只有一个单元格是输入数据的活动单元格，活动单元格会有较粗的框线，单击某个单元格既可将其设为活动单元格。活动单元格的地址会显示在编辑栏的名称框中。在一个工作簿中可以有多个工作表，在跨工作表引用中为了区分不同工作表的单元格，可在单元格地址前面增加工作表名称，工作表与单元格地址之间用"！"分开。例如 Sheet3！B5，表示该单元格是"Sheet3"工作表中的"B5"单元格。

（二）数据输入与填充

1. 数据输入 在单元格输入数据时，编辑栏中的公式框左边会出现三个按钮。输入结束时单击"×"按钮，取消本次输入或修改，它的作用与按下 Esc 键相同；单击"√"按钮，确认本次输入或修改，它的作用与按下 Enter 键相同；单击" f_x "按钮，表示要插入一个函数。在单元格中先输入一个"＝"表示要输入一个公式。单元格中常见的数据类型有三种，分别为文本型、数值型和日期时间型。

（1）文本型数据 文本型数据包括字母、数字、标点符号及其他符号。字符与数字的混合输入，也作为文本常量。文本型数据默认对齐方式为单元格内左对齐。

输入数字形式的字符串如学号、身份证号、电话号码等，需要在字符串前加半角状态下的"'"（英文单引号）。例如，要在单元格内输入"3200069"，应输入"'3200069"。

知识链接

一个单元格内最多可以存放32000个字符。当输入的文本长度超过单元格的宽度时，超出的部分将被隐藏或放到下一空单元格内。若要完全放置在本单元格内，可以在"格式/单元格"中，将"对齐方式"设置为自动换行。

（2）数值型数据　数值型数据由数字、+、-、*、/、%、（、）、$等组成。在单元格中输入数字时，系统默认的通用数字格式是：整数（321）、小数（3.21）。当输入负数时，是在输入的数字前加"-"号，或将数字用"（　）"括起来，如"-326"或（326）；当输入分数时，是在输入的分数前加0和空格，例如"3/4"应输入"0 3/4"；当输入带分数的整数时，整数与分数之间加空格，如："4 3/4"。

数值型数据在单元格中默认的对齐方式为右对齐。当数字的长度超过单元格的宽度时，系统会自动使用科学计数法来表示。例如，输入"202056789"，单元格中显示为"2.02E+08"。

（3）日期时间型数据　在 Excel 2010 中规定了一些不同形式的日期和时间格式，具体可参见表6-1所示。

表6-1　日期和时间格式

格　式	范　例
MM/DD/YY	8/15/96，08/15/96（1996年8月15日）
MM-YY	Sep-98（1998年9月）
DD-MM-YY	12-Oct-98（1998年10月12日）
DD-MM	20-May（5月20日）
MM-DD-YY　HH：MM	08/15/96　4:25PM（1996年8月15日下午4点25分）
HH：MM：SS	7:20:30，7:20:30AM（上午7点20分30秒）
HH：MM	19:27，7:27PM
HH：MM　MM/DD/YY	4:23PM　09/15/99（1999年9月15日下午4点23分）

在单元格中输入可识别的日期和时间数据时，单元格的格式会自动从"通用"转换为相应的"日期"或"时间"格式，不需要设置。按下组合键"Ctrl+;"可以输入当前日期；按下组合键"Ctrl+Shift+;"可以输入当前时间。如果在同一个单元格中输入日期和时间的组合，需要在日期和时间之间用空格分隔。

2. 数据填充　当需要输入的数据具有一定的规律时，可以使用快速填充功能实现数据快速输入。

（1）利用填充柄填充数据序列　操作方法是：在单元格中输入起始数据，将鼠标指针移至该单元格控制柄处，出现"+"形状填充柄时，按住鼠标左键拖动填充柄，即可在拖动过的单元格区域填充相同的数据。

如果需要填充有规律的数据序列，则在拖动填充柄后单击"自动填充选项"按钮，在弹出的下拉菜单中选择"填充序列"命令即可，如图6-5所示填充步长值为1的等差数列。

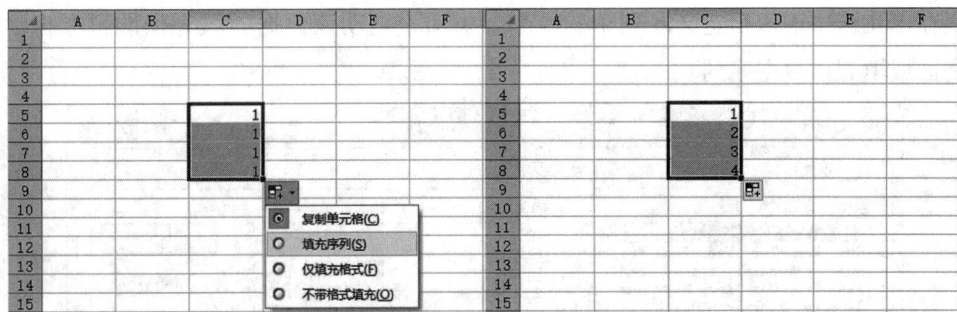

图 6-5　自动填充数据序列

知识拓展

将"Ctrl"键与填充柄组合使用，可以实现升序填充。

（2）利用对话框填充数据序列　方法是：单击"开始"→"编辑"→"填充"→"系列"，打开"序列"对话框进行设置即可。

（3）自定义填充数据序列　方法是：单击"文件"→"选项"，打开"Excel 选项"对话框，如图 6-6 所示选择"高级"选项卡，在"常规"栏目下单击"编辑自定义列表"按钮，打开"自定义序列"对话框，在"输入序列"框中输入序列，例如"护理系、医学系、口腔医学系、医疗技术系"，如图 6-7 所示，单击"添加"按钮，则该序列出现在"自定义序列"框，单击"确定"按钮，即完成自定义该数据序列。

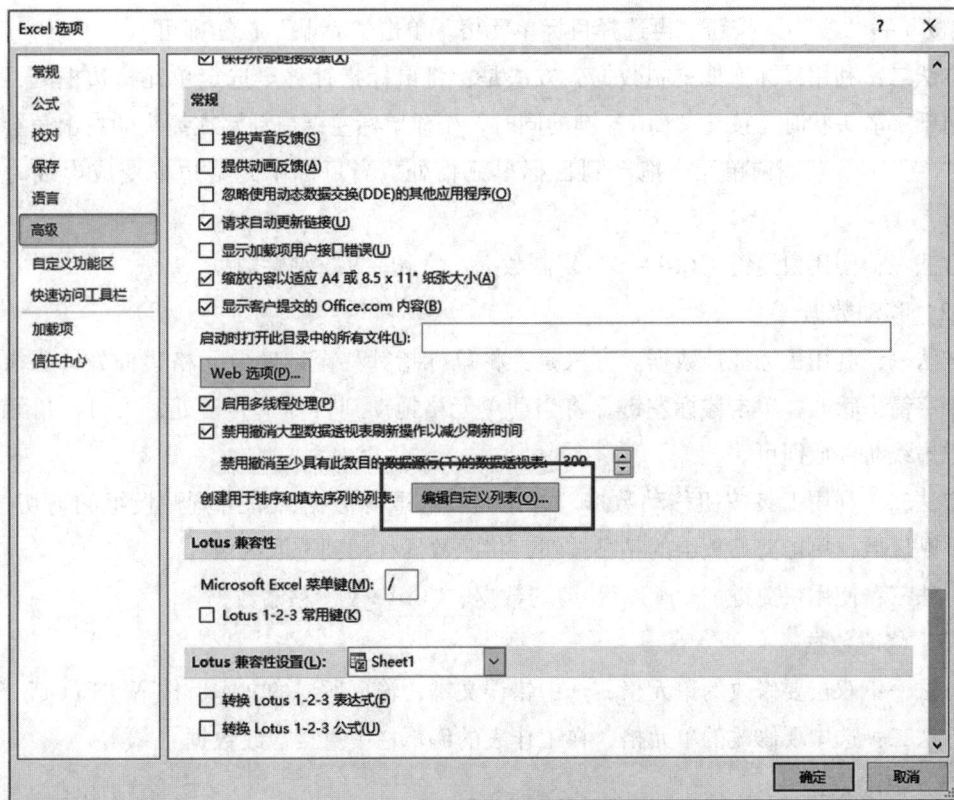

图 6-6　"Excel 选项"对话框

当在单元格中输入自定义序列中的一个数据时，拖动该数据的填充柄即可在拖动过的单元格区域填充该数据序列。

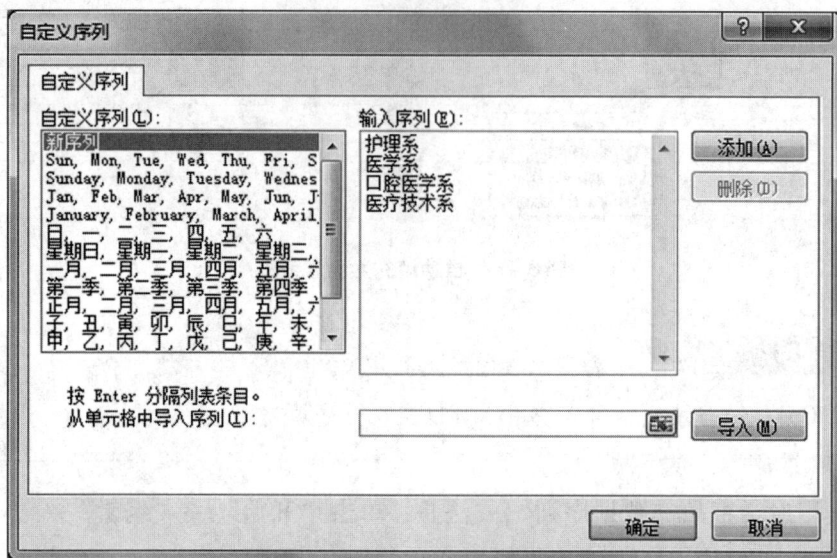

图6-7 "自定义序列"对话框

（三）表格编辑

1. 编辑数据

（1）复制数据

方法一：利用工具按钮复制文本。方法是：选中要复制的单元格，单击"开始"→"剪贴板"→"复制"按钮，再选择目标单元格，单击"粘贴"按钮即可。

方法二：利用鼠标拖拽复制数据。方法是：将鼠标指针移至选定单元格边框处，指针呈双向十字箭头状时，按住"Ctrl"键的同时，按住鼠标左键拖动，在箭头的右上角会出现一个"+"号，将当前单元格拖动到目标单元格处，当目标单元格边框变成虚线时释放即可。

方法三：使用快捷键"Ctrl + C"复制数据、"Ctrl + V"粘贴数据。

（2）移动数据

方法一：利用鼠标拖拽数据。方法是：将鼠标指针移至选定单元格边框处，当指针呈双向十字箭头状时，单击鼠标左键，将当前单元格拖动到目标单元格处，当目标单元格边框变成虚线时释放即可。

方法二：利用工具按钮移动数据。方法是：选取源数据，单击剪贴板组的剪切按钮，选取粘贴区域，单击剪贴板组的粘贴按钮，将源数据移动到选取区域。

方法三：使用快捷键"Ctrl + X"剪切数据、"Ctrl + V"粘贴数据。

（3）修改数据

方法一：双击要修改的单元格，选中错误文本，输入所要的文本，按下"Enter"键。

方法二：选中要修改的单元格，在工作表的编辑栏中直接修改数据。

（4）清除数据

方法一：鼠标选中单元格，按下"Delete"键清除单元格的内容。

方法二：鼠标选中单元格，然后单击鼠标右键选择"清除内容。"

方法三：鼠标选中单元格，单击"开始"→"编辑"→"清除"按钮。

2. 工作表中的行与列

（1）选定行/列 单击行标或列标，即可选取整行或整列；按住鼠标左键并在行/列标上拖动，则选定连续的行/列；按住"Ctrl"键并依次单击需要选定的行/列标，则选定不连续的行/列。

（2）插入行/列

①插入行

方法一：选中一行或者一个单元格，单击"开始"→"单元格"→"插入"→"插入工作表行"，则在该行或单元格的上方插入一行。

方法二：选择一个单元格，单击鼠标右键，在弹出的快捷菜单中选择"插入"命令打开"插入"对话框，如图6-8所示选择"整行"则在该单元格的上方插入一行。

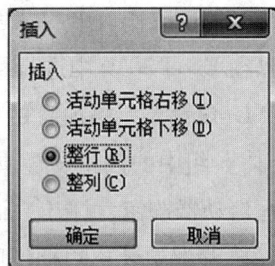

②插入列

方法一：选中一列或者一个单元格，单击"开始"→"单元格"→"插入"→"插入工作表列"，则在该列或单元格的左侧插入一列。

图6-8 "插入"对话框

方法二：选择一个单元格单击鼠标右键，弹出的快捷菜单中选择"插入"命令打开"插入"对话框，选择"整列"则在该单元格的左侧插入一列。

（3）删除行/列

①删除行

方法一：选中要删除行的整行或者该行的一个单元格，单击"开始"→"单元格"→"删除"→"删除工作表行"即可。

方法二：在要删除的行标上单击鼠标右键，在弹出的快捷菜单中选择"删除"即可。

②删除列

方法一：选中要删除列的整列或者该列的一个单元格，单击"开始"→"单元格"→"删除"→"删除工作表列"即可。

方法二：在要删除的列标上单击鼠标右键，在弹出的快捷菜单中选择"删除"即可。

（4）调整行高/列宽

①调整行高

方法一：将光标移至要改变行高的行号之间的分隔线上，鼠标指针变成垂直双向箭头形状时，按住鼠标左键拖动鼠标，将行高调整到合适高度，放开鼠标即可。

方法二：选定行或者该行的一个单元格，单击"开始"→"单元格"→"格式"→"行高"，打开"行高"对话框输入行高值即可。

方法三：选定整行，在选中区域单击鼠标右键，在弹出的快捷菜单中选择"行高"命令打开"行高"对话框，在该对话框中输入行高值即可。

②调整列宽

方法一：将光标移至要改变列宽的列号之间的分隔线上，鼠标指针变成水平双向箭头形状时，按住鼠标左键拖动鼠标，将列宽调整到合适高度，放开鼠标即可。

方法二：选定列或者该列的一个单元格，单击"开始"→"单元格"→"格式"→

"列宽"，打开"列宽"对话框输入列宽值即可。

方法三：选定整列，在选中区域单击鼠标右键，在弹出的快捷菜单中选择"列宽"命令打开"列宽"对话框，在该对话框中输入列宽值即可。

> **知 识 链 接**
>
> 当插入行时，插入行的数量与选择的行数相同，如选中 3 行则插入时也新插入 3 行。删除行和调整行高也同理。

（四）表格格式的设置

为了使工作表中的标题和重要数据等更加醒目、直观，使表格看起来更加专业、美观，可以在 Excel 2010 中进行格式设置。

1. 设置单元格内容的字体格式　选定单元格或单元格区域后，可以使用"开始"→"字体"组中的按钮设置单元格内容的字体格式；也可以单击"开始"→"字体"组的对话框启动器按钮，打开"设置单元格格式"对话框"字体"选项卡进行设置。

2. 设置单元格边框　Excel 2010 的单元格没有边框线，在 Excel 窗口中显示的网格线不会被打印出来。为单元格添加边框有以下方法。

方法一：选定单元格或单元格区域，单击"开始"→"字体"→"边框"按钮的下拉列表按钮，在弹出的下拉列表中选择边框的类型即可。

方法二：选定单元格或单元格区域，单击"开始"→"字体"组的对话框启动器按钮打开"设置单元格格式"对话框，选择"边框"选项卡进行设置即可。如要取消已有的边框，在该选项卡的"预置"选项组中选择"无"，单击"确定"按钮即可。

3. 设置单元格颜色

方法一：选定单元格或单元格区域，单击"开始"→"字体"→"填充颜色"按钮的下拉列表按钮，在打开的下拉列表中选择相应的颜色即可。

方法二：选定单元格或单元格区域，单击"开始"→"字体"组的对话框启动器按钮打开"设置单元格格式"对话框，选择"填充"选项卡进行设置即可。

4. 设置单元格内容的对齐方式

方法一：使用"对齐方式"组的按钮。选定单元格或单元格区域后，单击"开始"→"对齐方式"组的按钮对单元格中的内容设置对齐方式。其中方向按钮 可以设置文字的旋转方向； 自动换行 按钮可以设置单元格中的内容按照单元格的宽度自动换行。

方法二：使用"设置单元格格式"对话框。选定单元格或单元格区域，单击"开始"→"对齐方式"组的对话框启动器按钮，打开"设置单元格格式"对话框的"对齐"选项卡如图 6-9 所示，进行设置即可。

5. 设置数字格式　系统默认的数字格式是"常规"格式。在 Excel 2010 中，选定单元格或单元格区域后，可以使用"开始"→"数字"组中的按钮设置单元格内容的数字格式；也可以单击"开始"→"数字"组的对话框启动器按钮，打开"设置单元格格式"对话框"数字"选项卡进行设置。

6. 使用单元格样式　样式是单元格字体、字号、对齐、边框和图案等一个或者多个格

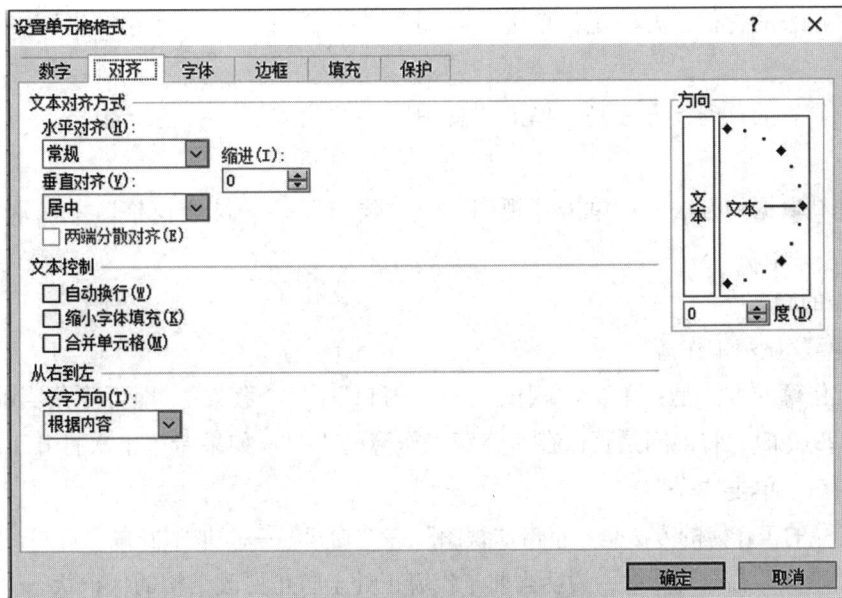

图6－9　设置单元格格式"对齐"

式的组合。可以直接使用 Excel 2010 内部定义的样式，也可以自定义样式。

使用单元格样式的方法是：选定单元格或单元格区域后，单击"开始"→"样式"→"单元格样式"按钮的下拉列表按钮，在打开的下拉列表中选择所要的样式即可。

自定义样式的方法是：单击"开始"→"样式"→"单元格样式"→"新建单元格样式"，打开"样式"对话框，在该对话框的"样式名"框中输入新样式名并单击"格式"按钮打开"设置单元格格式"对话框进行设置，单击"确定"按钮关闭"设置单元格格式"对话框，再单击"确定"按钮关闭"样式"对话框即可。此时，在"开始"→"样式"→"单元格样式"按钮的下拉列表中"自定义"选项组出现该自定义的样式名，需要使用时单击即可。

7. 自动套用表格格式　套用表格格式是使用 Excel 2010 内部定义的表格样式，也可以自定义表格样式。

套用表格格式的方法是：选定整个表格的单元格区域后，单击"开始"→"样式"→"套用表格格式"按钮的下拉列表按钮，在打开的下拉列表中选择所要的样式即可。

自定义表格样式的方法是：单击"开始"→"样式"→"套用表格格式"→"新建表样式"，打开"新建表快速样式"对话框，在该对话框的"名称"框中输入新样式名，单击"表元素"框中的选项并单击"格式"按钮打开"设置单元格格式"对话框进行设置，单击"确定"按钮关闭"设置单元格格式"对话框，再单击"确定"按钮关闭"新建表快速样式"对话框即可。此时，在"开始"→"样式"→"套用表格格式"按钮的下拉列表中"自定义"选项组出现该自定义的样式名，需要使用时单击即可。

（五）数据的冻结和隐藏

1. 数据的冻结　冻结工作表的前几行或列，可在滚动工作表时始终保持这几行或列在窗口中显示。方法是：选中一个单元格，单击"视图"→"窗口"→"冻结窗格"→"冻结拆分窗格"，Excel 2010 以该单元格的左上角为交点，将工作表拆分为 4 个窗格，并且上面的 2 个窗格区域的行被冻结，左面的 2 个窗格区域的列被冻结。

冻结工作表的首行，方法是：单击"视图"→"窗口"→"冻结窗格"→"冻结首行"即可。

冻结工作表的首列，方法是：单击"视图"→"窗口"→"冻结窗格"→"冻结首列"即可。

取消冻结数据的方法是：单击"视图"→"窗口"→"冻结窗格"→"取消冻结窗格"即可。

2. 数据的隐藏

（1）隐藏/显示工作簿

隐藏工作簿的方法是：单击"视图"→"窗口"→"隐藏"，即可隐藏当前工作簿。退出 Excel 2010 时，将询问是否保存对隐藏工作簿的更改。如果希望下次打开工作簿时隐藏工作簿窗口，单击"是"。

显示隐藏的工作簿的方法是：单击"视图"→"窗口"→"取消隐藏"即可。如果"重命名"和"隐藏"命令均无效，说明当前工作簿正处于防止更改结构的保护状态。需要撤消保护工作簿之后，才能确定是否有工作表被隐藏；取消保护工作簿有可能需要输入密码。

（2）隐藏/显示工作表

隐藏工作表的方法是：选择要隐藏的工作表，右击要隐藏的工作表标签，在弹出的快捷菜单中单击"隐藏"即可。

显示隐藏工作表的方法是：右击工作表标签，在弹出的快捷菜单中单击"取消隐藏"，打开"取消隐藏"对话框，该对话框中显示出了所有被隐藏的工作表，选择要显示的工作表，单击"确定"按钮即可。

（3）隐藏/显示工作表的某行/列

①隐藏工作表的某行/列

方法一：选定要隐藏的行/列，在选中区域单击鼠标右键，在弹出的快捷菜单中选择"隐藏"即可。

方法二：选定要隐藏的行/列，单击"开始"→"单元格"→"格式"→"隐藏和取消隐藏"→"隐藏行"/"隐藏列"即可。

②显示被隐藏的工作表某行/列

方法一：选定被隐藏行/列的前后两行/列，在选中的区域单击鼠标右键，在弹出的快捷菜单中选择"取消隐藏"即可。

方法二：选定被隐藏行/列的前后两行/列，单击"开始"→"单元格"→"格式"→"隐藏和取消隐藏"→"取消隐藏行"/"取消隐藏列"即可。

（六）工作簿与工作表的保存和保护

1. 新工作簿的保存 工作簿的数据输入和编辑完成后，需要将其保存。方法是：单击"文件"→"保存"或者快速访问工具栏中的"保存"按钮 ，打开"另存为"对话框，选择保存位置并输入文件名，单击"保存"按钮即可，以".xlsx"格式保存该工作簿。

如果把当前的工作簿做一个备份或者保存为其他类型文件，则单击"文件"→"另存为"，打开"另存为"对话框，选择保存位置和保存类型并输入文件名，单击"保存"按钮即可。

2. 保护工作表 设置对工作表的保护可以防止未授权用户对表内容的访问，避免工作表中数据受到破坏和信息发生泄露。选择需要保护的工作表，然后进行以下操作。

（1）设定工作表被保护后仍允许用户进行编辑的单元格区域　选定单元格区域，在选定的区域单击鼠标右键，在弹出的快捷菜单中单击"设置单元格格式"，打开"单元格格式"对话框，在"保护"选项卡中取消对"锁定"复选框的选择，单击"确定"按钮即可设定工作表被保护后仍允许用户进行编辑的单元格区域。

（2）设定工作表被保护后需要隐藏公式的单元格区域　选定单元格区域，在选定的区域单击鼠标右键，在弹出的快捷菜单中单击"设置单元格格式"，打开"单元格格式"对话框，在"保护"选项卡中选择"锁定"和"隐藏"复选框，单击"确定"按钮即可设定工作表被保护后需要隐藏公式的单元格区域。

（3）设定工作表保护　当前工作表为要保护的工作表时，单击"审阅"→"更改"→"保护工作表"，打开"保护工作表"对话框，选择"保护工作表及锁定的单元格内容"复选框，在"取消工作表保护时使用的密码"框中输入密码，在"允许此工作表的所有用户进行"列表框中选择允许用户进行的操作，单击"确定"按钮即可设定对该工作表的保护。

（4）在受保护的工作表中进行操作　单击"工作表被保护后仍允许用户进行编辑的单元格区域"的单元格，可以编辑；单击"工作表被保护后仍允许用户进行编辑的单元格区域"以外的单元格区域，输入内容则弹出一个警告框，提示此工作表受到保护，若要编辑该工作表，请先撤销对工作表的保护。

（5）撤销对工作表的保护　方法是：单击"审阅"→"更改"→"撤销工作表的保护"，打开"撤销工作表的保护"对话框，在对话框中的"密码"框中输入密码，单击"确定"按钮即可撤销对工作表的保护。

3. 保护工作簿　保护工作簿可防止用户添加或删除工作表，或是显示隐藏的工作表；还可防止用户更改已设置的工作簿显示窗口的大小或位置。方法是：单击"审阅"→"更改"→"保护工作簿"，打开"保护结构和窗口"对话框，根据需要选择"结构"或"窗口"，输入密码，单击"确定"即可。

◆▶ **知识拓展** ◀◆

　　密码最多可包含 255 个字符，并且可有特殊字符，区分大小写。

（七）页面设置和打印

1. 页面设置　页面设置是打印文件前很重要的操作，通过页面设置可以对工作表的页面布局进行个性化的设置。

（1）设置页面　方法是：单击"页面布局"→"页面设置"组的对话框启动器按钮，打开"页面设置"对话框，在"页面"选项卡进行页面打印方向、缩放比例、纸张大小以及打印质量的设置。

（2）设置页边距　方法是：单击"页面布局"→"页面设置"组的对话框启动器按钮，打开"页面设置"对话框，选择"页边距"选项卡，设置"上""下""左""右"边距及"页眉""页脚"的数值，在"居中方式"选择"垂直"或者"水平"居中对齐方式。

（3）设置页眉/页脚　页眉是打印页顶部出现的文字，页脚则是打印页底部出现的文字。页眉和页脚通常在编辑状态下是不可见的，如要查看可以通过打印预览功能来查看。

设置页眉/页脚的方法是：单击"页面布局"→"页面设置"组的对话框启动器按钮，打开"页面设置"对话框，选择"页眉/页脚"选项卡如图 6 - 10 所示，在"页眉"和"页脚"的下拉列表中选择系统提供的页眉格式和页脚样式，或者单击对话框中的"自定义页眉"按钮（或"自定义页脚"按钮），打开"页眉"对话框如图 6 - 11 所示（或"页脚"对话框）自定义页眉（或页脚）。

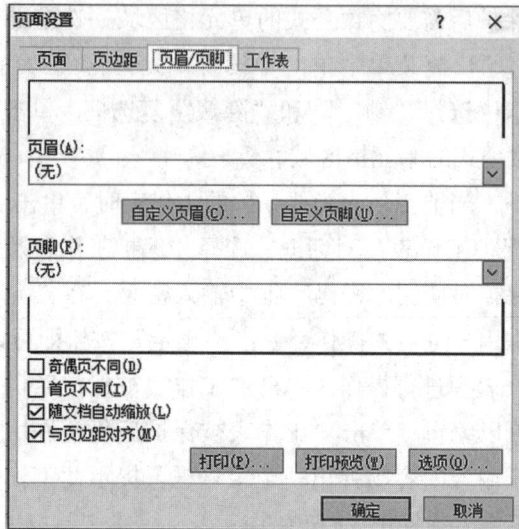

图 6 - 10　"页眉/页脚"选项卡

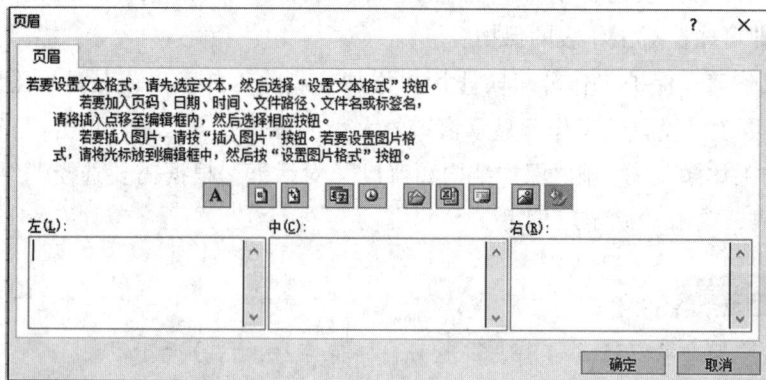

图 6 - 11　"页眉"对话框

如果要删除当前工作表的页眉或页脚，则单击"页面布局"→"页面设置"组的对话框启动器按钮，打开"页面设置"对话框，在"页眉/页脚"选项卡的"页眉"或"页脚"框的下拉列表中选择"无"即可。

（4）设置工作表　一个工作表要多页才能完全打印时，就要对工作表的标题或表中的列标题进行设置。方法是：单击"页面布局"→"页面设置"组的对话框启动器按钮，打开"页面设置"对话框，在"工作表"选项卡中单击"打印区域"的切换按钮 🔲 选定打印区域，再单击"打印标题"选项组的"顶端标题行"或"左端标题列"的切换按钮 🔲 选定行标题或列标题区域，为每页设置打印行或列标题即可。

2. 打印

（1）打印预览　在打印工作表之前，可以先进行打印预览以观察打印效果。方法是：

单击"文件"→"打印"，在右边窗口预览打印的结果。

（2）打印　方法是：单击"文件"→"打印"，在弹出的级联菜单选项中设定打印范围为"打印活动工作表""打印整个工作簿"或"打印选定区域"，设定打印方向为横向或者纵向，设定打印纸张大小和打印份数，点击"打印"按钮即可。

三、任务实现

任务 1　表格的制作

1. 任务要求　新建工作簿"药品销售统计表.xlsx"保存在桌面。

2. 操作步骤

（1）新建工作簿　启动 Excel 2010，自动建立一个名为"工作簿 1"的工作簿，在 Sheet1 工作表中输入如图 6－12 所示的数据表内容，并双击"Sheet1"工作表标签，输入新的工作表名"药品销售统计表"。

图 6－12　"药品销售统计表"数据表

（2）保存工作簿　单击"文件"→"另存为"，打开"另存为"对话框（图 6－13），选择保存位置为"桌面"；输入文件名为"药品销售统计表"；选择"保存类型"为".xlsx"；单击"保存"按钮。

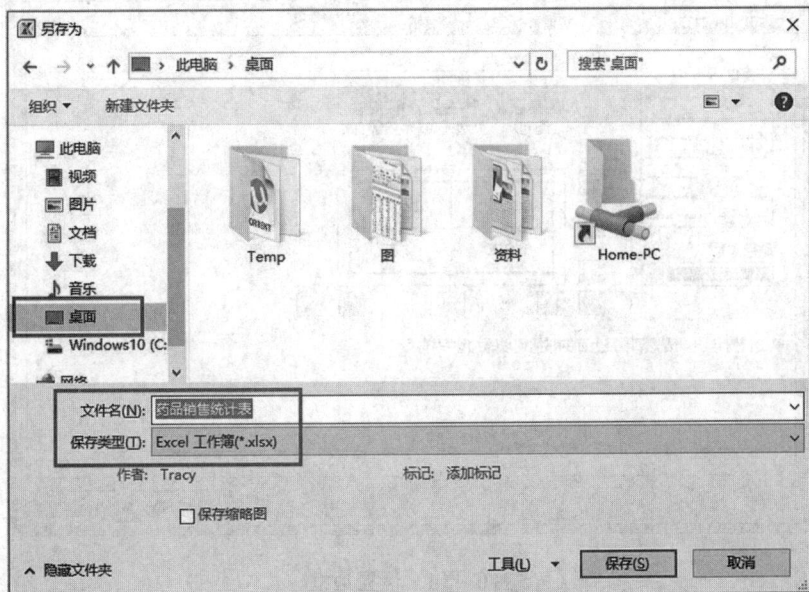

图 6－13　保存工作簿

任务2　表格的编辑

1. 任务要求　设置"药品销售统计表"数据表的格式如下：合并 A1：P1 单元格区域且内容居中；A2：P2 单元格区域内容居中；"药品销售统计表"标题文字为宋体 14 号；A2：P14 单元格区域内容设置为宋体 10 号；A1：P14 单元格区域为蓝色边框，外边框较粗，内边框较细；A1：P2 单元格区域填充图案颜色为"茶色，背景 2"；将"药品编号"列 C3：C14 单元格区域数据设置为"文本"类型；将"进货价"列 G3：G14 单元格区域数据和"零售价"列 H3：H14 单元格区域数据添加"￥"符号，保留 2 位小数；将"有效期"列 E3：E14 单元格区域数据的格式设置为阿拉伯数字的"××××年××月××日"；在"序号"列 A3：A14 单元格区域填充数据序列"1，2，3，…，12"。

2. 操作步骤

（1）设置对齐方式

①选定 A1：P1 单元格区域，单击"开始"→"对齐方式"→"合并后居中"→"合并后居中"。

②选定 A2：P2 单元格区域，单击"开始"→"对齐方式"→"居中"按钮。

（2）设置字体

①选定 A1 单元格，单击"开始"→"字体"→"字体"框的下拉列表中"宋体"，再单击"开始"→"字体"→"字号"框下拉列表中的"14"。

②选定 A2：P14 单元格区域，单击"开始"→"字体"→"字体"框的下拉列表中"宋体"，再单击"开始"→"字体"→"字号"框的下拉列表中的"10"。

（3）设置边框　选定 A1：F4 单元格区域，单击"开始"→"字体"组的对话框启动器打开"设置单元格格式"对话框，选择"边框"选项卡，在该选项卡中选择线条的样式为较粗的单实线，在颜色的下拉框中单击"蓝色"，然后单击"外边框"按钮，重复以上操作设置内边框，如图 6-14 所示，单击"确定"按钮。

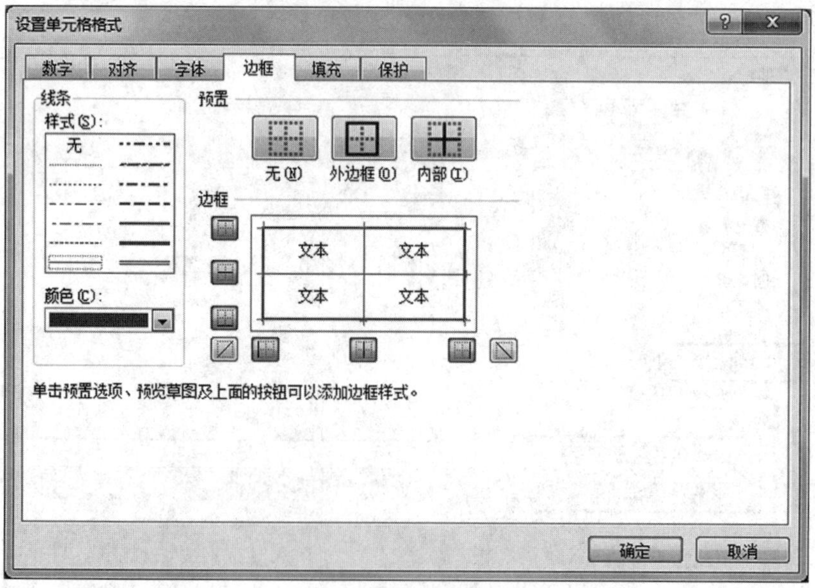

图 6-14　设置边框

（4）设置填充　选定 A1：P2 单元格区域，单击"开始"→"字体"组的对话框启动器打开"设置单元格格式"对话框，选择"填充"选项卡，在该选项卡的"图案颜色"框的下拉选项中选择"茶色，背景 2"，如图 6 – 15 所示，单击"确定"按钮。

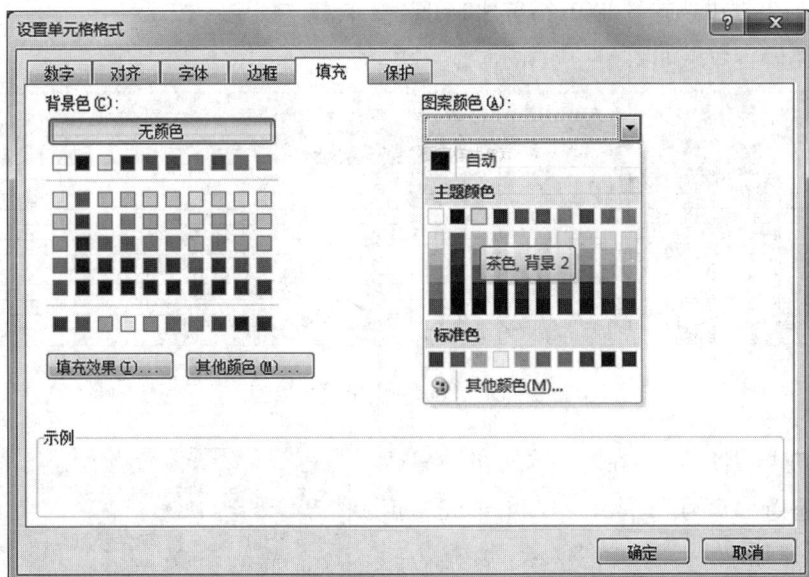

图 6 – 15　设置填充

（5）设置数据分类

①选定"药品编号"列 C3：C14 单元格区域，单击"开始"→"数字"组的对话框启动器打开"设置单元格格式"对话框的"数字"选项卡，在"分类"列表框中选择"文本"，单击"确定"按钮。

②选定"进货价"列 G3：G14 单元格区域和"零售价"列 H3：H14 单元格区域，单击"开始"→"数字"组的对话框启动器打开"设置单元格格式"对话框的"数字"选项卡，在"分类"列表框中选择"货币"，在"货币符号"列表框中选择"¥"，在"小数位数"框中输入"2"，如图 6 – 16 所示，单击"确定"按钮。

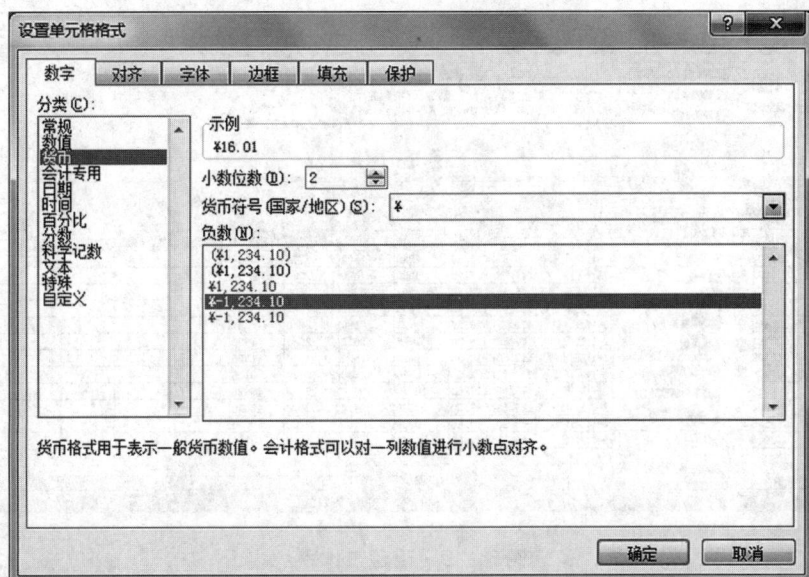

图 6 – 16　设置货币格式

③选定"有效期"列 E3：E14 单元格区域，单击"开始"→"数字"组的对话框启动器打开"设置单元格格式"对话框的"数字"选项卡，在"分类"列表框中选择"日期"，在"类型"列表框中选择"2001 年 3 月 14 日"，单击"确定"按钮。

数据分类设置效果如图 6－17 所示。

图 6－17　数据分类设置效果图

（6）填充数据序列　在 A3 单元格中输入"1"，然后选择"序号"列 A3：A14 单元格区域，单击"开始"→"编辑"→"填充"→"系列"，打开"序列"对话框，在"序列产生在"选项组中选择"列"，在"类型"选项组中选择"等差序列"，在"步长值"中输入"1"，如图 6－18 所示，单击"确定"按钮。

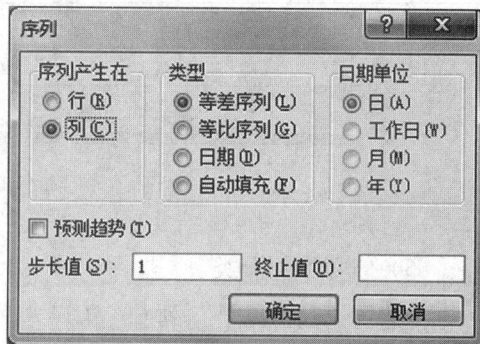

图 6－18　填充"序列"对话框

任务 3　数据的显示与隐藏

1. 任务要求　将"药品销售统计表"的工作表隐藏并取消隐藏。

2. 操作步骤

（1）隐藏工作表　鼠标右击"药品销售统计表"工作表标签处，在弹出的快捷菜单中单击"隐藏"，如图 6－19 所示，则"药品销售统计表"工作表被隐藏。

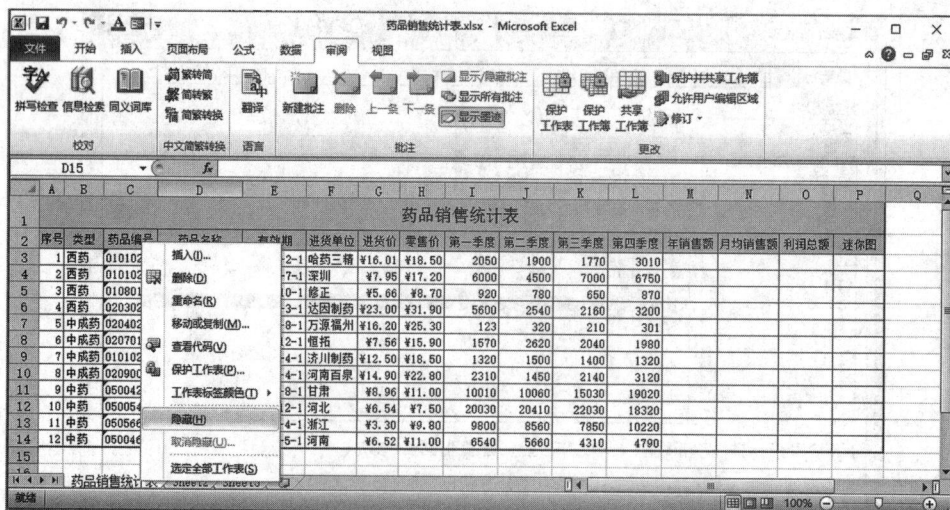

图 6－19　隐藏工作表

（2）取消隐藏工作表　鼠标右击工作表标签处，在弹出的快捷菜单中单击"取消隐藏"，打开"取消隐藏"对话框如图6－20所示，选择需要取消隐藏的工作表"药品销售统计表"，单击"确定"按钮。

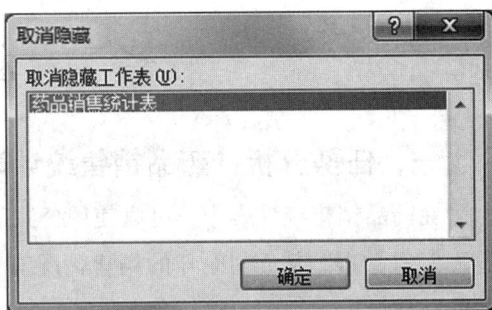

任务4　工作簿与工作表的保护

1. 任务要求　将"药品销售统计表"的I3：L14单元格区域数据进行"锁定"保护，并保护工作表为允许此工作表的所有用户"选定未锁定的单元格"，保护工作簿的结构，使工作簿中的工作表不能移动、删除、插入等。

图6－20　"取消隐藏"对话框

2. 操作步骤

（1）设置保护的数据区域　选定"药品销售统计表"的I3：L14单元格区域，在选中区域单击鼠标右键，在弹出的快捷菜单中选择"设置单元格格式"打开"设置单元格格式"对话框，选择"保护"选项卡，选择"锁定"复选框，单击"确定"按钮。

（2）设置工作表保护　单击"审阅"→"更改"→"保护工作表"，打开"保护工作表"对话框，选择"保护工作表和锁定单元格的内容"，在"允许此工作表的所用用户进行"列表框中选择"选定未锁定的单元格"复选框，单击"确定"按钮。

（3）保护工作簿的结构　单击"审阅"→"更改"→"保护工作簿"，打开"保护结构和窗口"对话框，选择"结构"复选框，单击"确定"按钮。

任务5　页面设置与打印

1. 任务要求　在"药品工作统计表"居中插入页眉"2018药品销售统计表"，然后设置"B5"纸"横向"打印5份。

2. 操作步骤

（1）页面设置

①单击"文件"→"打印"→"页面设置"，打开"页面设置"对话框，在"页面"选项卡"方向"选项组中选择"横向"，在"纸张大小"下拉列表框中选择"B5"。

②在"页面设置"对话框选择"页面/页脚"选项卡，单击"自定义页眉"按钮打开"页眉"对话框，在"中"框中输入"2018药品销售统计表"，单击"确定"按钮。

（2）打印　单击"文件"→"打印"，在"份数"框中输入"5"，单击"打印"按钮。

四、任务总结

通过创建"药品销售统计表.xlsx"，完成对工作表数据的输入、编辑、保存、格式设置、页面设置和打印等操作，进而对Excel 2010有了初步的认识，具备了制作基本电子表格的能力，为之后的数据处理、数据分析打下基础。

任务二　表格数据的计算

一、任务分析：药品销售统计表的数据处理

在药品销售统计表中，可以使用公式函数计算“年销售额”“月均销售额”和“利润总额”等数据，从而对全年的销售情况有一个清晰的认识，同时使用电子表格的数据分析功能，通过设定规则，将符合条件的数据突出显示。

药品销售统计表在数据处理之后的效果图如图 6－21 所示。

	A	B	C	D	E	F	G	H	I	J	K	L	M	N	O	P
1	药品销售统计表															
2	序号	类型	药品编号	药品名称	有效期	进货单位	进货价	零售价	第一季度	第二季度	第三季度	第四季度	年销售额	月均销售额	利润总额	迷你图
3	1	西药	01010250	阿奇霉素分散片	2019-2-1	哈药三精	¥16.01	¥18.50	2050	1900	1770	3010	161505.00	13458.75	21737.70	
4	2	西药	01010270	头孢克肟颗粒	2019-7-1	深圳	¥7.95	¥17.20	6000	4500	7000	6750	417100.00	34758.33	224312.50	
5	3	西药	01080195	利凡诺创伤膏	2020-10-1	修正	¥5.66	¥8.70	920	780	650	870	28014.00	2334.50	9788.80	
6	4	西药	02030226	伊可新	2018-3-1	达因制药	¥23.00	¥31.90	5600	2540	2160	3200	430650.00	35887.50	120150.00	
7	5	中成药	02040262	正红花油	2021-8-1	万源福州	¥16.20	¥25.30	123	320	210	301	24136.20	2011.35	8681.40	
8	6	中成药	02070142	清火栀麦片	2020-12-1	恒拓	¥7.56	¥15.90	1570	2620	2040	1980	130539.00	10878.25	68471.40	
9	7	中成药	01010271	浦地蓝口服液	2020-4-1	济川制药	¥12.50	¥18.50	1320	1500	1400	1320	102490.00	8540.83	33240.00	
10	8	中成药	02090061	舒筋活血片	2018-4-1	河南百泉	¥14.90	¥22.80	2310	1450	2140	3120	205656.00	17138.00	71258.00	
11	9	中药	050042	中药当归	2021-8-1	甘肃	¥8.96	¥11.00	10010	10060	15030	19020	595320.00	49610.00	110404.80	
12	10	中药	050054	中药白茯苓	2020-12-1	河北	¥6.54	¥7.50	20030	20410	22030	18320	605925.00	50493.75	77558.40	
13	11	中药	050566	中药白术	2020-4-1	浙江	¥3.30	¥9.80	9800	8560	7850	10220	357014.00	29751.17	236795.00	
14	12	中药	050046	中药熟地	2019-5-1	河南	¥6.52	¥11.00	6540	5660	4310	4790	234300.00	19525.00	95424.00	

图 6－21　药品销售统计表

二、知识点解析

（一）公式与函数的使用

在 Excel 2010 中，用户除了可以输入数据、设置格式外，更重要的还可以通过公式和函数对数据进行分析和计算等处理，如求和、求平均值、计数等。如图 6－22 所示，Excel 2010 中的“公式”选项卡，为用户提供了大量的、类型丰富的实用性函数，通过这些公式和函数计算出的结果，当源数据发生变化时，计算结果也会自动更新，这样极大地提高了用户的工作效率。

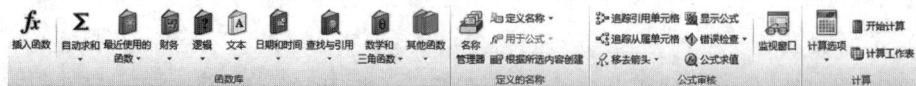

图 6－22　“公式”选项卡

“公式”选项卡包括四个组：“函数库”组、“定义的名称”组、“公示审核”组、“计算”组。

1. “函数库”组　包含了日常所用的各种函数，方便用户选择使用。

Excel 2010 中的函数是由系统内部定义了的特殊公式。函数的使用大大简化了公式，实现了一般公式所无法实现的计算。

函数的结构为：函数名（参数 1，参数 2，……），参数可以有多个，有的函数也可以没有参数。函数中的参数可以是常量、单元格地址、公式、函数等。

（1）函数的输入与编辑　在 Excel 2010 中使用函数时，必须以等号“＝”开始，正确输入函数名及参数，如＝SUM（A1：A10）。要用户记住每个函数正确的名称及参数很困难，通常情况下使用“插入函数”对话框来输入函数，方法是：单击“公式”→“函数库”→“插入函数”按钮，打开“插入函数”对话框，选择所要的函数，单击“确定”按

钮打开"函数参数"对话框，输入该函数的参数，单击"确定"按钮即可。

在"函数库"组中，系统为内置的函数进行了分类，用户除了可以直接使用"插入函数"按钮输入函数外，还可在"函数库"组中，通过函数的类型找到并选择输入的函数。

（2）公式的输入和编辑　公式是通过运算符按照一定的顺序组合在一起，进行数据运算处理的一组表达式。在 Excel 2010 中，公式与函数一样，总是以等号"＝"开始，包含有运算符、常量、单元格的引用、函数等。

常用的运算符有算术运算符、字符运算符和关系运算符三类。通常情况下，Excel 2010 是按照从左向右的顺序进行运算的，但公式中有多个运算符时，Excel 2010 就要按照运算符的优先级进行运算，表 6 - 2 是按运算符的优先级从高到低进行排列的。

表 6 - 2　常用运算符

运算符	功　能	实　例
－	负号	－ 8，－A1
%	百分比	3%
^	乘方	2^4（即 2^4）
＊，/	乘，除	4＊9，64/8
＋，－	加，减	6＋10，29－9
&	字符串连接	"Microsoft" & "Excel"（返回结果为 Microsoft Excel）
＝，< >	等于，不等于	8＝3 返回值为假，8 < >3 返回值为真
>，> ＝	大于，大于等于	8＞3 返回值为真，8＞＝3 返回值为真
<，< ＝	小于，小于等于	8＜3 返回值为假，8＜＝3 返回值为假

单元格的引用就是单元格的地址表示，它可以是一个单元格，也可以是一个单元格区域、另一个工作表或工作簿中的单元格或区域。单元格引用分为相对引用、绝对引用、混合引用三种。

①相对引用：直接用行标和列标构成的单元格地址，如 A1。在进行相对引用时，单元格地址会随着公式发生变化，当公式被复制到新位置时，单元格的地址也将变为新位置的地址。例如，在 B1 单元格中输入公式"＝A1"，表示在 B1 中引用了它左侧相邻的单元格中的值，如将 B1 中的公式复制到 C2 时，与 C2 左侧相邻的那个单元格就变成了 B2，于是 C2 单元格中公式也就变成了"＝B2"。

②绝对引用：绝对引用是在引用的单元格地址前插入符号"＄"，如＄A＄1，而符号"＄"就称为绝对地址符号。一般情况下，绝对引用的地址是固定不变的地址，即当包含公式的单元格位置发生变化时，绝对引用的地址不会发生变化。例如，B1 单元格中的公式为"＝＄A＄1"，将 B1 单元格中的公式复制到 C2 中，C2 单元格中的公式不会发生变化，仍然还是"＝＄A＄1"。

③混合引用：当复制公式到其他单元格时，需要固定引用行而允许改变列，或者固定引用列而允许改变行，这样的引用就称为混合引用，例如"＝＄A1"，"＝A＄1"。

④其他工作表的单元格地址引用：单元格地址的引用可以在同一个工作簿同一个工作

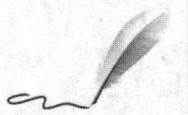

表中引用，也可以是在不同的工作簿，或不同的工作表中引用。单元格地址引用的格式为：［工作簿文件名］工作表名！单元格地址。在同一个工作簿不同工作表中引用时，当前的“［工作簿文件名］”可以省略。例如，在sheet2工作表中引用sheet1工作表中D4单元格的地址，公式为“=sheet1！D4”。

2.“定义的名称”组 为单元格或区域指定一个名称，以实现绝对引用。名称是一种特殊的公式，因此也是以等号“=”开始，包括常量、单元格或单元格区域、公式等。

（1）名称命名的规则 在Excel 2010中对名称的命名需要遵循以下的规则。

①唯一性：名称在适用范围内必须始终唯一，不可重复。

②名称中不能使用大小字母“C”或“c”，“R”或“r”。R、C在引用样式中表示工作表的行、列，因此不能用于名称的命名。

③名称中不能使用空格，如果名称中需要使用分隔符，可选用下划线（_）和句点（.）作为分隔符。

④名称的命名长度不能超过255个字符。

⑤不区分大小写，如“NAME”与“name”是同一名称。

（2）名称的定义

①使用名称框定义名称：选择要命名的单元格或单元格区域，在编辑栏的“名称框”中输入名称，按回车键即可。例如图6-23所示，选择单元格区域A2：A14，在编辑栏的“名称框”中输入“序号”，按回车键即可将单元格区域A2：A14命名为“序号”。

	A	B	C	D	E
1					
2	序号	类型	药品编号	药品名称	有效期
3	1	西药	01010250	阿奇霉素分散片	2019年2月1日
4	2	西药	01010270	头孢克肟颗粒	2019年7月1日
5	3	西药	01080195	利凡诺创伤膏	2020年10月1日
6	4	西药	02030226	伊可新	2018年3月1日
7	5	中成药	02040262	正红花油	2021年8月1日
8	6	中成药	02070142	清火栀麦片	2020年12月1日
9	7	中成药	01010271	浦地蓝口服液	2020年4月1日
10	8	中成药	02090061	舒筋活血片	2018年4月1日
11	9	中药	050042	中药当归	2021年8月1日
12	10	中药	050054	中药白茯苓	2020年12月1日
13	11	中药	050566	中药白术	2020年4月1日
14	12	中药	050046	中药熟地	2019年5月1日

图6-23 使用名称框定义单元格区域名称

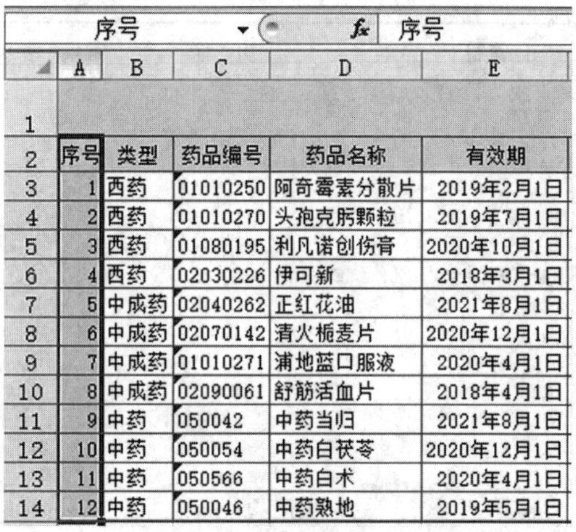

②根据所选内容创建名称：选定单元格或者单元格区域，单击“公式”→“定义的名称”→“根据所选内容创建”按钮，打开“以选定区域创建名称”对话框，选择选定区域的“首行”“最左列”“末行”或者“最右列”，单击“确定”按钮。

③使用“定义名称”按钮定义名称：选定单元格或单元格区域，单击“公式”→“定义的名称”→“定义名称”按钮，打开“新建名称”对话框，在该对话框中“名称”框中输入引用的名称；“范围”列表框中选择该名称在某个工作表中有效或在该工作簿中所有工作表中都有效；“引用位置”框中选择引用的单元格或单元格区域，单击“确定”按钮。

（3）名称的引用 通过对名称的引用，可以快速地选定被命名的区域，在公式中引用名称可以实现区域的精确引用。

①直接引用：单击编辑栏中“名称框”的下拉三角按钮，打开“名称”的下拉列表，选择其中一个名称，该名称所引用的单元格或单元格区域将会被选中。

②在公式中引用：选择要输入公式的单元格，单击“公式”→“定义的名称”→“用于公式”的下拉三角按钮，在打开的下拉列表中选择要引用的名称，该名称就以公式的形式出现在当前单元格中，按Enter键即可。

（4）名称的管理　名称管理的功能可以方便地对定义的名称进行修改、删除。方法是：单击"公式"→"定义的名称"→"名称管理器"按钮，打开"名称管理器"对话框，在该对话框的名称列表中选择要更改的名称，单击"编辑"按钮，打开"编辑名称"对话框重新编辑后单击"确定"按钮回到"名称管理器"对话框。在"名称管理器"对话框的名称列表中选择要删除的名称，单击"删除"按钮即可删除该名称。

在工作簿中，若在公式中引用的名称被删除，将会导致公式出错。

3. "公式审核"组　Excel 2010"公式"选项卡的"公式审核"组可以将任意单元格中的数据来源和计算结果显示出来，使用户了解整个计算的过程，判断引用的数据源是否正确。

4. "计算"组　"计算"组是对表格内容进行实时计算。

（二）常用函数简介

1. 求和函数 SUM　= SUM（[number1]，[number2]，…），指的是返回某一单元格区域中数字、逻辑值及数字的文本表达式的和。如果参数中有错误值或为不能转换成数字的文本，将会导致错误。例如，将单元格区域 A1：A5 的数据求和并放于单元格 B1 中，具体方法如下。

（1）选定单元格 B1，单击编辑栏上的"插入函数"按钮 f_x 打开"插入函数"对话框，在该对话框中"选择类别"为"常用函数"，在"选择函数"列表框中单击"SUM"，如图 6-24 所示，单击"确定"按钮打开 SUM"函数参数"对话框。

（2）在 SUM"函数参数"对话框中，单击"Number1"框，再去选定单元格区域 A1：A5，如图 6-25 所示，单击"确定"按钮即可在单元格 B1 中得到单元格区域 A1：A5 的数据和。

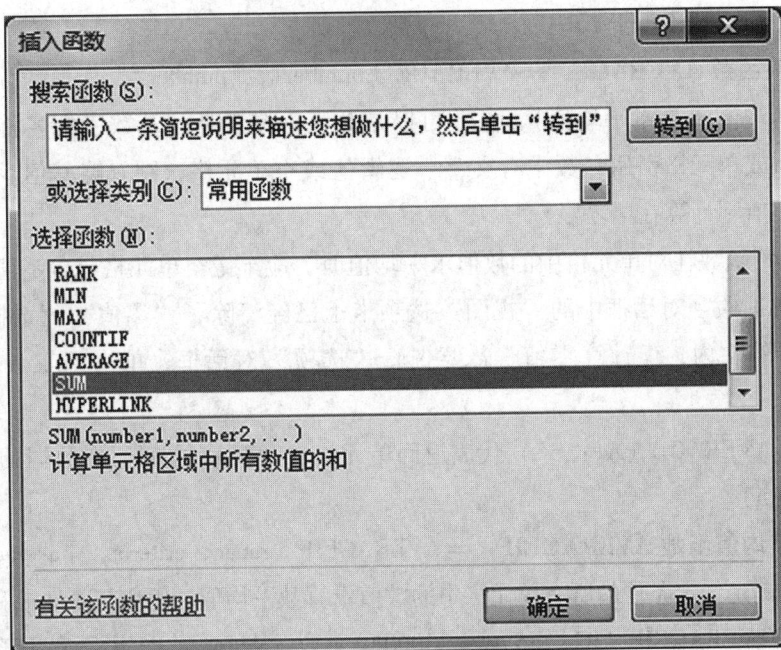

图 6-24　插入常用函数 SUM

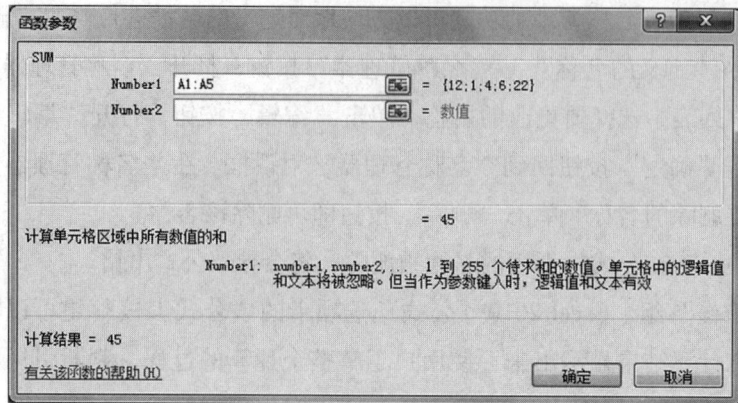

图 6 -25　SUM "函数参数" 对话框

2. 条件求和函数 SUMIF　= SUMIF（range，criteria，[sum _range]），对指定单元格区域中符合指定条件的值求和。在函数中任何文本条件或任何含有逻辑或数学符号的条件都必须使用英文的双引号 " " 括起来。如果条件为数字，则无须使用双引号。

示例 1：= SUMIF（B1：B20，">5"）表示对 B1：B20 单元格区域大于 5 的数值进行求和。

示例 2：= SUMIF（B2：B5，"护士"，C2：C5），首先在单元格区域 B2：B5 中筛选出等于 "护士" 的单元格，然后将单元格区域 C2：C5 中对应所筛出单元格的值进行求和。

3. 多条件求和函数 SUMIFS　= SUMIFS（sum _range，criteria _range1，criteria1，[criteria _range2，criteria2]，…），对指定的单元格区域中满足多个条件的单元格求和。

示例：= SUMIFS（A1：A20，B1：B20，">0"，C1：C20，"<10"）表示对区域 A1：A20 中符合以下条件的单元格的数值求和：区域 B1：B20 中的相应数值大于零，且区域 C1：C20 中的相应数值小于 10。

4. 平均值函数 AVERAGE　= AVERAGE（number1，[number2]，…），计算平均值函数返回参数平均值（算术平均值），参数可以是数字，或者是涉及数字的名称、数组或引用，如果数组或单元格引用参数中有文字、逻辑值或空单元格，则忽略其值。但是，如果单元格包含零值则计算在内。

AVERAGE 函数在对单元格中的数值求平均值时，应牢记空单元格与含零值单元格的区别，尤其在 "选项" 对话框中的 "视图" 选项卡上已经清除了 "零值" 复选框的条件下，空单元格不计算在内，但计算零值。若要查看 "选项" 对话框，单击 "工具" 菜单中的 "选项" 命令。

示例：= AVERAGE（A1：A5）代表返回单元格 A1 到 A5 之间所有数据的算数平均值（包括 A1 和 A5）。

5. 条件平均值函数 AVERAGEIF　= AVERAGEIF（range，criteria，[average _range]），对指定区域中满足给定条件的所有单元格中的数值求算数平均值，用法与条件求和函数类似。

示例：= AVERAGEIF（B2：B5，"<23000"），表示求 B2 到 B5 中所有小于 23000 的平均值。

6. 多条件平均值函数 AVERAGEIFS　= AVERAGEIFS（average _range，criteria _range1，criteria1，[criteria _range2，criteria2]，…），对指定区域中满足多个条件的所有单元格中的

数值求算数平均值，用法与多条件求和函数类似。

示例：计算分数大于等于60、小于80 的分数平均值，我们应用条件平均值函数 AVERAGEIF，编辑公式 = AVERAGEIFS（B4：B12，B4：B12，" >59"，B4：B12，" <80"），函数参数中，B4：B12 表示平均值区域；B4：B12，表示条件 1 区域；>59 表示条件 1；B4：B12 表示条件 2 区域；<80 表示条件 2。

7. 最大值函数 MAX　= MAX（［number1］，［number2］，…），返回一组数值中的最大值，忽略逻辑值及文本。

示例：= MAX（A1：A5）代表返回单元格 A1 到 A5 之间所有数据的最大值（包括 A1 和 A5）。

8. 最小值函数 MIN　= MIN（［number1］，［number2］，…）返回一组数值中的最小值，忽略逻辑值及文本。

示例：= MIN（A1：A5）代表返回单元格 A1 到 A5 之间所有数据的最小值（包括 A1 和 A5）。

9. 排位函数 RANK　= RANK（number，ref，［order］），返回参数 number 在范围 ref 中的排位。参数 order 可选，指明数字排位的方式。如果 order 为 0（零）或省略，Excel 2010 对数字的排位是基于 ref 按照降序排列的列表；如果 order 不为零，Excel 2010 对数字的排位是基于 ref 按照升序排列的列表。

示例：= RANK（A2，A2：A8，4）表示按照 A2：A8 单元格区域数据的升序，单元格 A2 中的数据在 A2：A8 单元格区域数据中的排位。

【例 6 - 1】某药品历年销售情况表，计算历年销售量的总计和所占比例列的内容（百分比型，保留小数点后一位）；按照递减次序计算各年销售量的排名（利用 RANK 函数）。方法如下。

（1）选定 B3：B12 单元格区域，单击“开始”→“编辑”→“求和”→“求和”，即在 B12 单元格显示历年销售量的和。

（2）选定 C3 单元格，输入等号“ = ”，鼠标单击 B3 单元格，输入除号“/”，鼠标单击 B12 单元格，则在 C3 单元格和编辑栏同时显示“ = B3/B12”，如图 6 - 26 所示。按回车键。

RANK　=B3/B12

	A	B	C	D	E
1	某药品历年销售情况表				
2	年份	销售量（万盒）	所占比例	销售量排名	
3	2009年	10886	=B3/B12		
4	2010年	25194			
5	2011年	39013			
6	2012年	22758			
7	2013年	28900			
8	2014年	52700			
9	2015年	46347			
10	2016年	34242			
11	2017年	54868			
12	总计	314908			
13					

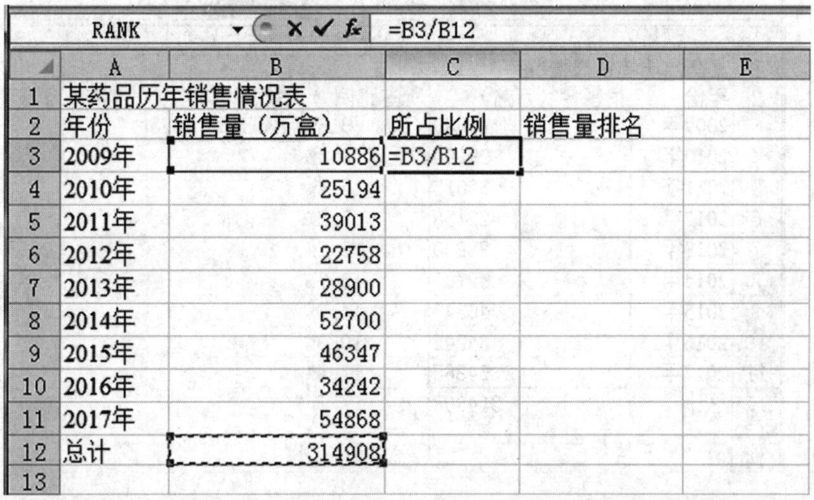

图 6 - 26　计算比例

（3）选定 C3 单元格，把编辑栏中的公式编辑为"= B3/ ＄B＄12"，按回车键。

（4）选定 C3 单元格，单击"开始"→"数字"→"百分比样式"按钮，再单击"开始"→"数字"→"减少小数位数"/"增加小数位数"按钮调整保留小数点后一位。

（5）鼠标拖动 C3 单元格的填充柄填充 C4：C11 单元格区域，则完成所有比例的计算。

（6）选定 D3 单元格，单击编辑栏上的"插入函数"按钮 f_x 打开"插入函数"对话框，在该对话框中"选择类别"为"全部"，在"选择函数"列表框中单击"RANK"，单击"确定"按钮打开 RANK"函数参数"对话框。

（7）在 RANK"函数参数"对话框中，单击"Number"框，选择 B3 单元格；再单击"Ref"框，选择"B3：B11"单元格区域；在"Order"框输入"0"，如图 6 - 27 所示。单击"确定"按钮。此时 B3 单元格中显示 2009 年的销售量排名为"9"。

（8）选定 D3 单元格，在编辑栏中选择"B3：B11"，按 F4 键，则 B3：B11 变为 ＄B＄3：＄B＄11，如图 6 - 28 所示。按回车键。

（9）鼠标拖动 D3 单元格的填充柄填充 D4：D11 单元格区域，则完成所有销售量的排名计算，如图 6 - 29 所示。

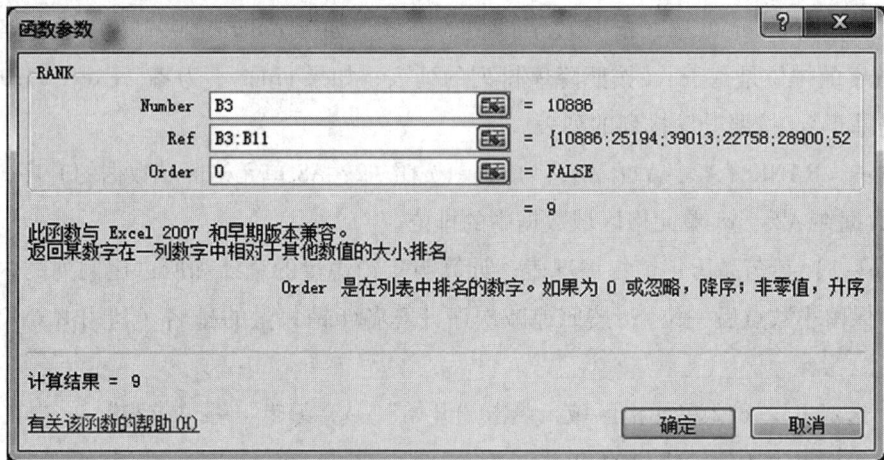

图 6 - 27　RANK"函数参数"对话框

图 6 - 28　计算销售量排名

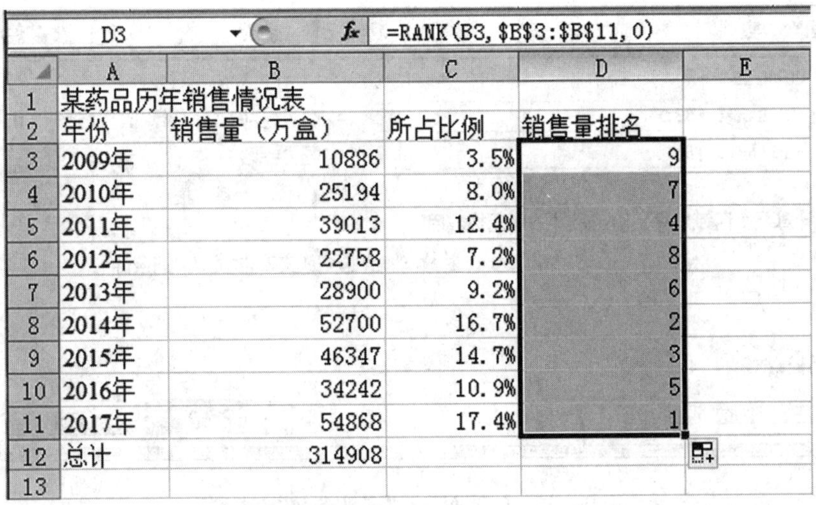

	A	B	C	D	E
1	某药品历年销售情况表				
2	年份	销售量（万盒）	所占比例	销售量排名	
3	2009年	10886	3.5%	9	
4	2010年	25194	8.0%	7	
5	2011年	39013	12.4%	4	
6	2012年	22758	7.2%	8	
7	2013年	28900	9.2%	6	
8	2014年	52700	16.7%	2	
9	2015年	46347	14.7%	3	
10	2016年	34242	10.9%	5	
11	2017年	54868	17.4%	1	
12	总计	314908			
13					

图6－29　销售量排名效果图

10. 计数函数 COUNT　=COUNT（value1，［value2］，…）计算区域中包含数字的单元格个数，只对包含数字的单元格进行统计。

函数 COUNT 在计数时，将把数值型的数字计算进去；但是错误值、空值、逻辑值、文字则被忽略。如果参数是一个数组或引用，那么只统计数组或引用中的数字；数组中或引用的空单元格、逻辑值、文字或错误值都将忽略。

示例：=COUNT（A1：A5），若 A1 到 A5 均非数字，则代表返回结果 0；若单元格 A1 为数字，其他单元格为非数字，则返回结果 1，以此类推。

11. 计数函数 COUNTA　=COUNTA（value1，［value2］，…），统计指定区域中不为空的单元格个数，可对包含任何类型信息的单元格进行统计。

示例：=COUNTA（A1：A5），表示统计单元格区域 A1：A5 中非空单元格的个数。

12. 条件计数函数 COUNTIF　=COUNTIF（range，criteria），统计指定区域中满足单个指定条件的单元格个数，用法与条件求和函数类似。

示例：=COUNTIF（B2：B5，">50"）、=COUNTIF（B2：B5，50）分别表示求单元格区域 B2：B5 中，大于 50、等于 50 的非空单元格的个数。

【例6－2】对“基本工资情况表”利用函数计算工程部职工人数，置于 D4 单元格（利用 COUNTIF 函数）；计算工程部职工的平均工资，置于 D6 单元格（利用 SUMIF 函数）。方法如下。

（1）选定 D4 单元格，单击编辑栏上的“插入函数”按钮“*fx*”打开“插入函数”对话框，在该对话框中“选择类别”为“统计”，在“选择函数”列表框中选择“COUNTIF”，单击“确定”按钮打开 COUNTIF“函数参数”对话框。

（2）在 COUNTIF“函数参数”对话框中，单击“Range”框，选择 B3：B9 单元格区域；再单击“Criteria”框，选择单元格内容为“工程部”的单元格如“B3”，如图 6－30 所示。单击“确定”按钮。此时，D4 单元格显示工程部职工人数，如图 6－31 所示。

（3）选定 D6 单元格，单击编辑栏上的“插入函数”按钮“*fx*”打开“插入函数”对话框，在该对话框中“选择类别”为“全部”，在“选择函数”列表框中选择“SUMIF”，单击“确定”按钮打开 SUMIF“函数参数”对话框。

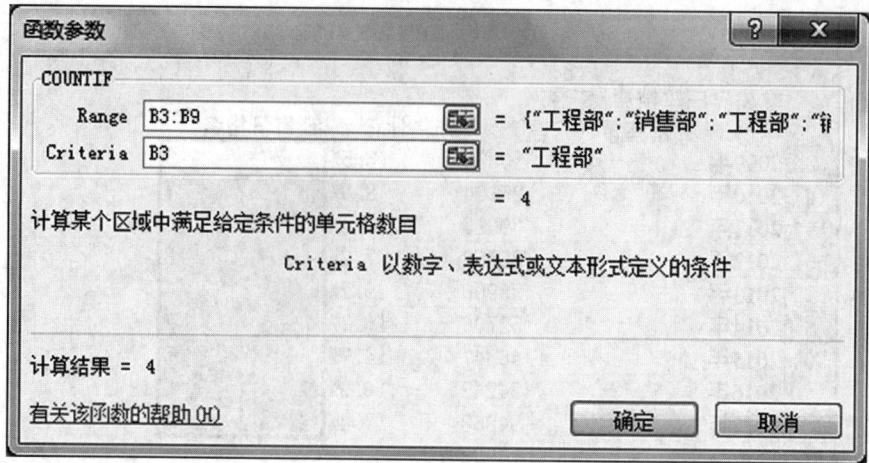

图 6 - 30 COUNTIF "函数参数" 对话框

图 6 - 31 利用 COUNTIF 函数计算

（4）在 SUMIF "函数参数" 对话框中，单击 "Range" 框，选择 B3：B9 单元格区域；再单击 "Criteria" 框，选择单元格内容为 "工程部" 的单元格如 "B3"；单击 "Sum_range" 框，选择 C3：C9 单元格区域，如图 6 - 32 所示。单击 "确定" 按钮。

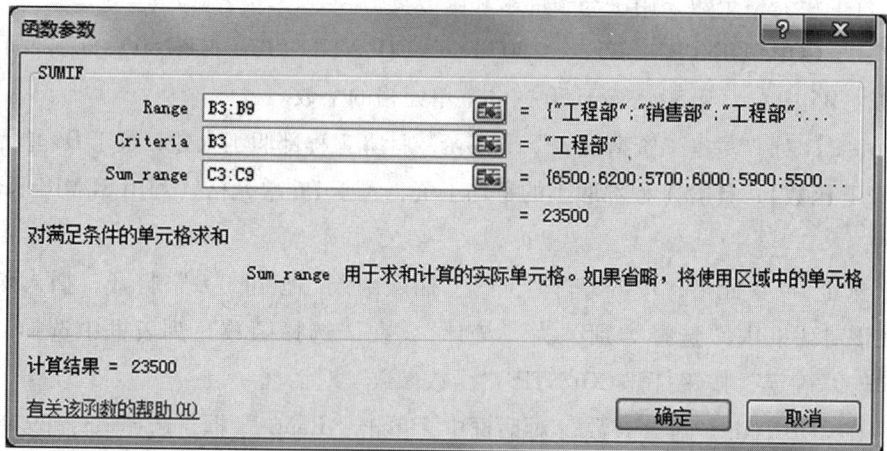

图 6 - 32 SUMIF "函数参数" 对话框

（5）单击编辑栏，将编辑栏中的公式编辑为 " = SUMIF（B3：B9，B3，C3：C9）/D4"，如图 6 - 33 所示，按 Enter 键即可。

图 6 – 33　利用 SUMIF 函数计算

13. 多条件计数函数 COUNTIFS　= COUNTIFS（criteria _range1，criteria1，［criteria _range2，criteria2］，…），统计指定区域内符合多个给定条件的单元格数量，可以将条件应用于跨多个区域的单元格，并计算符合所有条件的次数，用法与多条件求和函数类似。

示例：计算语文大于 70 分且数学大于 80 分的人数，则输入 = COUNTIFS（B2：B10，">70"，C2：C10，">80"），其中 B2：B10 单元格区域为语文成绩，C2：C5 单元格区域为数学成绩。

14. 逻辑判断函数 IF　= IF（logical _test，［value _if _true］，［value _if _false］），如果指定条件的计算结果为 TRUE，IF 函数将返回某个值；如果该条件的计算结果为 FALSE，则返回另一个值。

示例：= IF（A2 > B2，"超出预算"，"OK"），判断 A2 单元格数据是否大于 B2 单元格数据，如果大于则显示文本"超出预算"，否则显示文本"OK"。

【例 6 – 3】利用 IF 函数计算每个季度的支出情况表，如果实际费用大于预算费用，在备注列显示"超出预算"，否则显示"OK"。方法如下。

（1）选定 D3 单元格，单击编辑栏上的"插入函数"按钮 f_x 打开"插入函数"对话框，在该对话框中"选择类别"为"全部"，在"选择函数"列表框中选择"IF"，单击"确定"按钮打开 IF"函数参数"对话框。

（2）在 IF"函数参数"对话框中，在"Logical _test"框输入"B3 > C3"，在"Value _if _true 框输入"超出预算"，单击"Value _if _false"框则在"Value _if _true 框显示""超出预算""，在"Value _if _false"框输入"OK"，单击"Value _if _true 框则在"Value _if _false"框显示""OK""，如图 6 – 34 所示。单击"确定"按钮。此时，由于 B3 单元格的数据 1500 大于 C3 单元格的数据 1200，所以 D3 单元格显示"超出预算"，如图 6 – 35 所示。

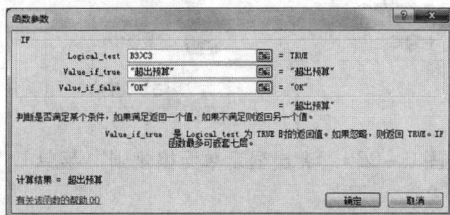

图 6 – 34　IF"函数参数"对话框

图 6 – 35　利用 IF 函数计算

（3）用鼠标拖动 D3 单元格的填充柄填充 D4：D6 单元格区域，则完成备注。

15. 垂直查询函数 VLOOKUP = VLOOKUP（lookup_value，table_array，col_index_num，[range_lookup]），搜索指定单元格区域中的第一列，然后返回该区域相同行上任何指定单元格的值。

示例：= VLOOKUP（1，A2：C10，2）要查找的区域为 A2：C10，因此 A 列为第 1 列，B 列为第 2 列，C 列则为第 3 列。表示使用近似匹配搜索 A 列（第 1 列）中的值 1，如果在 A 列中没有 1，则近似找到 A 列中与 1 最接近的值，然后返回同一行中 B 列（第 2 列）的值。

16. 日期函数

（1）= NOW（） 返回当前计算机系统的日期和时间。

示例：在单元格中输入 = NOW（），回车则显示当前的时间，如 2018/2/25 10：22（计算机中的系统时间）。此外，双击单元格时间会自动更新。

（2）= YEAR（serial_number） 返回指定日期对应的年份，返回值为 1900 ~ 9999 之间的整数。

示例：= YEAR（"2013/6/7"）= 2013；= YEAR（41423）= 2013，41423 是 2013/6/7 的日期序列数。

（3）= TODAY（） 返回今天的日期。通过该函数可以实现无论任何时候打开工作簿时，工作表上都能显示当前日期。该函数还可以用于计算时间间隔或一个人的年龄。

（三）条件格式

条件格式可以对含有数值或其他内容的单元格或者含有公式的单元格应用某种条件来决定数值的显示格式。使用条件格式可以让单元格中的颜色或图案根据单元格中的数值而变化，从而更加直观地表现数据的方式。

1. 使用数据条 数据条是条件格式中常用的一种，它是根据单元格中数据值的大小，而在单元格显示不同的颜色变化。

2. 使用图标集 图标集是根据单元格中数值的大小使单元格显示随数据变化的图标。

3. 突出显示单元格规则 在 Excel 2010 中，用户可以标示出符合特定条件的单元格，用不同的格式来表示数据的分布或等级。方法如下。

（1）选定单元格区域，单击"开始"→"样式"→"条件格式"→"突出显示单元格规则"→"其他规则"，如图 6 - 36 所示。

（2）打开"新建格式规则"对话框，在"只为满足以下条件的单元格设置格式"选项区中设置条件，如图 6 - 37 所示。

图 6 - 36 "突出显示单元格规则"菜单

（3）单击"格式"按钮，打开"设置单元格格式"对话框，为符合条件的单元格设置

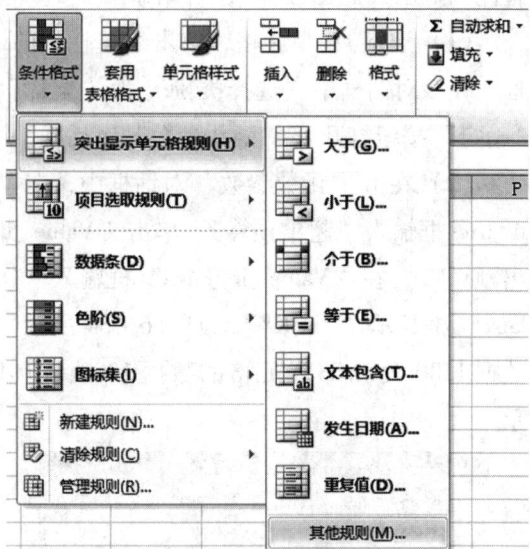

格式，单击"确定"按钮关闭"设置单元格格式"对话框。再单击"确定"按钮关闭"新建格式规则"对话框即可。

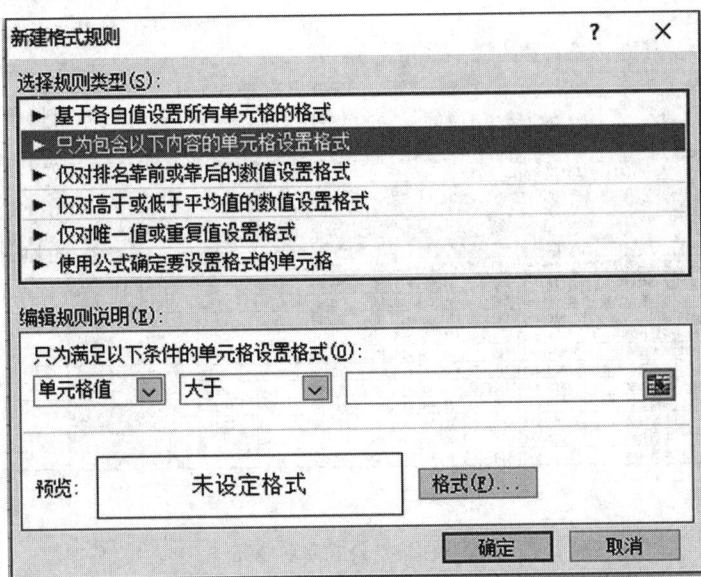

图 6 - 37　"新建格式规则"对话框

三、任务实现

任务 1　使用公式

1. 任务要求　计算"药品销售统计表"中的"年销售额""月均销售额"和"利润总和"。

年销售额 = (第一季度 + 第二季度 + 第三季度 + 第四季度) * 零售价

月均销售额 = 年销售额/12

利润总和 = (第一季度 + 第二季度 + 第三季度 + 第四季度) * (零售价 - 进货价)。

2. 操作步骤

(1) 计算"年销售额"　选定单元格 M3，在编辑栏中输入公式" = (I3 + J3 + K3 + L3) * H3"，回车，如图 6 - 38 所示。

图 6 - 38　计算"年销售额"

用鼠标拖动单元格 M3 的填充柄至单元格 M14，自动填充单元格区域 M4：M14，松开鼠标，计算结果显示如图 6-39 所示。

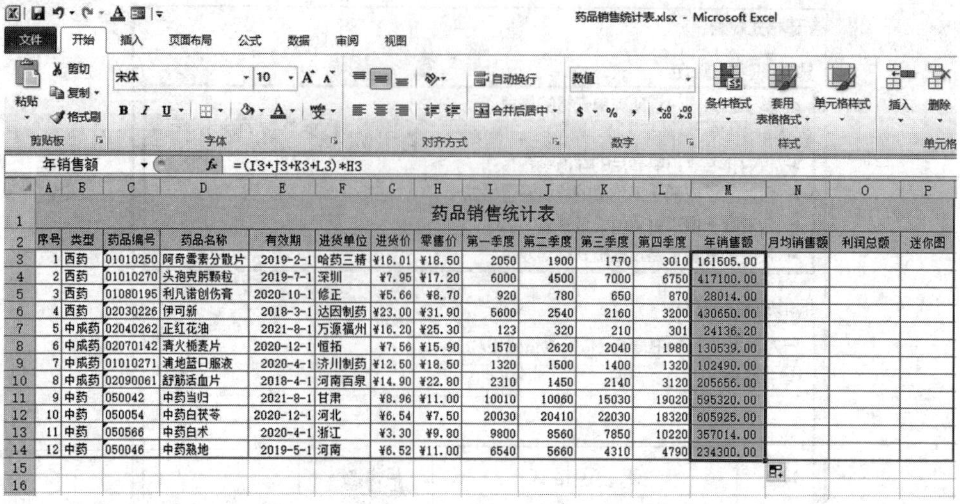

图 6-39 公式自动填充

（2）计算"月均销售额" 选定单元格 N3，在编辑栏中输入公式"＝M3/12"，回车，如图 6-40 所示。再用鼠标拖动单元格 N3 的填充柄至单元格 N14，自动填充单元格区域 N4：N14 的"月均销售额"。

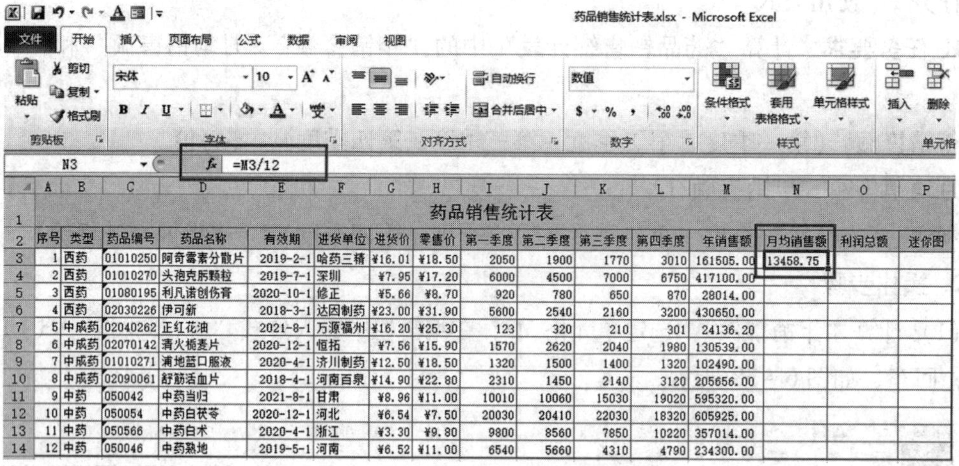

图 6-40 计算月均销售额

（3）计算"利润总额" 选定单元格 O3，在编辑栏中输入公式"＝（I3＋J3＋K3＋L3）＊（H3－G3）"，回车得到计算结果。再用鼠标拖动单元格 O3 的填充柄至单元格 O14，自动填充单元格区域 O4：O14 的"利润总额"。

任务 2 使用函数

1. 任务要求 使用 COUNTIF 函数，统计"药品销售统计表"中有效期为 2019 年 1 月 1 日之前的药品数；使用 SUMIF 函数，计算利润总额在 10000 元以上的药品占药品销售总利润的百分比。

2. 操作步骤

（1）选定单元格 E16，单击"公式"→"函数库"→"插入函数"按钮，打开"插入函数"对话框，在该对话框中"选择类别"为"统计"，在"选择函数"列表框中选择"COUNTIF"，单击"确定"按钮打开 COUNTIF "函数参数"对话框。

（2）在打开的"函数参数"对话框中，在"Range"参数文本框中输入"E3：E14"，在"Criteria"参数文本框中输入""<2019－01－01""，如图6－41所示。单击"确定"按钮。

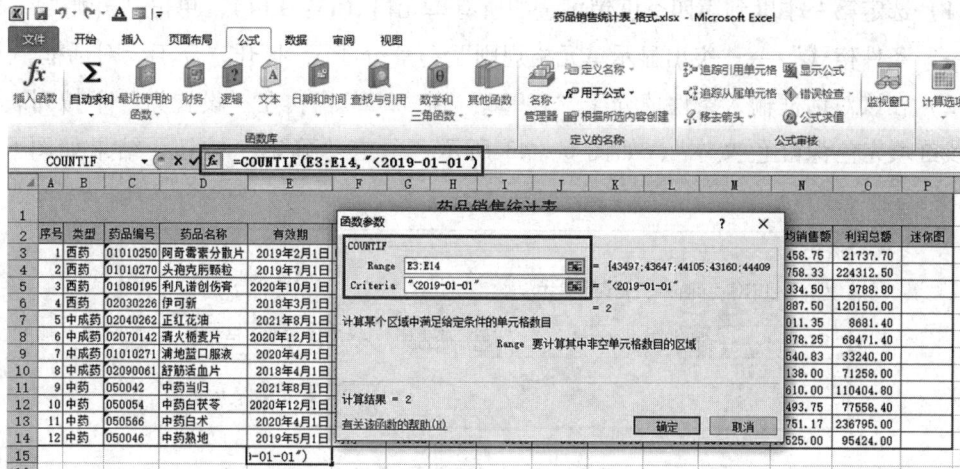

图6－41 设置 COUNTIF 函数参数

（3）单元格 E16 计算的结果为"2"，表明有两种药品将在 2019 年 1 月 1 日到达有效期。

（4）选定单元格 O15，单击编辑栏上的"插入函数"按钮 f_x 打开"插入函数"对话框，在该对话框中"选择类别"为"全部"，在"选择函数"列表框中选择"SUMIF"，单击"确定"按钮打开 SUMIF "函数参数"对话框。

（5）在 SUMIF "函数参数"对话框中，单击"Range"框，选择 O3：O14 单元格区域；在"Criteria"框输入""＞10000""。单击"确定"按钮。

（6）单击编辑栏，将编辑栏中的公式编辑为" = SUMIF（O3：O14，"＞10000"）/SUM（O3：O14）"，如图6－42所示，按 Enter 键，单元格 O15 显示利润总额在10000元以上的药品占药品销售总利润约为98%。

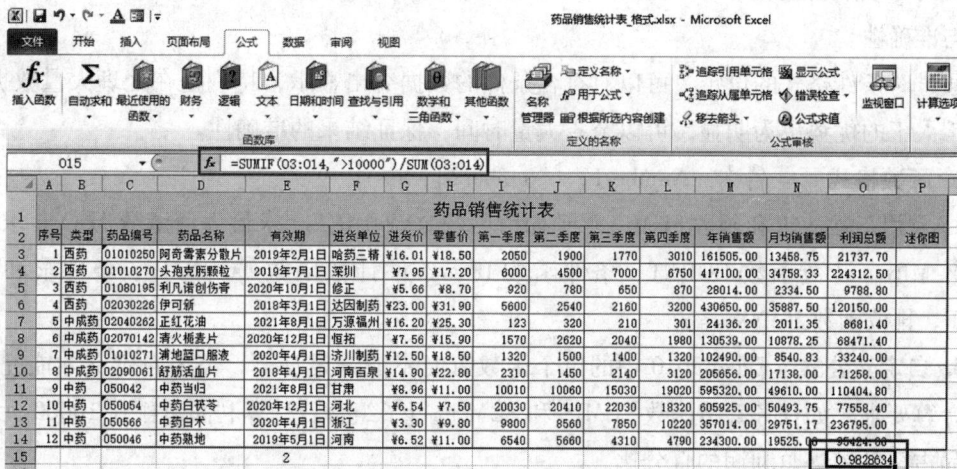

图6－42 编辑 SUMIF 函数

任务 3 使用条件格式

1. 任务要求 将"第一季度""第二季度""第三季度""第四季度"中销售量介于 10000～20000 的单元格设置成浅红填充色深红色文本。

2. 操作步骤

（1）选定第一季度到第四季度销售量的所有单元格（I3：L14），单击"开始"→"样式"→"条件格式"→"突出显示单元格规则"→"介于"，打开"介于"对话框。

（2）在该对话框输入条件值介于"10000"到"20000"，在"设置为"下拉列表中选择"浅红填充色深红色文本"，如图 6－43 所示。单击"确定"按钮，结果如图 6－44 所示。

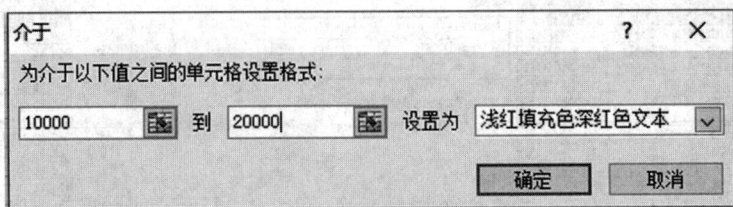

图 6－43 "介于"对话框

图 6－44 条件格式效果图

四、任务总结

通过使用公式函数，可以感受到电子表格对于数据处理的便捷与强大。特别是当电子表格中的源数据发生改变时，公式单元格会自动更新，避免了人为的疏忽，提高了办公的效率与准确性。

通过对条件格式的设定，可以对符合条件的数据突出显示，特别是在处理大量数据时，相对于人工的优势更为明显，可以省略大量时间，保证结果的准确性。

1. 函数格式 ＝名称（Number1，［Number2］，…）

2. 常用函数 求和函数 SUM、求平均值函数 AVERAGE、求最大值函数 MAX、求最小值函数 MIN、计数函数 COUNT、条件函数 IF、条件计数函数 COUNTIF、条件求和函数 SUMIF、排位函数 RANK 等。

3. 自定义公式 Excel 2010 中的单个函数有时不能满足计算，需要自定义才能完成特定的计算要求，如任务 2 将函数 SUMIF 和 SUM 进行了组合，计算利润总额在 10000 元以上的药品占药品销售总利润的百分比。

任务三　表格数据的管理

一、任务分析：药品销售统计表的数据管理

利用 Excel 2010 提供的排序，筛选、分类汇总的功能，可以将“药品销售统计表”进行深度的数据处理，相较于上一个单元中的条件格式，可以设置更为复杂的条件，在筛选之后，进行汇总，如图 6－45 所示。

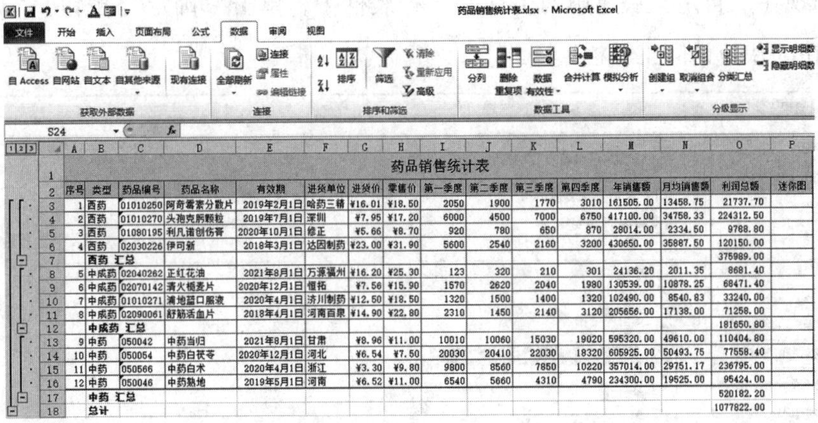

	A	B	C	D	E	F	G	H	I	J	K	L	M	N	O	P
1	药品销售统计表															
2	序号	类型	药品编号	药品名称	有效期	进货单位	进货价	零售价	第一季度	第二季度	第三季度	第四季度	年销售额	月均销售额	利润总额	迷你图
3	1	西药	01010250	阿奇霉素分散片	2019年2月1日	哈药三精	¥16.01	¥18.50	2050	1900	1770	3010	161505.00	13458.75	21737.70	
4	2	西药	01010270	头孢克肟颗粒	2019年7月1日	深圳	¥7.95	¥17.20	6000	4500	7000	6750	417100.00	34758.33	224312.50	
5	3	西药	01080195	利凡诺创伤膏	2020年10月1日	修正	¥5.66	¥8.70	920	780	650	870	28014.00	2334.50	9788.80	
6	4	西药	02030226	伊可新	2018年3月1日	达因制药	¥23.00	¥31.90	5600	2540	2160	3200	430650.00	35887.50	120150.00	
7		西药 汇总													375989.00	
8	5	中成药	02040262	正红花油	2021年8月1日	万源福州	¥16.20	¥25.30	123	320	210	301	24136.20	2011.35	8681.40	
9	6	中成药	02070142	清火栀麦片	2020年12月1日	恒拓	¥7.56	¥15.90	1570	2620	2040	1980	130539.00	10878.25	68471.40	
10	7	中成药	01010271	浦地蓝口服液	2020年4月1日	济川制药	¥12.50	¥18.50	1320	1500	1400	1320	102490.00	8540.83	33240.00	
11	8	中成药	02090061	舒筋活血片	2018年4月1日	河南百泉	¥14.90	¥22.80	2310	1450	2140	3120	205656.00	17138.00	71258.00	
12		中成药 汇总													181650.80	
13	9	中药	050042	中药当归	2021年8月1日	甘肃	¥8.96	¥11.00	10010	10060	15030	19020	595320.00	49610.00	110404.80	
14	10	中药	050054	中药白茯苓	2020年12月1日	河北	¥6.54	¥7.50	20030	20410	22030	18320	605925.00	50493.75	77558.40	
15	11	中药	050566	中药白术	2020年4月1日	浙江	¥3.30	¥9.80	9800	8560	7850	10220	357014.00	29751.17	236795.00	
16	12	中药	050046	中药熟地	2019年5月1日	河南	¥6.52	¥11.00	6540	5660	4310	4790	234300.00	19525.00	95424.00	
17		中药 汇总													520182.20	
18		总计													1077822.00	

图 6－45　“药品销售统计表”分类汇总

二、知识点解析

（一）数据清单

在 Excel 2010 中，用来管理数据的结构称为数据清单。从结构上来说，数据清单是一个二维表。表中包含多行多列，其中，第一行是标题行，其他行是数据行。一列称为一个字段，一行数据称为一个记录。Excel 2010 可以对数据清单执行各种数据管理和分析功能，包括查询、排序、筛选以及分类汇总等数据库基本操作。

1. 建立数据清单需要遵循的原则

（1）列标志应位于数据清单的第一行。列标志相当于数据库中的字段名，用来标识每列的数据内容。

（2）同一列中各数据项的类型和格式应当完全相同。

（3）避免在数据清单中间放置空白的行或列，但需将数据清单和其他数据隔开时，应在它们之间留出至少一个空白的行或列。

（4）尽量在一张工作表上建立一个数据清单。

如图 6－46 所示为一个数据清单。

	A	B	C	D	E	F	G	H	I	J	K	L	M	N	O	P
1	序号	类型	药品编号	药品名称	有效期	进货单位	进货价	零售价	第一季度	第二季度	第三季度	第四季度	年销售额	月均销售额	利润总额	迷你图
2	1	西药	01010250	阿奇霉素分散片	2019年2月1日	哈药三精	¥16.01	¥18.50	2050	1900	1770	3010	161505.00	13458.75	21737.70	
3	2	西药	01010270	头孢克肟颗粒	2019年7月1日	深圳	¥7.95	¥17.20	6000	4500	7000	6750	417100.00	34758.33	224312.50	
4	3	西药	01080195	利凡诺创伤膏	2020年10月1日	修正	¥5.66	¥8.70	920	780	650	870	28014.00	2334.50	9788.80	
5	4	西药	02030226	伊可新	2018年3月1日	达因制药	¥23.00	¥31.90	5600	2540	2160	3200	430650.00	35887.50	120150.00	
6	5	中成药	02040262	正红花油	2021年8月1日	万源福州	¥16.20	¥25.30	123	320	210	301	24136.20	2011.35	8681.40	
7	6	中成药	02070142	清火栀麦片	2020年12月1日	恒拓	¥7.56	¥15.90	1570	2620	2040	1980	130539.00	10878.25	68471.40	
8	7	中成药	01010271	浦地蓝口服液	2020年4月1日	济川制药	¥12.50	¥18.50	1320	1500	1400	1320	102490.00	8540.83	33240.00	
9	8	中成药	02090061	舒筋活血片	2018年4月1日	河南百泉	¥14.90	¥22.80	2310	1450	2140	3120	205656.00	17138.00	71258.00	
10	9	中药	050042	中药当归	2021年8月1日	甘肃	¥8.96	¥11.00	10010	10060	15030	19020	595320.00	49610.00	110404.80	
11	10	中药	050054	中药白茯苓	2020年12月1日	河北	¥6.54	¥7.50	20030	20410	22030	18320	605925.00	50493.75	77558.40	
12	11	中药	050566	中药白术	2020年4月1日	浙江	¥3.30	¥9.80	9800	8560	7850	10220	357014.00	29751.17	236795.00	
13	12	中药	050046	中药熟地	2019年5月1日	河南	¥6.52	¥11.00	6540	5660	4310	4790	234300.00	19525.00	95424.00	

图 6－46　数据清单

2. 建立数据清单

方法一：直接在工作表中输入标题行，输入数据。

方法二：使用"记录单"建立数据清单。需要注意的是在标题行中，不能有单元格合并。

3. 记录单 在 Excel 2010 的默认布局中，没有"记录单"按钮，需要手动添加，方法是：单击"文件"→"选项"打开"Excel 选项"对话框，选择"快速访问工具栏"选项卡；在该选项卡的"从下列位置选择命令"下拉列表框中选择"不在功能区中的命令"，然后在相应的列表框中选择"记录单"，如图 6-47 所示，单击"添加"按钮，则"记录单"按钮出现在"自定义快速访问工具栏"列表框中，单击"确定"按钮，"记录单"按钮 出现在"快速访问工具栏"。

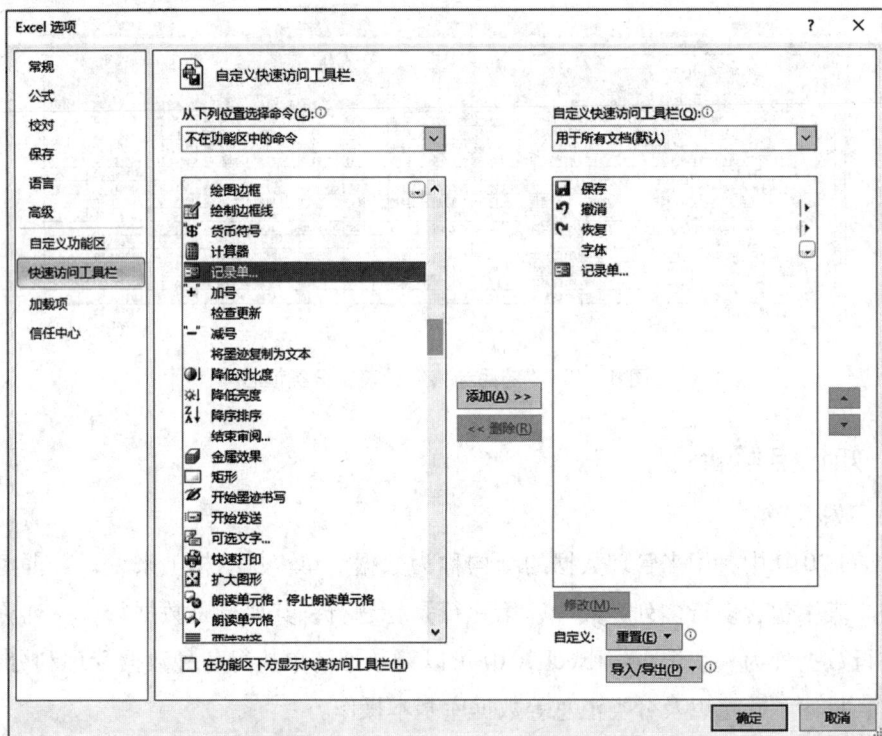

图 6-47 "Excel 选项"对话框

例如，建立"药品销售统计表"数据清单。方法是：将 Sheet1 工作表重命名为"药品销售统计表"，从 A1 单元格开始依次在第一行的各单元格输入各列标志"序号、类型、药品编号、药品名称、有效期、进货单位、进货价、零售价、第一季度、第二季度、第三季度、第四季度、年销售额、月均销售额、利润总额、迷你图"，然后选定 A2 单元格，单击"快速访问工具栏"的"记录单"按钮 ，打开"药品销售统计表"记录单，如图 6-48 所示。输入第一条记录，单击"新建"按钮；继续输入第二条记录，单击"新建"按钮，……直至输完最后一条记录。单击"关闭"按钮。

已经建立的数据清单，选定标题行或数据行内的任意单元格，单击"快速访问工具栏"中的"记录单"，这时 Excel 2010 将根据"药品销售统计表的"的标题行，自动在"记录单"中加载出各个字段，如图 6-49 所示。单击"新建"按钮，又可追加录入新的数据记录。

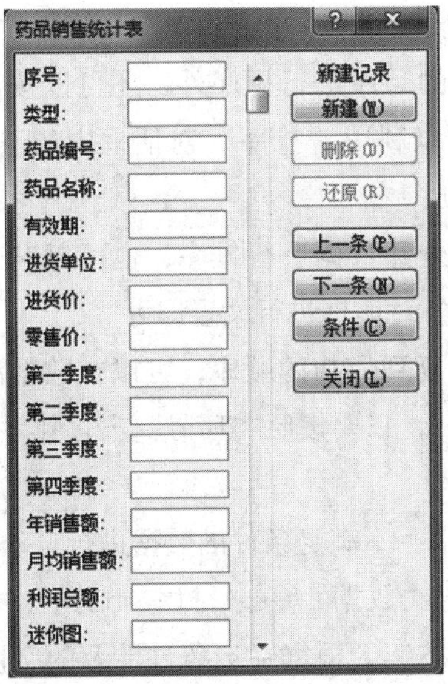

图 6－48　新建“药品销售统计表”的记录单

图 6－49　“药品销售统计表”记录单

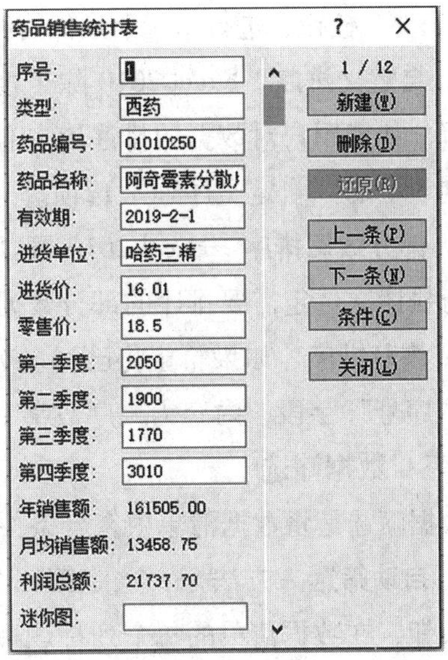

在 Excel 2010 中，如果逐行逐列地输入数据，当数据清单的数据量巨大时，数据清单的长度、宽度也会非常庞大，需要在输入数据时频繁切换行、列，很容易出现错误，而记录单能够解决以上问题，可以保证输入数据方便、准确。

（二）数据排序

Excel 2010 提供了多种方法对数据清单进行排序，用户可以根据需要按升序或降序，也可以使用自定义排序命令。

1. 简单排序　简单排序是在排序时，对单一的条件进行排序，即只按一个关键字进行排序。例如，对“药品销售统计表”的数据按照“年销售额”的升序进行排序。方法是：选定关键字“年销售额”单元格，单击“数据”→“排序和筛选”→“升序”按钮，即可按照“年销售额”为关键字对数据清单进行排序，如图 6－50 所示。

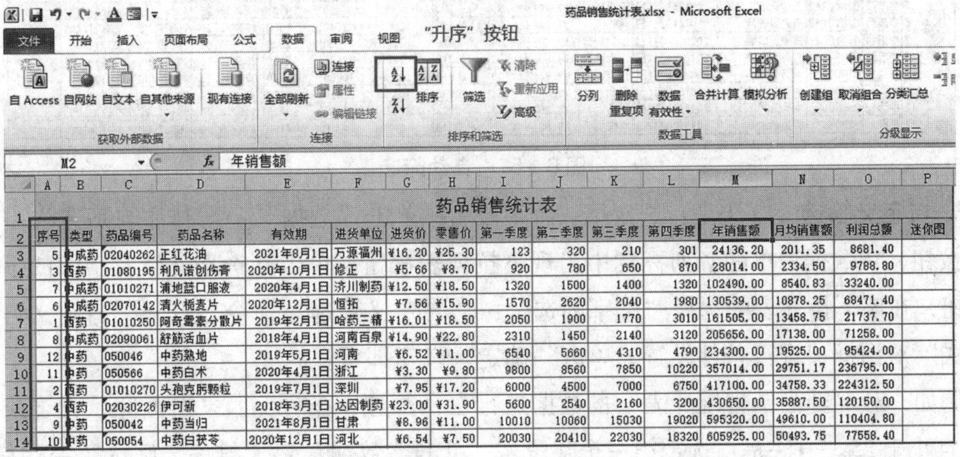

药品销售统计表

序号	类型	药品编号	药品名称	有效期	进货单位	进货价	零售价	第一季度	第二季度	第三季度	第四季度	年销售额	月均销售额	利润总额	迷你图
5	中成药	02040262	正红花油	2021年8月1日	万源福州	¥16.20	¥25.30	123	320	210	301	24136.20	2011.35	8681.40	
3	西药	01080195	利凡诺创伤膏	2020年10月1日	修正	¥5.66	¥8.70	920	780	650	870	28014.00	2334.50	9788.80	
7	中成药	01010271	浦地蓝口服液	2020年4月1日	济川制药	¥12.50	¥18.50	1320	1500	1400	1320	102490.00	8540.83	33240.00	
6	中成药	02070142	清火栀麦片	2020年12月1日	恒拓	¥7.56	¥15.90	1570	2620	2040	1980	130539.00	10878.25	68471.40	
1	西药	01010250	阿奇霉素分散片	2019年2月1日	哈药三精	¥16.01	¥18.50	2050	1900	1770	3010	161505.00	13458.75	21737.70	
8	中成药	02090061	舒筋活血片	2018年4月1日	河南百泉	¥14.90	¥22.80	2310	1450	2140	3120	205656.00	17138.00	71258.00	
12	中药	050046	中药熟地	2019年5月1日	河南	¥6.52	¥11.00	6540	5660	4310	4790	234300.00	19525.00	95424.00	
11	中药	050566	中药白术	2020年4月1日	浙江	¥3.30	¥9.80	9800	8560	7850	10220	357014.00	29751.17	236795.00	
2	西药	01010270	头孢克肟颗粒	2019年7月1日	深圳	¥7.95	¥17.20	6000	4500	7000	6750	417100.00	34758.33	224312.50	
4	西药	02030226	伊可新	2018年3月1日	达因制药	¥23.00	¥31.90	5600	2540	2160	3200	430650.00	35887.50	120150.00	
9	中药	050042	中药当归	2021年8月1日	甘肃	¥8.96	¥11.00	10010	10060	15030	19020	595320.00	49610.00	110404.80	
10	中药	050054	中药白茯苓	2020年12月1日	河北	¥6.54	¥7.50	20030	20410	22030	18320	605925.00	50493.75	77558.40	

图 6－50　简单排序

2. 复杂排序　复杂的排序是按多个关键字对数据进行排序。方法是：选定数据清单，选择“数据”→“排序与筛选”→“排序”按钮，打开“排序”对话框，选择“主要关键字”及其“次序”；再单击“添加条件”按钮，选择“次要关键字”及其“次序”；再单击

"添加条件"按钮，进行第三个条件的设置……条件的设置完毕，单击"确定"按钮。

3. 自定义排序　Excel 2010 除了根据数字、字母的顺序进行排序外，还可以按需要自行设置。如果用户对数据的排序有其他特殊要求，可以利用"排序"对话框中的"次序"下拉列表中的"自定义序列"选项打开的对话框来完成。

4. 部分数据排序　Excel 2010 可以对数据清单的全部数据进行排序，也可以对部分数据进行排序。选定需要排序的部分数据，打开"排序"对话框进行设置即可。

5. 恢复排序　如果希望将已经多次排序的数据恢复到最初的顺序，可以在数据清单中设置"序号"字段，内容为顺序数字 1、2、3、4、5…，只要按照"序号"升序排序即可。

（三）数据筛选

数据筛选是将数据清单中符合条件的数据显示出来，不满足条件的数据进行自动隐藏。

1. 自动筛选　方法是：选定第一个字段名，单击"数据"→"排序与筛选"→"筛选"按钮，在数据清单的每个列标题中出现下拉列表按钮，根据筛选条件涉及的字段的下拉列表项即可完成自动筛选。

例如，对"药品销售统计表"的数据进行自动筛选，条件为："类型"为"中药"。方法是：选定第一个字段名，单击"数据"→"排序与筛选"→"筛选"按钮，显示如图 6-51 所示；单击"类型"的下拉列表按钮，在下拉选项中只选择"中药"，单击"确定"按钮即完成自动筛选。

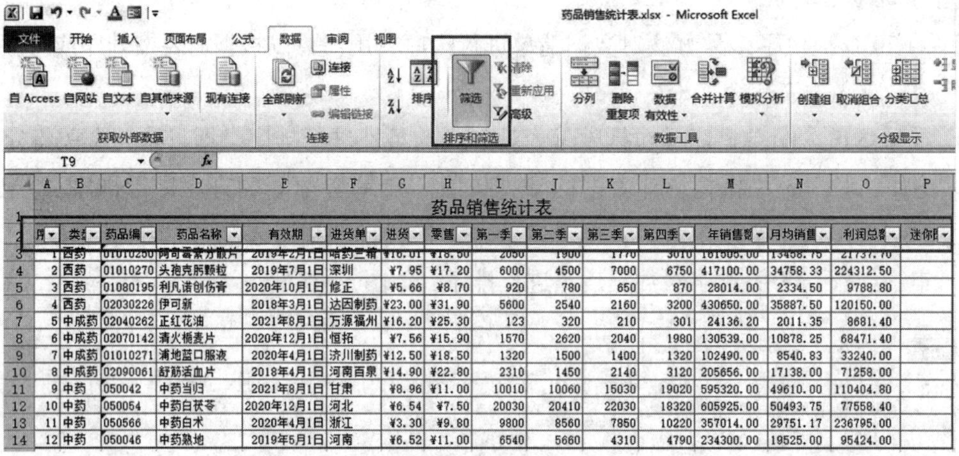

图 6-51　自动筛选

2. 自定义筛选　方法是：选定第一个字段名，单击"数据"→"排序与筛选"→"筛选"按钮，在数据清单的各列标题中出现下拉列表按钮，单击筛选条件涉及字段的下拉列表按钮，在该下拉列表中选择"数字筛选"→"自定义筛选"命令，打开"自定义自动筛选方式"对话框，进行条件设置，单击"确定"按钮即可。

例如，对"药品销售统计表"的数据进行自动筛选，条件为："零售价"大于或等于 15 并且小于 25。方法是：选定第一个字段名，单击"数据"→"排序与筛选"→"筛选"按钮，单击"零售价"的下拉列表按钮，在该下拉列表中选择"数字筛选"→"自定义筛选"命令，如图 6-52 所示，打开"自定义自动筛选方式"对话框，设置如图 6-53 所示，单击"确定"按钮。

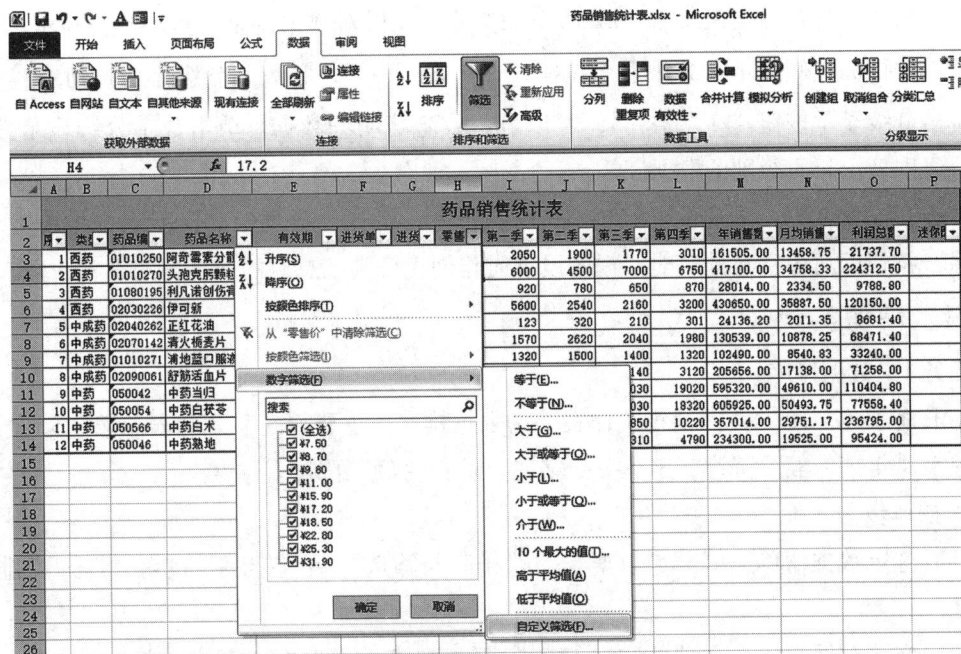

图 6-52　"自定义筛选"命令

图 6-53　"自定义筛选"对话框

3. 高级筛选　在进行复杂条件的筛选时，可以使用高级筛选。高级筛选在使用前，必须先建立一个条件区域，用来编辑筛选的条件。条件区域中筛选条件的字段名必须与数据清单中的列标题名称完全一致，其他行输入筛选条件，"与"关系的条件必须写在同一行中，"或"关系的条件写在不同行内。

建立了条件区域后，选定数据清单的第一个字段名，单击"数据"→"排序与筛选"→"高级"按钮，打开"高级筛选"对话框进行设置即可。

4. 取消筛选　方法是：单击"数据"→"排序和筛选"→"清除"按钮，即可将数据清单中的所有筛选全部取消。如果只取消指定列的自动筛选，则单击该列标题的下拉列表按钮，在下拉选项中选择"全选"，单击"确定"按钮即可。

（四）数据分类汇总

分类汇总能快速汇总各项数据，对数据清单中的各个字段的数值进行统计计算，如求和、计数、平均值、最大值、最小值、乘积等。

1. 分类汇总　在进行分类汇总时，必须先根据分类汇总的数据对数据清单进行排序，然后单击"数据"→"分级显示"→"分类汇总"按钮，打开"分类汇总"对话框进行设置，就可以创建分类汇总。

对数据清单进行分类汇总后，Excel 自动按分类字段对数据清单进行了分级显示，并在数据清单的行标左侧显示出分级显示按钮"＋"和"－"，和数字分级显示按钮 １ ２ ３。通过单击分级显示按钮"＋""－"，可以显示或隐藏明细数据。单击数字分级显示按钮，可以分级别显示相应级别的数据。

2. 删除分类汇总 要删除已经创建的分类汇总，可在"分类汇总"对话框中单击"全部删除"按钮即可。注意此时对话框的设置应与创建分类汇总时的对话框的设置一样。

三、任务实现

任务 1　数据排序

1. 任务要求　对"药品销售统计表"的数据排序，主要关键字"利润总额"降序；次要关键字"年销售额"降序；第三关键字"月均销售额"降序。

2. 操作步骤

（1）选定数据清单，单击"数据"→"排序与筛选"→"排序"按钮，打开"排序"对话框；

（2）在该对话框中，在"主要关键字"下拉列表框中选择"利润总额"，在"次序"下拉列表框中选择"降序"；

（3）单击"添加条件"按钮，进行第二个条件的设置，在"次要关键字"下拉列表框中选择"年销售额"，在"次序"下拉列表框中选择"降序"；单击"添加条件"按钮，进行第三个条件的设置，在"次要关键字"下拉列表框中选择"月均销售额"，在"次序"下拉列表框中选择"降序"。如图 6-54 所示。

（4）单击"确定"按钮，排序结果显示如图 6-55 所示。

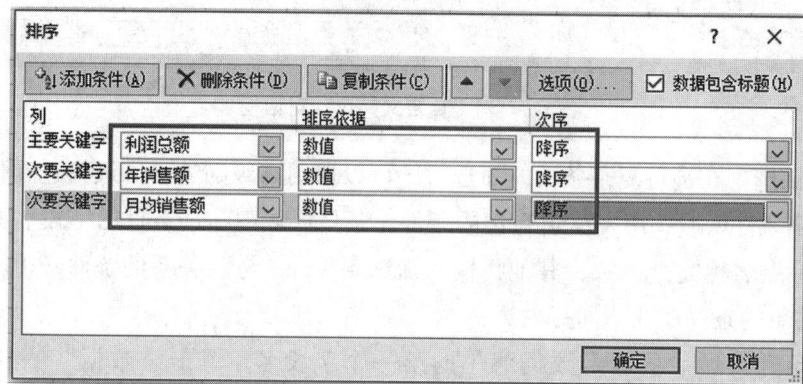

图 6-54　"排序"对话框

图 6-55　"药品销售统计表"排序结果

任务2 筛选数据

1. 任务要求 使用数据筛选中的高级筛选功能，筛选出“药品销售统计表”符合条件的所有数据：零售价 >30 且年销售额 >40000 的西药；零售价 <10 且年销售额 <500000 的中药。

2. 操作步骤

（1）在表格的空白区域输入筛选条件，如图 6 – 56 所示。

药品销售统计表

序号	类型	药品编号	药品名称	有效期	进货单位	进货价	零售价	第一季度	第二季度	第三季度	第四季度	年销售额	月均销售额	利润总额	迷你图
1	西药	01010250	阿奇霉素分散片	2019年2月1日	哈药三精	¥16.01	¥18.50	2050	1900	1770	3010	161505.00	13458.75	21737.70	
2	西药	01010270	头孢克肟颗粒	2019年7月1日	深圳	¥7.95	¥17.20	6000	4500	7000	6750	417100.00	34758.33	224312.50	
3	西药	01080195	利凡诺创伤膏	2020年10月1日	修正	¥5.66	¥8.70	920	780	650	870	28014.00	2334.50	9788.80	
4	西药	02030226	伊可新	2018年3月1日	达因制药	¥23.00	¥31.90	5600	2540	2160	3200	430650.00	35887.50	120150.00	
5	中成药	02040262	正红花油	2021年8月1日	万源福州	¥16.20	¥25.30	123	320	210	301	24136.20	2011.35	8681.40	
6	中成药	02070142	清火栀麦片	2020年12月1日	恒拓	¥7.56	¥15.90	1570	2620	2040	1980	130539.00	10878.25	68471.40	
7	中成药	01010271	浦地蓝口服液	2020年4月1日	济川制药	¥12.50	¥18.50	1320	1500	1400	1320	102490.00	8540.83	33240.00	
8	中成药	02090061	舒筋活血片	2018年4月1日	河南百泉	¥14.90	¥22.80	2310	1450	2140	3120	205656.00	17138.00	71258.00	
9	中药	050042	中药当归	2021年8月1日	甘肃	¥8.96	¥11.00	10010	10060	15030	19020	595320.00	49610.00	110404.80	
10	中药	050054	中药白茯苓	2020年12月1日	河北	¥6.54	¥7.50	20030	20410	22030	18320	605925.00	50493.75	77558.40	
11	中药	050566	中药白术	2020年4月1日	浙江	¥3.30	¥9.80	9800	8560	7850	10220	357014.00	29751.17	236795.00	
12	中药	050046	中药熟地	2019年5月1日	河南	¥6.52	¥11.00	6540	5660	4310	4790	234300.00	19525.00	95424.00	

类型	零售价	年销售额
西药	>30	>40000
中成药	<10	<500000

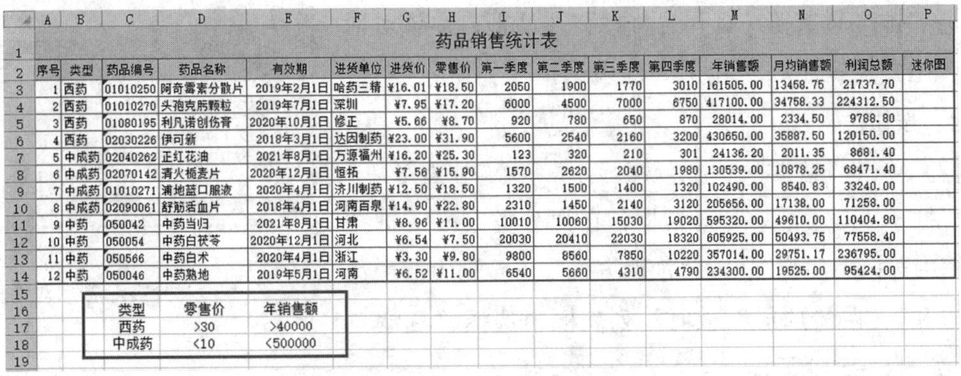

图 6 – 56 输入筛选条件

（2）单击“数据”→“排序与筛选”→“高级”，打开“高级筛选”对话框；鼠标单击列表区域框，选择列表区域 A3：O14，选择条件区域 C16：E18，如图 6 – 57 所示，单击“确定”按钮，筛选结果如图 6 – 58 所示。

药品销售统计表

序号	类型	药品编号	药品名称	有效期	进货单位	进货价	零售价	第一季度	第二季度	第三季度	第四季度	年销售额	月均销售额	利润总额	迷你图
1	西药	01010250	阿奇霉素分散片	2019年2月1日	哈药三精	¥16.01	¥18.50	2050	1900	1770	3010	161505.00	13458.75	21737.70	
2	西药	01010270	头孢克肟颗粒	2019年7月1日	深圳	¥7.95	¥17.20	6000	4500	7000	6750	417100.00	34758.33	224312.50	
3	西药	01080195	利凡诺创伤膏	2020年10月1日	修正	¥5.66	¥8.70	920	780	650	870	28014.00	2334.50	9788.80	
4	西药	02030226	伊可新	2018年3月1日	达因制药	¥23.00	¥31.90	5600	2540	2160	3200	430650.00	35887.50	120150.00	
5	中成药	02040262	正红花油	2021年8月1日	万源福州	¥16.20	¥25.30	123	320	210	301	24136.20	2011.35	8681.40	
6	中成药	02070142	清火栀麦片	2020年12月1日	恒拓	¥7.56	¥15.90	1570	2620	2040	1980	130539.00	10878.25	68471.40	
7	中成药	01010271	浦地蓝口服液	2020年4月1日	济川制药	¥12.50	¥18.50	1320	1500	1400	1320	102490.00	8540.83	33240.00	
8	中成药	02090061	舒筋活血片	2018年4月1日	河南百泉	¥14.90	¥22.80	2310	1450	2140	3120	205656.00	17138.00	71258.00	
9	中药	050042	中药当归	2021年8月1日	甘肃	¥8.96	¥11.00	10010	10060	15030	19020	595320.00	49610.00	110404.80	
10	中药	050054	中药白茯苓	2020年12月1日	河北	¥6.54	¥7.50	20030	20410	22030	18320	605925.00	50493.75	77558.40	
11	中药	050566	中药白术	2020年4月1日	浙江	¥3.30	¥9.80	9800	8560	7850	10220	357014.00	29751.17	236795.00	
12	中药	050046	中药熟地	2019年5月1日	河南	¥6.52	¥11.00	6540	5660	4310	4790	234300.00	19525.00	95424.00	

类型	零售价	年销售额
西药	>30	>40000
中成药	<10	<500000

图 6 – 57 “高级筛选”对话框

药品销售统计表

序号	类型	药品编号	药品名称	有效期	进货单位	进货价	零售价	第一季度	第二季度	第三季度	第四季度	年销售额	月均销售额	利润总额	迷你图
4	西药	02030226	伊可新	2018年3月1日	达因制药	¥23.00	¥31.90	5600	2540	2160	3200	430650.00	35887.50	120150.00	

类型	零售价	年销售额
西药	>30	>40000
中成药	<10	<500000

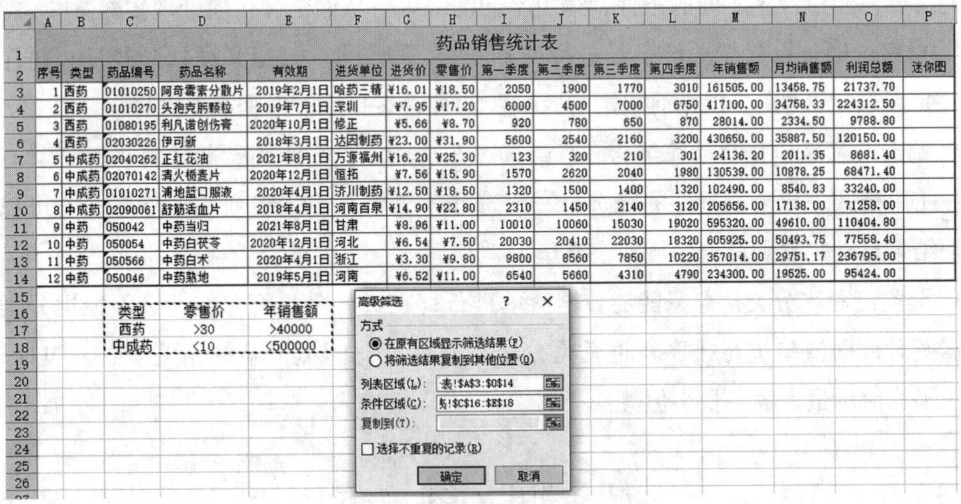

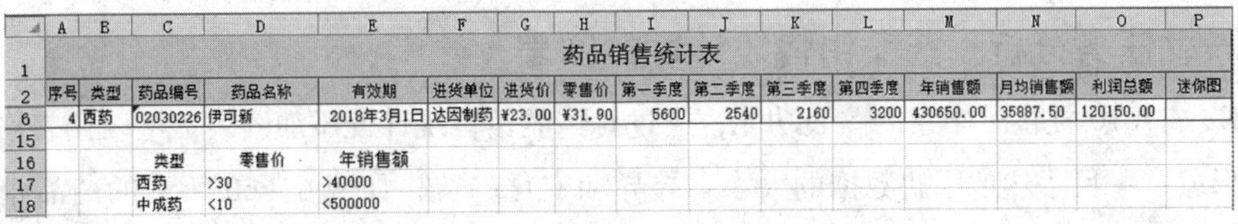

图 6 – 58 “药品销售统计表”高级筛选结果

任务3 分类汇总数据

1. 任务要求 对"药品销售统计表"的数据清单进行分类汇总,"分类字段"为"类型"、"汇总方式"为"求和"、"选定汇总项"为"利润总额"。

2. 操作步骤

(1)选定数据清单,单击"数据"→"排序与筛选"→"排序"按钮,打开"排序"对话框;在该对话框的"主要关键字"下拉列表框中选择"类型",单击"确定"按钮。

(2)单击"数据"→"分级显示"→"分类汇总"按钮,打开"分类汇总"对话框,在"分类字段"下拉列表框中选择"类型",在"汇总方式"下拉列表框中选择"求和",在"选定汇总项"列表框中选择"利润总额",如图6-59所示。

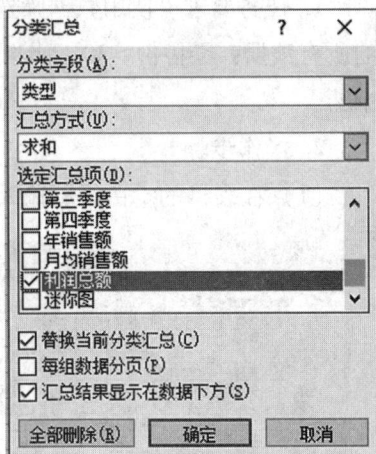

图6-59 "分类汇总"对话框

(3)单击"确定"按钮。

四、任务总结

本任务主要介绍的排序、筛选、分类汇总等功能都是对原始数据进行二次分类,按照不同的需要,通过设置不同的条件,得出不同的结果,从而个性化地处理数据。

1. 排序 通过设置"关键字"进行"升序""降序""自定义序列"排序;排序区域分为"扩展选定区域""以当前选定的区域"两种,在排序时根据需要选择。

2. 筛选 筛选包括自动筛选与高级筛选。在功能上,高级筛选相比自动筛选具有以下优势:①用公式完成复杂条件的筛选;②筛选非重复数据;③多列联动筛选;④可以在筛选中把结果自动复制到其他区域或表格里。

3. 分类汇总 分类汇总只能对数据清单进行;在进行分类汇总前,必须根据分类汇总的数据类对数据清单进行排序,也就是分类,然后汇总同类记录的相关信息,包括求和、计数、平均值、最大值、最小值等。

任务四 图 表

一、任务分析:药品销售统计表的图表

Excel 2010提供了丰富的图表功能,通过对药品销售统计表添加图表,可以让表格更加直观形象,一目了然地了解数据的大小、差异和变化趋势,如图6-60所示的药品销售统计表的图表。Excel 2010还提供了功能强大的数据透视表,可以动态地改变"药品销售统计表"版面布置,按照不同方式分析药品销售的数据。

序号	类型	药品编号	药品名称	有效期	进货单位	进货价	零售价	第一季度	第二季度	第三季度	第四季度	年销售额	月均销售额	利润总额	迷你图
															药品销售统计表
1	西药	01010250	阿奇霉素分散片	2019年2月1日	哈药三精	16.01	18.5	2050	1900	1770	3010	161505.00	13458.75	21737.70	
2	西药	01010270	头孢克肟颗粒	2019年7月1日	深圳	7.95	17.2	6000	4500	7000	6750	417100.00	34758.33	224312.50	
3	西药	01080195	利凡诺创伤膏	2020年10月1日	修正	5.66	8.7	920	780	650	870	28014.00	2334.50	9788.80	
4	西药	02030226	伊可新	2018年3月1日	达因制药	23	31.9	5600	2540	2160	3200	430650.00	35887.50	120150.00	
5	中成药	02040262	正红花油	2021年8月1日	万源福州	16.2	25.3	123	320	210	301	24136.20	2011.35	8681.40	
6	中成药	02070142	清火栀麦片	2020年12月1日	恒拓	7.56	15.9	1570	2620	2040	1980	130539.00	10878.25	68471.40	
7	中成药	01010271	蒲地蓝口服液	2020年4月1日	济川制药	12.5	18.5	1320	1500	1400	1320	102490.00	8540.83	33240.00	
8	中成药	02090061	舒筋活血片	2018年4月1日	河南百泉	14.9	22.8	2310	1450	2140	3120	205656.00	17138.00	71258.00	
9	中药	050042	中药当归	2021年8月1日	甘肃	8.96	11	10010	10060	15030	19020	595320.00	49610.00	110404.80	
10	中药	050054	中药白茯苓	2020年12月1日	河北	6.54	7.5	20030	20410	22030	18320	605925.00	50493.75	77558.40	
11	中药	050566	中药白术	2020年4月1日	浙江	3.3	9.8	9800	8560	7850	10220	357014.00	29751.17	236795.00	
12	中药	050046	中药熟地	2019年5月1日	河南	6.52	11	6540	5660	4310	4790	234300.00	19525.00	95424.00	

药品销售统计表（图表）销售额

	1	2	3	4
阿奇霉素分散片	2050	1900	1770	3010
头孢克肟颗粒	6000	4500	7000	6750
利凡诺创伤膏	920	780	650	870

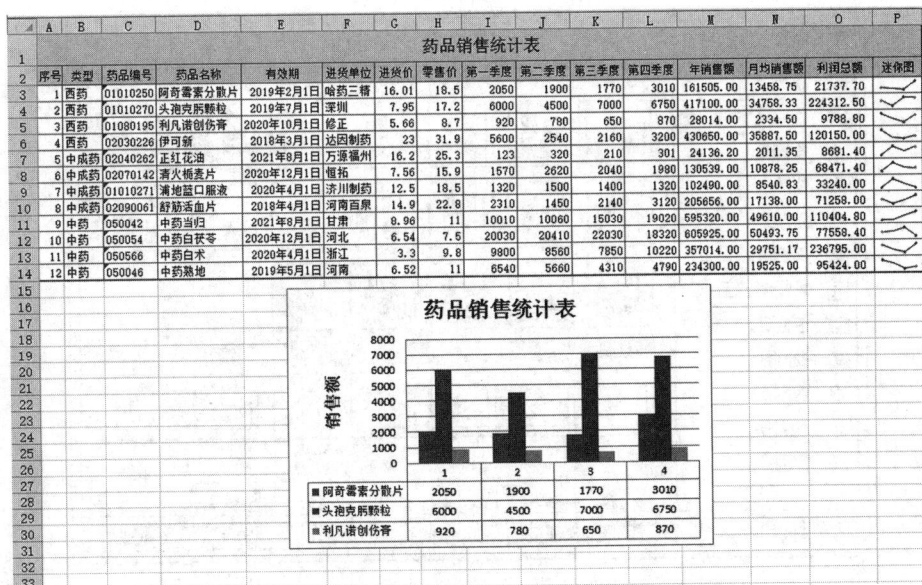

图 6-60　"药品销售统计表"图表

二、知识点解析

（一）数据的图表

Excel 2010 中，图表的类型有许多种。在"插入"→"图表"组中提供了"柱形图""折线图""饼图""条形图""面积图""散点图"和"其他图表"按钮，如表6-3 所示。

表6-3　"图表"组

按钮	名称	功能
	柱形图	柱形图用于比较相交于类别轴上的数值大小
	折线图	折线图用于显示随时间变化的趋势
	饼图	饼图用于显示每个值占总值的比例。各个值可以相加，或仅有一个数据系列且所有值均为正值时，可使用饼图
	条形图	条形图用于比较多个值的最佳图表类型
	面积图	面积图突出一段时间内几组数据间的差异
	散点图	散点图也称 XY 图，用于比较成对的数值，如果图表上的值不以 X 轴为顺序，或表示多个独立的度量时，可使用 XY 图
	其他图表	其他图表用于插入股价图、曲面图、圆环图、气泡图或雷达图

也可以单击"插入"→"图表"组的对话框启动器，打开"插入图表"对话框显示整个"图表样式"库，如图6-61 所示。

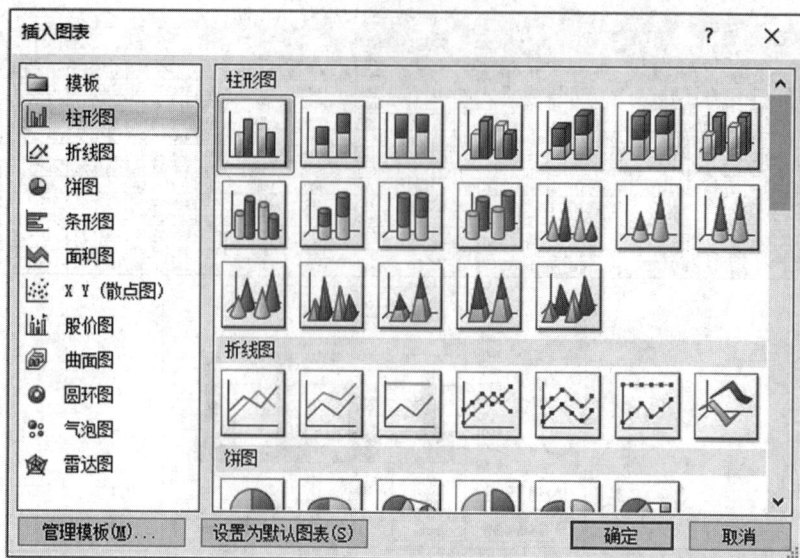

图6-61 "插入图表"图表样式库

1. 图表的组成元素

（1）图表区　整个图表及其包含的元素。

（2）绘图区　在二维图表中，以坐标轴为界并包含全部数据系列的区域。在三维图表中，绘图区以坐标轴为界并包含数据系列、分类名称、刻度线和坐标轴标题。

（3）图表标题　一般情况下，一个图表应该有一个文本标题，它可以自动与坐标轴对齐或在图表顶端居中。

（4）数据分类　图表上的一组相关数据点，取自工作表的一行或一列。图表中的每个数据系列以不同的颜色和图案加以区别，在同一图表上可以绘制一个以上的数据系列。

（5）数据标记　图表中的条形面积、圆点、扇形或其他类似符号，来自于工作表单元格的单一数据点或数值。图表中所有相关的数据标记构成了数据系列。

（6）数据标志　根据不同的图表类型，数据标志可以表示数值、数据系列名称、百分比等。

（7）坐标轴　为图表提供计量和比较的参考线，一般包括 X 轴、Y 轴。

（8）刻度线　坐标轴上的度量线，用于区分图表上的数据分类数值或数据系列。

（9）网格线　图表中从坐标轴刻度线延伸开来并贯穿整个绘图区的可选线条系列。

（10）图例　是图例项和图例项标示的方框，用于标示图表中的数据系列。

（11）图例项标示　图例中用于标示图表上相应数据系列的图案和颜色的方框。

（12）背景墙及基底　三维图表中包含在三维图形周围的区域。用于显示维度和边角尺寸。

（13）数据表　在图表下面的网格中显示每个数据系列的值。

2. 创建图表　在 Excel 2010 中创建图表比较便捷，方式灵活。方法是：在工作表中选定要创建图表的数据源区域，单击"插入"→"图表"组中所要的图表类型，即可创建该类型的图表。

3. 图表编辑　图表生成后，可以对其进行编

> **考点提示**
>
> 创建图表后，往往需要调整图表的大小和位置。当拖动图表的边框改变图表的高度和宽度时，按住"Alt"键可以使图表的边框自动贴紧最近的单元格边框。

辑，例如制作图表标题、向图表中添加文本、设置图表选项、删除数据系列、移动和复制图表等。选定图表时，在功能区中会显示"图表工具"选项卡，包括"设计""布局"和"格式"三个分选项卡。

（1）"图表工具－设计"选项卡　如图 6-62 所示。

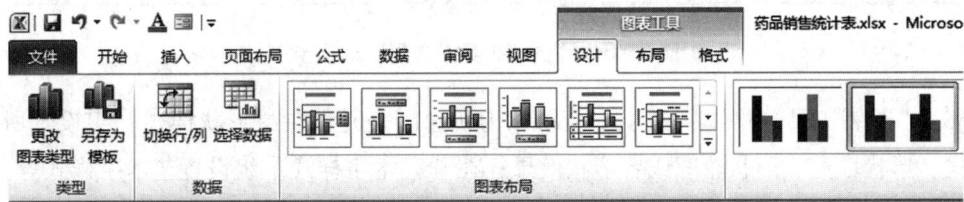

图 6-62　"图表工具－设计"选项卡

①图表数据编辑的方法是：选定图表，单击"图表工具－设计"→"数据"→"选择数据"按钮，打开"选择数据源"对话框，如图 6-63 所示，可以实现对图表应用的数据进行添加、编辑、删除等操作。

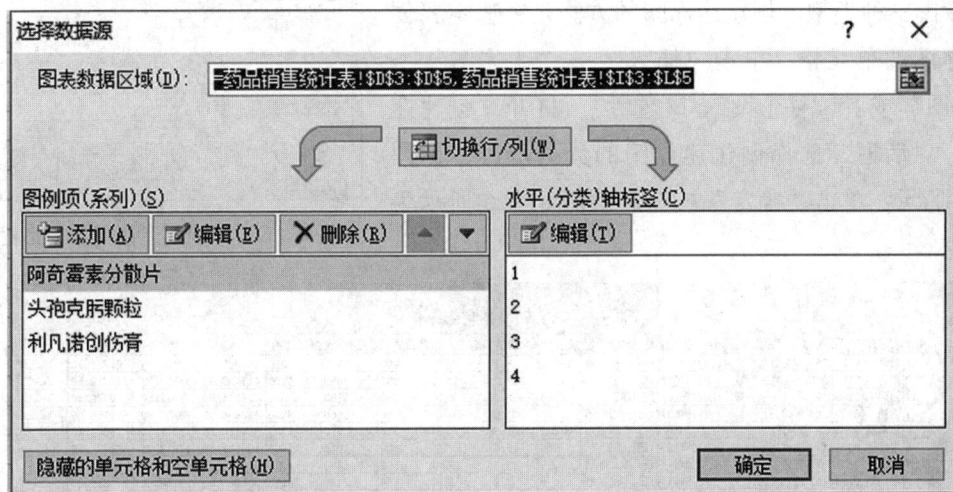

图 6-63　"选择数据源"对话框

②图表的每种布局都包含了不同的图表元素，可以选定图表后，在"图表工具－设计"→"图表布局"组中选择所要的布局，改变图表的原布局。

③图表类型修改的方法是：选定图表，单击"图表工具－设计"→"类型"→"更改图表类型"，打开"更改图表类型"对话框，选择其他合适的图表类型后，单击"确定"按钮即可。

④图表样式修改的方法是：选定图表，单击"图表工具－设计"→"图表样式"组所需要的样式即可。

（2）"图表工具－布局"选项卡　如图 6-64 所示，可以在"图表工具－布局"选项卡的"当前所选内容"组中设置当前所选内容的格式；在"标签"组中设置图表标题、坐标轴标题、图例、数据标签等操作；在"插入"组中为图表插入图片、形状、文本框等。

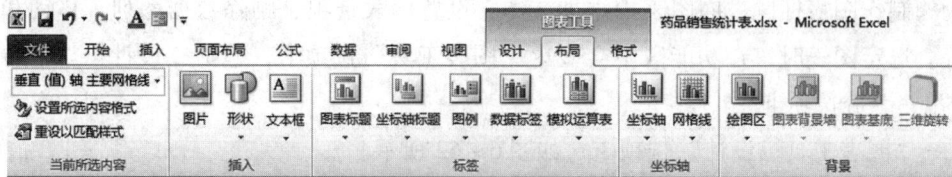

图 6-64 "图表工具-布局"选项卡

（3）"图表工具-格式"选项卡 可以为所选图表元素在"形状样式"组设置所需要的样式、形状填充、形状轮廓或者形状效果；在"艺术字样式"组设置艺术字样式等。

4. 迷你图 迷你图是 Excel 2010 的一个新增功能，它是绘制在单元格中的一个微型图表。用迷你图可以直观地反映数据系列的变化趋势。与图表不同的是，当打印工作表时，单元格中的迷你图会与数据一起进行打印。创建迷你图后还可以根据需要对迷你图进行自定义，如高亮显示最大值和最小值、调整迷你图颜色等。

（1）迷你图的创建 迷你图包括折线图、柱形图和盈亏图三种类型。创建迷你图的方法是：选定要创建迷你图的单元格，单击"插入"→"迷你图"→"折线图"或者"柱形图"、"盈亏"，打开"创建迷你图"对话框，选择创建迷你图的数据范围，如图 6-65 所示，单击"确定"按钮。如图 6-66 所示为迷你图。

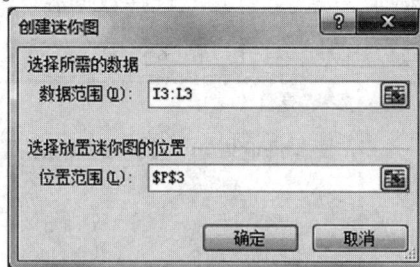

图 6-65 "创建迷你图"对话框

图 6-66 "药品销售统计表"迷你图

（2）迷你图的编辑 在创建迷你图后，功能区中会显示"迷你图工具-设计"选项卡，可以使用其对迷你图进行编辑，如更改迷你图的类型、应用迷你图样式、在迷你图中显示数据点、设置迷你图和标记的颜色等，以使迷你图更加美观。

（3）迷你图的清除

方法一：选定迷你图，单击右键，在弹出的快捷菜单中选择"迷你图"级联菜单中的"清除所选的迷你图"或"清除所选的迷你图组"即可。

方法二：选定迷你图，单击"迷你图工具-设计"→"分组"→"清除"→"清除所选的迷你图"或"清除所选的迷你图组"即可。

（二）数据透视表

数据透视表是一种可以对大量数据快速汇总和建立交叉列表的交互式表格。它能够对行和列进行转换以查看源数据的不同汇总结果，并显示不同页面以筛选数据，还可以根据需要显示区域中的明细数据。数据透视表是一种动态工作表，它提供了一种以不同角度观看数据清单的简便方法。

1. 数据透视表的组成　数据透视表一般由以下几个部分组成。

（1）页字符　是数据透视表中指定为页方向的源数据清单或表单中的字段。单击页字段的不同项，在数据透视表中会显示与该项相关的汇总数据。源数据清单或表单中的每个字段或列条目或数据都将成为页字段列表中的一项。

（2）数据字段　是指含有数据的源数据清单或表单中的字段，它通常汇总数值数据，数据透视表中的数据字段值来源于数据清单中同数据透视表行、列、数据字段相关的记录的统计。

（3）数据项　是数据透视表中的分类，它代表源数据中同一字段或列中的单独条目。数据项以行标或列标的形式出现，或出现在页字段的下拉列框中。

（4）行字段　数据透视表中指定为行方向的源数据清单或表单中的字段。

（5）列字段　数据透视表中指定为列方向的源数据清单或表单中的字段。

（6）数据区域　是数据透视表中含有汇总数据的区域。数据区中的单元格用来显示行和列字。

2. 创建数据透视表　方法是：单击“插入”→“数据透视表”→“数据透视表”，打开“创建数据透视表”对话框，在该对话框的“表/区域”框中选择要创建数据透视表的数据区域，在“位置”框中选择要放置数据透视表的区域，单击“确定”按钮，显示未完成的数据透视表并打开“数据透视表字段列表”对话框。在“数据透视表字段列表”对话框中，选择要添加到报表的字段并拖动到相应的行标签、列标签和数值框中，即可完成数据透视表。

选定“数据透视表”，在功能区显示“数据透视表工具”选项卡，利用其可以对数据透视表进行更多修改和设置，使数据透视表变成更加适用、美观。

三、任务实现

任务 1　制作图表

1. 任务要求　在“药品销售统计表”数据清单选取三种药品“阿奇霉素分散片”“头孢克肟颗粒”“利凡诺创伤膏”及其在第一季度、第二季度、第三季度和第四季度的销售量创建簇状柱形图，图表标题为“药品销售统计表”，纵坐标轴标题为“销售数量”，并应用图表“布局 5”，图表“样式 2”。

2. 操作步骤

（1）按住“Ctrl”键，鼠标选择数据源“D3：D5”和“I3：L5”，如图 6－67 所示。

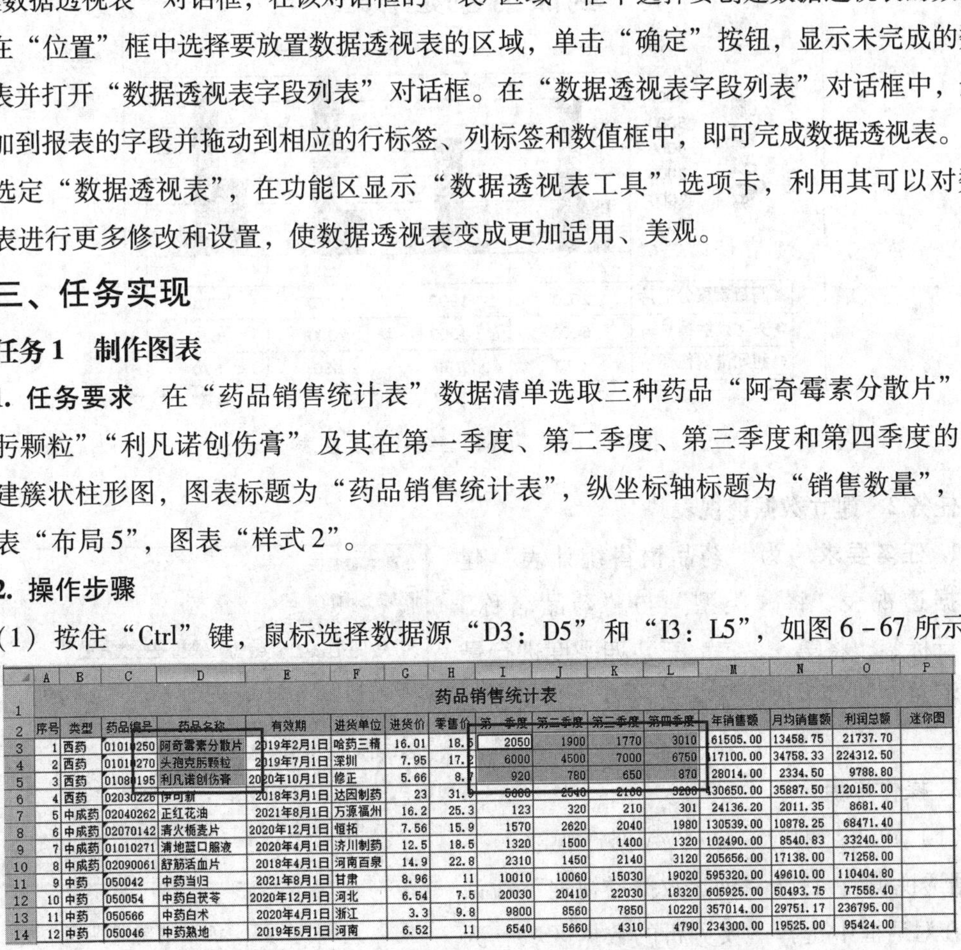

	A	B	C	D	E	F	G	H	I	J	K	L	M	N	O	P
1	药品销售统计表															
2	序号	类型	药品编号	药品名称	有效期	进货单位	进货价	零售价	第一季度	第二季度	第三季度	第四季度	年销售额	月均销售额	利润总额	迷你图
3	1	西药	01010250	阿奇霉素分散片	2019年2月1日	哈药三精	16.01	18.5	2050	1900	1770	3010	61505.00	13458.75	21737.70	
4	2	西药	01010270	头孢克肟颗粒	2019年7月1日	深圳	7.95	17.2	6000	4500	7000	6750	117100.00	34758.33	224312.50	
5	3	西药	01080195	利凡诺创伤膏	2020年10月1日	修正	5.66	8.7	920	780	650	870	28014.00	2334.50	9788.80	
6	4	西药	02030226	伊可新	2018年3月1日	达因制药	23	31.9	5000	2540	2100	3200	430650.00	35887.50	120150.00	
7	5	中成药	02040262	正红花油	2021年8月1日	万源福州	16.2	25.3	123	320	210	301	24136.20	2011.35	8681.40	
8	6	中成药	02070142	清火栀麦片	2020年12月1日	恒拓	7.56	15.9	1570	2620	2040	1980	130539.00	10878.25	68471.40	
9	7	中成药	01010271	蒲地蓝口服液	2020年4月1日	济川制药	12.5	18.5	1320	1500	1400	1320	102490.00	8540.83	33240.00	
10	8	中成药	02090061	舒筋活血片	2018年4月1日	河南百泉	14.9	22.8	2310	1450	2140	3120	205656.00	17138.00	71258.00	
11	9	中药	050042	中药当归	2021年8月1日	甘肃	8.96	11	10010	10060	15030	19020	595320.00	49610.00	110404.80	
12	10	中药	050054	中药白茯苓	2020年12月1日	河北	6.54	7.5	20030	20410	22030	18320	605925.00	50493.75	77558.40	
13	11	中药	050566	中药白术	2020年4月1日	浙江	3.3	9.8	9800	8560	7850	10220	357014.00	29751.17	236795.00	
14	12	中药	050046	中药熟地	2019年5月1日	河南	6.52	11	6540	5660	4310	4790	234300.00	19525.00	95424.00	

图 6－67　“药品销售统计表”图表数据源区域

（2）单击"插入"→"图表"→"柱形图"→"簇状柱形图"按钮，如图6-68所示，即可得到图表如图6-69所示。

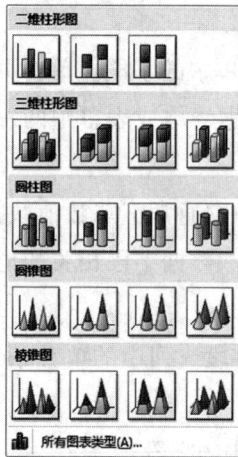

图6-68 "柱形图"下拉列表

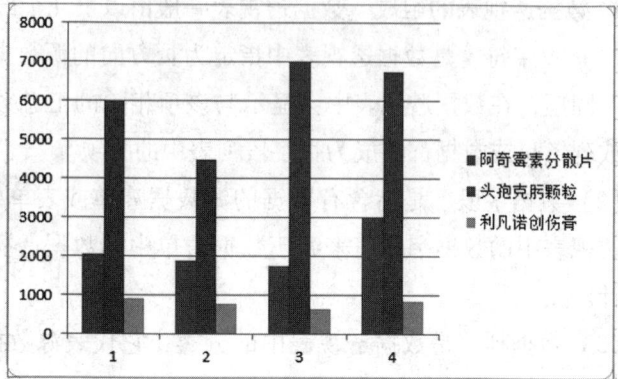

图6-69 簇状柱形图

（3）选定图表，单击"图表工具-设计"→"图表布局"→"布局5"，输入图表标题为"药品销售统计表"，纵坐标轴标题为"销售数量"，如图6-70所示。

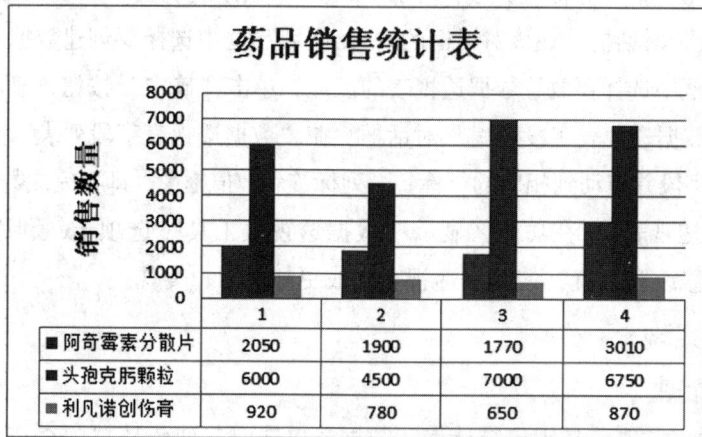

图6-70 "药品销售统计表"图表

任务2 建立数据透视表

1. 任务要求 为"药品销售统计表"建立数据透视表。将"类型"与"药品名称"作为行标签，将第一、二、三、四季度进行最大值汇总，并将生成的数据透视表"套用表格格式"。

2. 操作步骤

（1）单击"插入"→"数据透视表"→"数据透视表"，打开"创建数据透视表"对话框，在对话框中选择"要分析的数据区域"为

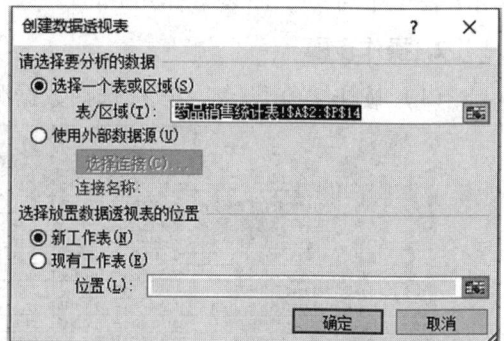

图6-71 创建数据透视表

"药品销售统计表"整个数据清单区域"A2：P14"，"选择放置数据透视表的位置"为"新工

作表”，如图 6－71 所示。单击“确定”按钮。

（2）在打开的“数据透视表字段列表”对话框中，在“选择要添加到报表的字段”框中单击勾选“类型”“药品名称”“第一季度”“第二季度”“第三季度”“第四季度”，并将“类型”“药品名称”拖到“行标签”区域；将“第一季度”“第二季度”“第三季度”“第四季度”拖动到“数值”区域，如图 6－72 所示。

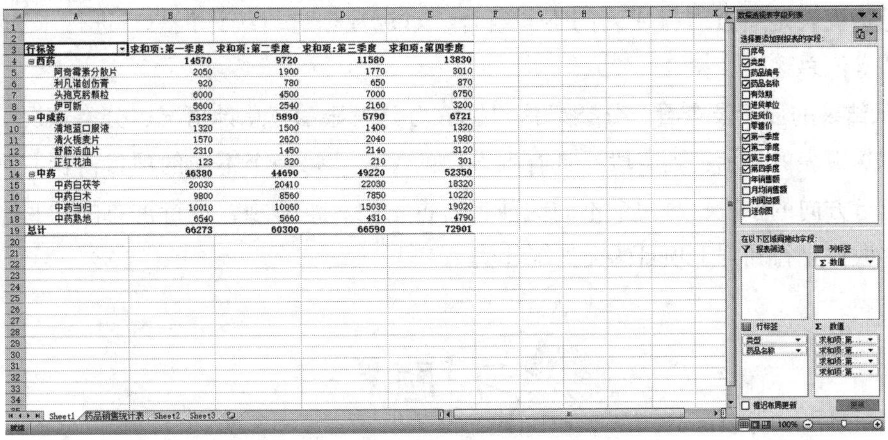

行标签	求和项:第一季度	求和项:第二季度	求和项:第三季度	求和项:第四季度
⊟西药	14570	9720	11580	13830
阿奇霉素分散片	2050	1900	1770	3010
利凡诺创伤膏	920	780	650	870
头孢克肟颗粒	6000	4500	7000	6750
伊可新	5600	2540	2160	3200
⊟中成药	5323	5890	5790	6721
蒲地蓝口服液	1320	1500	1400	1320
清火栀麦片	1570	2620	2040	1980
舒筋活血片	2310	1450	2140	3120
正红花油	123	320	210	301
⊟中药	46380	44690	49220	52350
中药白茯苓	20030	20410	22030	18320
中药白术	9800	8560	7850	10220
中药当归	10010	10060	15030	19020
中药熟地	6540	5660	4310	4790
总计	66273	60300	66590	72901

图 6－72　“药品销售统计表”数据透视表

（3）“数值”区域中，默认汇总方式为“求和项”，单击“求和项”的下拉按钮在下拉选项中选择“值字段设置”，打开“值字段设置”对话框，在该对话框的“值汇总方式”列表框中选择“最大值”，如图 6－73 所示。单击“确定”按钮，数据透视表如图 6－74 所示。

（4）选定数据透视表，单击“开始”→“样式”→“套用表格格式”的下拉按钮，在下拉选项中选择一种样式即可。

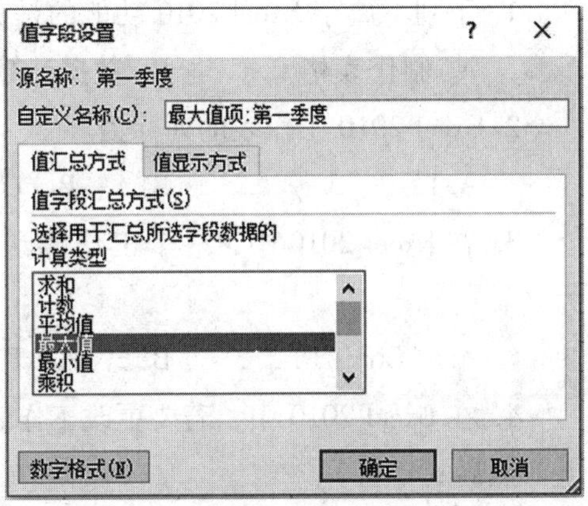

图 6－73　“值字段设置”对话框

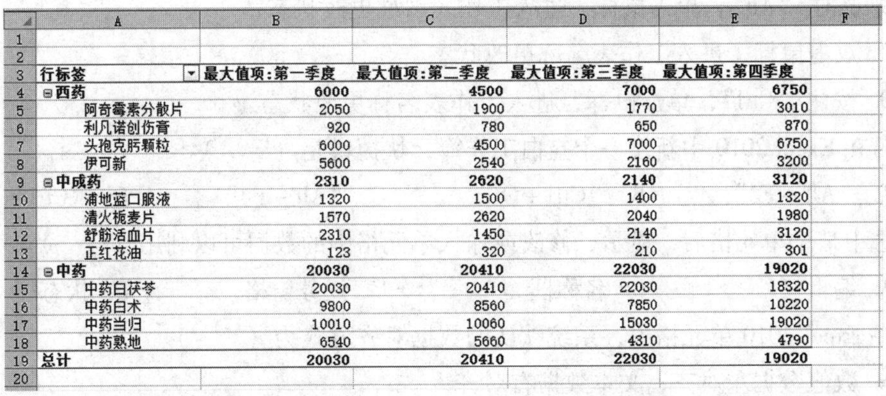

行标签	最大值项:第一季度	最大值项:第二季度	最大值项:第三季度	最大值项:第四季度
⊟西药	6000	4500	7000	6750
阿奇霉素分散片	2050	1900	1770	3010
利凡诺创伤膏	920	780	650	870
头孢克肟颗粒	6000	4500	7000	6750
伊可新	5600	2540	2160	3200
⊟中成药	2310	2620	2140	3120
蒲地蓝口服液	1320	1500	1400	1320
清火栀麦片	1570	2620	2040	1980
舒筋活血片	2310	1450	2140	3120
正红花油	123	320	210	301
⊟中药	20030	20410	22030	19020
中药白茯苓	20030	20410	22030	18320
中药白术	9800	8560	7850	10220
中药当归	10010	10060	15030	19020
中药熟地	6540	5660	4310	4790
总计	20030	20410	22030	19020

图 6－74　汇总季度最大值的数据透视表

四、任务总结

本任务主要介绍了插入图表、编辑图表、迷你图的使用以及数据透视表使用。

数据透视表可以将数据按不同要求，进行多维度、多角度、任意汇总，并且可以对数据进行深入分析，功能较分类汇总更强大。数据透视表是分类汇总的升级版，是可交互的分类汇总。将数据透视表与分类汇比较如下。

1. 从定义上 分类汇总是对相同类别（列）的数据进行统计汇总，也就是将同类别的数据放在一起，然后再进行求和、计数、求平均值等汇总运算。

数据透视表是通过对行或列的不同组合，对源数据进行统计汇总，进行求和、计数、求平均值等汇总运算。

2. 从结果的显示及查看 分类汇总的显示为分级显示：总计情况、分类情况、明细情况；数据透视表的显示：列字段，具有列方向的字段，每一个不同的项目占据一列；行字段，具有行方向的字段，每一个不同的项目占据一行；汇总项，进行汇总的项目；数据区域，这些数据是行和列上项目的交叉统计值。

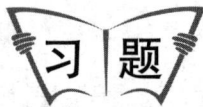

习 题

一、选择题

1. 下列不属于 Excel 2010 功能的是（　　）。

    A. 制作表格　　　　B. 数据计算　　　　C. 数据分析　　　　D. 制作演示文稿

2. Excel 2010 工作表的列标为（　　）。

    A. 1、2、3　　　　B. A、B、C　　　　C. 甲、乙、丙　　　　D. Ⅰ、Ⅱ、Ⅲ

3. 在 Excel 2010 中，一个工作簿默认打开三个工作表，若要增加工作表，其快捷键为（　　）。

    A. "Ctrl + F11"　　　B. "Alt + F12"　　　C. "Ctrl + F12"　　　D. "Ctrl + F11"

4. 在 Excel 2010 中，若要更改工作表的名称，将光标放置在要更改名称的工作表标签上，然后（　　）。

    A. 单击鼠标，进入工作表名称更改状态

    B. 按住 "Alt"，单击鼠标，进入工作表名称更改状态

    C. 双击鼠标，进入工作表名称更改状态

    D. 按住 "Ctrl"，单击鼠标，进入工作表名称更改状态

5. 若在 Excel 2010 中新建一个空白工作簿，快捷键是（　　）。

    A. "Alt + F2"　　　B. "Ctrl + O"　　　C. "Alt + F4"　　　D. "Ctrl + N"

6. 选中某个单元格后，显示、修改或输入单元格中的数据可以利用（　　）。

    A. 编辑栏　　　　B. 名称框　　　　C. 任务窗格　　　　D. 状态栏

7. 在 Excel 2010 单元格中，系统默认的数据对齐方式为（　　）。

    A. 数值数据左对齐，文本数据右对齐

    B. 数值数据右对齐，文本数据左对齐

    C. 数值数据、文本数据增多为右对齐

    D. 数值数据、文本数据增多为左对齐

8. 要选取不连续的单元格，可以借助（　　）键来完成。

A．"Ctrl"　　　　　B．"Shift"　　　　　C．"Alt"　　　　　D．"Tab"

9. 下列不是 Excel 2010 的数据输入类型的是（　　　）。

A．文本　　　　　　B．数值　　　　　　C．公式　　　　　D．日期和时间

10. 在 Excel 2010 中，不符合日期格式的数据是（　　　）。

A．18 – 01 – 04　　B．18/01/04　　　C．18—01—04　　D．2018 – 01 – 04

11. 在 Excel 2010 中，A1：B4 代表单元格（　　　）。

A．A1，B4

B．A1，B1，B2，B3，B4

C．A1，A2，A3，A4，B4

D．A1，A2，A3，A4，B1，B2，B3，B4

12. 在 Excel 2010 工作表中，下列哪个函数是求平均值的（　　　）。

A．SUM（ ）　　　　B．AVERAGE（ ）　　C．MAX（ ）　　　D．MIN（ ）

13. 下列单元格地址中，属于绝对地址的是（　　　）。

A．F4　　　　　　　B．$ F4　　　　　　C．F $ 4　　　　　D．$ F $ 4

14. 某个 Excel 2010 单元格内容为"= A $ 6"，此处的 A $ 6 属于（　　　）引用。

A．绝对

B．相对

C．列相对行绝对的混合

D．列绝对行相对的混合

15. 在 Excel 2010 中，公式 = "医务" & "信息"的结果是（　　　）。

A．"医务" & "信息"

B．医务 & 信息

C．医务信息

D．#VALUE

16. 用相对地址引用的单元格在公式复制中目标公式会（　　　）。

A．不变　　　　　　B．变化　　　　　　C．列地址变化　　　D．行地址变化

17. Excel 2010 中比较运算符公式返回的计算结果为（　　　）。

A．真　　　　　　　B．假　　　　　　　C．1　　　　　　　D．True 或 False

18. 在 Excel 2010 中，下列（　　　）是正确的区域表示。

A．A1#B4　　　　　B．A1 .. D4　　　　C．A1：D4　　　　D．A1 > D4

19. 在 Excel 2010 中，在打印学生成绩单时，不及格的成绩用醒目的方式表示（如用红色表示等），当要处理大量的学生成绩时，利用（　　　）命令最为方便。

A．查找　　　　　　B．条件格式　　　　C．数据筛选　　　D．定位

20. 下列选项中，不属于 Excel 2010 中地址的引用方式是（　　　）。

A．相对引用　　　　B．直接引用　　　　C．绝对引用　　　D．混合引用

21. 在 Excel 2010 中，进行分类汇总之前，我们必须对数据清单进行（　　　）。

A．筛选　　　　　　B．排序　　　　　　C．建立数据库　　　D．有效计算

22. 下列有关"星期一、星期二、星期三、星期四、星期五、星期六、星期日"的降序排序正确的是（　　　）。

A．"星期日、星期六、星期五、星期四、星期三、星期二、星期一"

B．"星期一、星期二、星期三、星期四、星期五、星期六、星期日"

C．"星期日、星期一、星期二、星期三、星期四、星期五、星期六"

D．"星期六、星期日、星期一、星期二、星期三、星期四、星期五"

23. Excel 2010 中取消工作表的自动筛选后（　　　）。

A．工作表的数据消失

B．工作表恢复原样

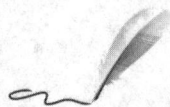

C. 只剩下符合筛选条件的记录　　　　　D. 不能取消自动筛选

24. 在对某个字段进行分类汇总之前，必须（　　　）。

A. 进行自动筛选　　　　　　　　　　B. 使用数据记录单

C. 对分类字段进行排序　　　　　　　D. 设置条件格式

25. 要进行筛选操作，工作表中必须（　　　）。

A. 有行标签　　　　　　　　　　　　B. 有列标签

C. 行标签和列标签都要有　　　　　　D. 行标签和列标签均无

26. 多重分类汇总和嵌套分类汇总的区别是（　　　）。

A. 分类字段相同

B. 分类字段不同

C. 分类字段不同，但汇总方式和汇总项相同

D. 分类字段不同，但汇总方式和汇总项可以相同，也可以不同

27. 在数据排序中关逻辑值排序的次序说法正确的是（　　　）。

A. FALSE 排在 TRUE 之前　　　　　　B. FALSE 排在 TRUE 之后

C. FALSE 与 TRUE 并排　　　　　　　D. FALSE 与 TRUE 不参加排序

28. 在进行排序前，先要进行的操作是（　　　）。

A. 隐藏列　　　　　　　　　　　　　B. 隐藏行

C. 把行或列隐藏起来　　　　　　　　D. 显示隐藏的行或列

29. 要使用高级筛选时，必须要选建立一个（　　　）。

A. 分类汇总　　　B. 排序序列　　　C. 条件区域　　　　D. 单元格区域

30. 在 Excel 2010 中，下面关于分类汇总的叙述错误的是（　　　）。

A. 分类汇总前必须按关键字段排序

B. 进行一次分类汇总时的关键字段只能针对一个字段

C. 分类汇总可以删除，但删除汇总后排序操作不能撤销

D. 汇总方式只能是求和

31. 在 Excel 2010 的数据清单的记录单命令中，不可以编辑的是（　　　）。

A. 文字型数据　　　B. 数值型数据　　　C. 日期型数据　　　D. 公式单元格

32. 在数据表（有"总分"字段）中查找总分大于 250 的记录，其有效方法是（　　　）。

A. 依次查看各记录"总分"字段的值

B. 按"Ctrl + Q"快捷键，在出现的对话框"总分"栏输入"＞250"，再单击
　 "确定"按钮

C. 在"记录单"对话框中单击"条件"按钮，在"总分"栏输入"＞250"，再
　 单击"下一条"按钮

D. 在"记录单"对话框中连续单击"下一条"按钮

33. 在 Excel 2010 数据表中的列相当于数据库表中的（　　　）。

A. 记录　　　　　B. 字段　　　　　C. 列标　　　　　D. 顺序

34. 在大型的 Excel 2010 数据表中，如果有大量数据需要输入时，较容易的办法是使用（　　　）。

A. 记录单　　　　　　　　　　　　　B. 直接往单元格输入

C. 复制　　　　　　　　　　　　D. 粘贴

35. 在 Excel 2010 中，下列关于图表的说法错误的是（　　）。

A. 数据图表就是将单元格中的数据以各种统计图表的形式显示

B. 图表的一种形式是嵌入式图表，它和创建图表的数据源放置在同一张工作表中

C. 图表的另一种形式是独立图表，它是一张独立的图表工作表

D. 当工作表中的数据发生变化时，图表中对应项的数据不会自动变化

36. 在 Excel 2010 中，当图表建好后，下列说法错误的是（　　）。

A. 图表与建立它的工作表数据之间建立了动态链接关系

B. 当改变工作表中的数据时，图表会随之更新

C. 当拖动图表上的节点而改变图表时，工作表中的数据也会动态地发生变化

D. 图表与建立它的工作表数据之间没有任何关系

37. 在 Excel 2010 中，下列方法不能激活图表的是（　　）。

A. 单击嵌入式图表

B. 单击工作簿底部的工作表标签栏上的图表标签

C. 双击嵌入式图表

D. 单击工作簿底部工作表标签栏上的含有嵌入式工作表的工作表标签

38. 在 Excel 2010 中，先激活图表，指向嵌入式图表时按住鼠标左键拖动然后松开，则（　　）。

A. 嵌入式图表位置发生变化

B. 嵌入式图表仅大小发生变化

C. 嵌入式图表位置、大小均发生变化

D. 嵌入式图表位置、大小均不发生变化

39. （　　）图表中的标题、图例、分类轴、网格线或数据系列等部分，打开相应的对话框，就可以在该对话框中进行图表格式设置。

A. 鼠标指向　　　B. 鼠标单击　　　C. 鼠标双击　　　D. 鼠标三击

40. 对工作表建立的柱形图表，若删除图表中某数据系列柱形图（　　）。

A. 则数据表中相应的数据消失

B. 则数据表中相应的数据不变

C. 若事先选定与被删除柱形图相应的数据区域，则该区域数据消失，否则保持不变

D. 若事先选定与被删除柱形图相应的数据区域，则该区域数据不变，否则将消失

二、思考题

1. Excel 2010 对单元格的引用有哪几种方式，请简述它们之间的区别。

2. 分类汇总表和数据透视表的主要区别是什么？

扫码"练一练"

项目七　PowerPoint 2010 的使用

学习目标

1. **掌握** PowerPoint 2010 的窗口组成、演示文稿的创建、视图显示方式、应用版式、保存；在幻灯片中添加文本信息、表格、图表、图片、SmartArt 图形、艺术字、视频和音频。

2. **熟悉** PowerPoint 2010 的工作界面和演示文稿的修饰。

3. **了解** 视频和音频的添加、幻灯片放映计时、幻灯片放映的语言旁白和演示文稿的打印和打包。

4. 具备使用 PowerPoint 进行演示文稿的创建、编辑、格式设置和排版，在 PowerPoint 演示文稿中应用表格、图片、动画效果等能力。

5. 培养学生独立思考、自主分析和实践的能力。

PowerPoint 2010 是微软公司推出的 Office 2010 系列办公软件中专门制作演示文稿的应用程序，它是进行学术交流、产品展示、工作汇报的重要工具。它增强了多媒体支持功能，利用 PowerPoint 制作的文稿，可以通过不同的方式播放，也可将演示文稿打印成一页一页的幻灯片，现已成为办公等环境中不可或缺的软件。

任务一　制作 PowerPoint 2010 演示文稿

一、任务分析：制作"我的医学梦"演示文稿基本内容

即将毕业，孙红去参加求职应聘演讲，她需要制作能够在电脑上展示的"我的医学梦"演示文稿，更好地展现自己，获得应聘单位的认同感。孙红利用 PowerPoint 2010（以下简称 PowerPoint）将自己的基本信息和在校生活学习的照片做成了幻灯片，让用人单位更直观、更生动地了解她。

"我的医学梦"演示文稿效果如图 7-1 所示。

二、知识点解析

（一）PowerPoint 2010 的窗口

启动 PowerPoint 2010 后，屏幕如图 7-2 所示，它的主界面是由标题栏、选项卡、功能区、状态栏、大纲/幻灯片浏览窗格和备注窗格以及幻灯片窗格等区域组成。幻灯片的创建和编辑工作主要在幻灯片窗格进行。

1. 标题栏　标题栏位于屏幕窗口的最上端，其中显示当前应用程序名及本窗口所编辑文档的文件名。当启动 PowerPoint 时，幻灯片窗格为空，PowerPoint 自动命名为"演示文稿 1"，以后再新建时依次自动命名为"演示文稿 2""演示文稿 3"……标题栏最左端

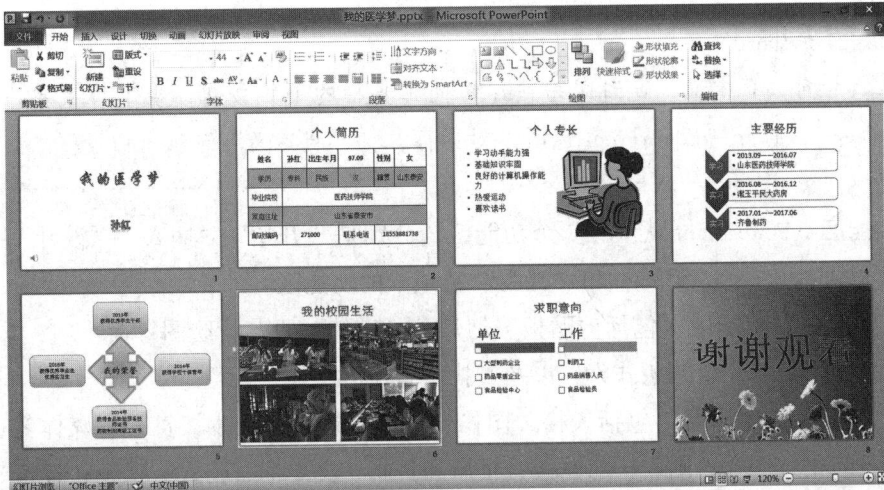

图 7 - 1　"我的医学梦"演示文稿效果图

为 PowerPoint 图标，单击该图标出现下拉菜单，双击该图标可关闭窗口；标题栏最右端为 3 个控制按钮："最小化""最大化"和"关闭"。标题栏颜色的变化可以表明该窗口是否被激活。

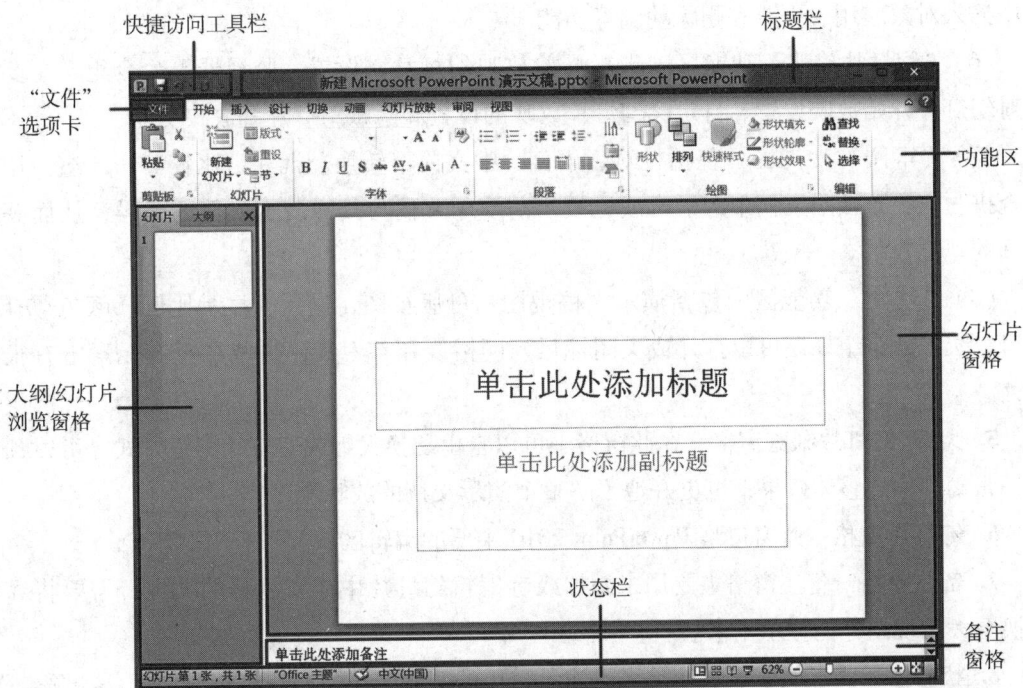

图 7 - 2　PowerPoint 2010 的主窗口

2. "文件"选项卡　"文件"选项卡包括基本命令如"保存""另存为""打开""关闭""新建"和"打印"等。

3. 快速访问工具栏　在快速访问工具栏上，用工具按钮的形式表示常用命令。单击快速访问工具栏上的工具按钮，可以快速地执行相应的操作，从而提高工作效率。

工具栏可以自定义，通过单击快速访问工具栏的下拉按钮，在下拉菜单中选择"其他命令"，打开"PowerPoint 选项"对话框，在"自定义"选项卡中设置。

4. 功能区 PowerPoint 默认有 8 个功能区，分别是"开始""插入""设计""切换""动画""幻灯片放映""审阅"和"视图"选项卡的功能区。

（1）"开始"功能区 包括剪贴板、幻灯片、字体、段落、绘图等命令组，包含了格式设置、插入形状、幻灯片版式设置以及查找、替换等功能。

（2）"插入"功能区 包括表格、图像、插图、链接、文本、符号、媒体等命令组，包含了插入表格、图片、图表、超链接、页眉和页脚、文本框、公式、视频和音频等功能。

（3）"插入"功能区 包括页面设置、主题、背景等命令组，用于设置幻灯片页面样式和背景格式。

（4）"切换"功能区 包括预览、切换到此幻灯片、计时等命令组，包含了幻灯片的预览效果、幻灯片的切换方式、幻灯片的切换时间计时等功能。

（5）"动画"功能区 包括预览、动画、高级动画、计时等命令组，主要包含对幻灯片中插入对象应用、更改和删除动画等功能。

（6）"幻灯片放映"功能区 包括开始放映幻灯片、设置、监视器等命令组，主要包含对幻灯片开始放映设置、自定义幻灯片放映的设置和隐藏幻灯片等放映功能。

（7）"审阅"功能区 包括校对、语言、中文简繁转换、批注、比较等命令组，用于检查拼写、更改演示文稿中的语言或比较当前演示文稿与其他演示文稿的差异，从而获得较好的视觉效果。

（8）"视图"功能区 包括演示文稿视图、母版视图、显示、显示比例、颜色/灰度、窗口、宏等命令组，还可以打开或关闭标尺、网格线和参考线，这些在对齐元素中有很大用处。

5. 大纲/幻灯片浏览窗格 在此窗格中可以自由切换大纲或幻灯片浏览方式，可以预览每一张幻灯片的整体效果，也更好地了解整个演示文稿的放映顺序。

6. 幻灯片窗格 此窗口是 PowerPoint 2010 主要的编辑区域。

7. 备注窗格 备注窗格主要用来添加或者编辑幻灯片中需要注释的文本，需要将界面切换至大纲视图才能显示出来。

8. 状态栏 状态栏上显示的是当前演示文稿的某些状态，如幻灯片的编号、主题名称、语言、视图方式等。

（二）创建演示文稿

1. 创建新的演示文稿 可以使用以下三种方法。

方法一：启动 PowerPoint，会自动打开一个新的空文档，默认名字为"演示文稿1"。

方法二：正在编辑文档的状态，可以执行"文件"→"新建"命令，打开一个新的空演示文稿。

方法三：按快捷键"Ctrl + N"，打开一个新的空演示文稿。

2. 打开已存在的文档

（1）打开一个或者多个 PowerPoint 文档　双击 PowerPoint 文件图标，可以打开该 PowerPoint 文档。在 PowerPoint 窗口中，可以执行"文件"→"新建"命令或者使用组合键"Ctrl + O"，打开"打开"对话框。在该对话框的文件夹树窗格单击文件所在的文件夹，然后在文件名列表框中双击该文件名，即可打开该文件。如果在文件名列表框中同时选定多个文件名，然后单击"打开"按钮即可同时打开多个文件。

（2）打开最近使用过的演示文稿　在 PowerPoint 窗口中，可以执行"文件"→"最近所用文件"命令，打开"最近所用文件"级联子菜单，在其中单击文件名即可打开该文件。

> **知识拓展**
>
> 在 Windows 窗口中，右击任务栏打开快捷菜单，单击其中的"已打开 PowerPoint 演示文稿"命令，打开"最近"级联子菜单，在其中单击文件名即可打开该文件。

（三）演示文稿的视图

1. 普通视图　是 PowerPoint 默认的编辑视图，绝大多数的工作都可以在普通视图下完成，例如文本的录入、编辑与排版，图形、图像的插入等。

2. 幻灯片浏览视图　可以通过缩略图的形式查看幻灯片，在浏览视图下可以对演示文稿的顺序进行重新排列和组织，也可以对幻灯片进行插入、复制、移动、删除等操作，但不能在此视图下对幻灯片进行内容的编辑。

3. 阅读视图　此视图下将以整版显示幻灯片，"文件"按钮及功能区将被隐藏。

4. 幻灯片放映视图　在该视图中可以看到演示文稿的所有制作效果，如声音、动画、计时、影片和切换效果等。

（四）应用幻灯片的主题

在 Office 2010 中，"主题"这一概念包括颜色、字体、效果和背景。

使用已有的文稿主题，可以通过 PowerPoint 自带主题进行设置，操作步骤如下。

（1）新建演示文稿后，单击"设计"选项卡→"主题"下拉按钮，在"主题"选择的下拉菜单中进行选择。

（2）鼠标左键在需要的"主题"样式稍作停留，对应的"主题"名称即可显示在下方，单击鼠标左键即可将所选"主题"样式应用于打开的演示文稿。

（五）编辑幻灯片中的文本信息

1. 输入文本　在幻灯片中输入文本，最简单的是通过文本占位符进行，也可以根据需要在幻灯片空白处利用文本框添加文本，基本操作如下。

（1）使用占位符添加文本　占位符是幻灯片版式中带有虚线边的方框，在方框中可以输入标题及正文部分，也可设置图片、图标、表格。在占位符中输入文本非常容易，可以直接点击幻灯片中的"单击此处添加文本"提示语，光标就会在对应位置处闪烁，即可进行文本输入。

（2）使用文本框添加文本　使用文本框进行文本输入，具体步骤为：①首先启动 PowerPoint，单击"插入"选项卡→"文本框"命令，在下拉列表选项中选择"横①排文本框"或"竖排文本框"。②在幻灯片需要插入文本框的地方，按住鼠标左键拖动，绘出适

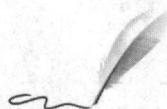

合的文本框，即可进行文本输入。

2. 移动和复制文本

（1）移动文本　移动文本可以通过以下两种基本方法进行设置。

方法一：选取移动对象，单击"开始"选项卡→"剪切"命令，将文本移动到剪贴板，确定目标位置，再单击"开始"选项卡→"粘贴"命令，将文本放置在指定位置。

方法二：通过组合键"Ctrl + X"和"Ctrl + V"进行操作。

（2）复制文本　复制文本可以通过以下两种基本方法进行设置。

方法一：选取复制对象，单击"开始"选项卡→"复制"命令，将文本复制到剪贴板，确定目标位置，再单击"开始"选项卡→"粘贴"命令，将文本放置在指定位置。

方法二：通过组合键"Ctrl + C"和"Ctrl + V"进行操作。

（3）快速移动或复制文本　进行快速移动文本，首先选择需要移动的文本，拖动到适当地方松开鼠标左键即可完成。快速复制文本，只需在拖动文本的同时按住键盘"Ctrl"键，在适当地方松开鼠标左键即可完成复制操作。

3. 查找和替换　对张数较多的幻灯片进行文本查找和替换，通过"开始"选项卡→"编辑"组，找到"查找"或"替换"按钮进行。

4. 段落格式设置　主要包括段落对齐方式、段落缩进方式、行距和段间距设置。

（1）段落对齐方式　段落对齐方式有左对齐、居中、右对齐、两端对齐、分散对齐五种。常规通过以下两种方法进行设置。

方法一：选择好需要设置的段落后，可以通过"开始"选项卡→"段落"组中图标进行设置。

方法二：单击"段落"选项组右侧的小三角，打开"段落"对话框进行对齐方式设置。

其中：

◆左对齐：所选文字左侧与页面左边距对齐。

◆居中：所选文字在页面中心部分显示。

◆右对齐：所选文字右侧与页面右边距对齐。

◆两端对齐：文本的左右两侧分别与左、右页边距对齐。

◆分散对齐：文本的左右两侧分别与左、右页边距对齐，如果段落最后文本不满一行，将自动增加字符间距，便于均匀分布。

（2）缩进方式　段落缩进包括左缩进、右缩进、悬挂缩进和首行缩进。PowerPoint 中既可以通过水平标尺进行设置，也可通过"段落"对话框进行设置。

其中：

◆左缩进：所选段落整体向右进行缩进。

◆右缩进：所选段落整体向左进行缩进。

◆悬挂缩进：所选段落首行位置不发生移动，其余各行向右侧缩进若干距离

◆首行缩进：所选段落首行位置右侧缩进若干距离，其余各行保持不变。

（3）间距和行距　段落的间距包括"段前"间距和"段后"间距，可在"段落"组中

通过按钮进行设置，也可以在"段落"对话框中进行更多设置。

5. 项目符号和编号　通过使用项目符号和编号，可以使演示文稿显得层次分明，逻辑清晰。

（1）项目符号　设置项目符号常规有以下两种方法。

方法一：在所选段落前添加默认的项目符号，选择"段落"组中的"符号"按钮旁的下拉三角，可以为所选段落添加项目符号。

方法二：选择"符号"按钮旁的下拉三角→"项目符号和编号……"命令→"项目符号和编号……"对话框，在对话框中重新设定符号大小、颜色或者设置符号为图片等。

若重新选择一种符号，可按以下步骤进行：首先单击"自定义……"按钮→"符号"对话框，然后选择新的符号后点击"确定"按钮，即可重新设定符号，类似的也可更改符号为图片形式。

（2）项目编号　在所选段落前添加一组有序的序号称之为项目编号。与添加项目符类似，项目编号常规也有以下两种方法进行设置。

方法一：通过"段落"组中的"编号"按钮旁的下拉三角，可以为所选段落添加编号。

方法二：单击"编号"按钮旁的下拉三角→"项目符号和编号……"命令→"项目符号和编号……"对话框，在对话框中设定高度、颜色、起始编号等。

段落需要进行起始编号的设置，可进行如下操作：首先，选定需更改的段落，单击"开始"选项卡→"段落"组→"编号"按钮，打开"项目符号和编号……"对话框。然后将对话框右下角"起始编号"按钮设定为所需序号，如设定为"2"，点击确定即可完成设置。

若需取消"项目符号和编号"，只需在打开的"项目符号和编号"对话框中选择"无"即可。

（六）添加表格、图表、图片、图形和艺术字

1. 表格设计　表格是幻灯片中重要的辅助元素，通过表格可以将演示文稿中的数据更直观地显示出来。

（1）插入表格　在幻灯片中插入表格，选择"插入"选项卡→"表格"组→"表格"按钮下方的下拉列表，有 4 种方式可以向幻灯片添加表格。

在幻灯片中使用"绘制表格"时，需要先将幻灯片中正文文本框删除，然后选择绘制表格，此时鼠标变成画笔样式，即可在对应幻灯片中绘制表格。

（2）导入外部表格　在制作演示文稿时，可以在不打开 Excel 文档的情况下直接将表格导入演示文稿中，步骤如下：首先，鼠标单击"插入"选项卡→"文本"组→"对象"命令。然后在"插入对象"中选择"由文件创建"单选按钮。单击"浏览"按钮，选择需要插入的 Excel 文件后，单击"确定"即可在幻灯片中完成表格导入。

（3）设置表格效果　在幻灯片中选中表格后，在菜单栏上会出现"表格工具"选项，包括"设计"和"布局"选项卡，与 Word 中的表格操作相同。

2. 图表设计　幻灯片中图表的应用可以形象直观地呈现数据。在进行图表设计中，可参照 Excel 中相关命令进行操作。

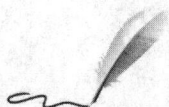

（1）创建图表　在 PowerPoint 中，可以插入多种类型图表，如柱形图、折线图、饼图、条形图等。

（2）更改图表类型　在幻灯片中可以对已有的图表类型进行更改。

（3）编辑图表源数据　创建图表后，还可以对图表中的数据进行修改，选择菜单栏右侧"图标工具"→单击"设计"选项卡→"数据"组→"编辑数据"；也可以在幻灯片图表区单击鼠标右键，选择"编辑数据"选项。

（4）更改图表布局及样式　可以对幻灯片中设置好的图表更改"图表布局"和"图表样式"。更改"图表布局"，通过"图表工具"中"设计"选项卡的"图表布局"命令组，对图表中的坐标轴、轴标题、图表标题等位置进行重新布局。

3. 图片设计　在幻灯片中插入图片，使得制作的幻灯片图文并茂，形象生动，提升观者的兴趣，达到最佳的效果。本部分将从插入图片、编辑图片、图片次序设置、图片初步处理进行介绍。

（1）插入图片　在幻灯片中插入图片可以是本地图片也可以是外部导入的图片。选择需要插入图片的幻灯片，单击"插入"选项卡→"图像"组→"图片"按钮→"插入图片"对话框，在窗口中选择存储路径选取图片，单击"确定"按钮即可。还可以通过相册来获取图片，通过"插入"选项卡→选择"图像"选项组→"相册"按钮→"相册"对话框，从"文件/磁盘……"中插入图片。

（2）编辑图片　在 PowerPoint 中，图片的编辑功能十分强大，可以十分方便地设置图片大小、旋转角度、对齐方式和叠放次序等，具体步骤如下。

设置图片大小：首先选定图片，选择菜单栏"图片工具"，找到"格式"选项卡，"大小"选项组，在"大小"选项组中输入对应的具体数值后回车键确认即可；若需对多张图片统一进行大小设置，可首先选定多张图片，然后输入对应的数值。

旋转图片角度：旋转角度可借助于图片中央的旋转按钮进行粗略调整，若要进行精确角度调整，可点击"大小"选项组下方的按钮，在打开的"设置图片格式"中选择"旋转"选项，输入确定的角度即可。

图片对齐方式：多张图片进行对齐设置时，首先借助"Ctrl"键选定需要设置的图片，鼠标左键单击"图片工具"找到"格式"选项卡，选择"排列"组中的"对齐"按钮，选取适合的对齐方式即可。

图片叠放次序：PowerPoint 中对若干图片进行动画效果设置，就需要对图片进行叠放次序的设计。可以借助于"图片工具"下的"格式"选项卡，寻找"排列"组中的"上移一层"或"下移一层"进行设置。

（3）图片处理　在 PowerPoint 中使用图片，有时需要对图片进行美化设计，如删除图片背景、调整图片效果、图片添加边框等。选定待修改图片后，鼠标左键单击"图片工具"下的"格式"选项组。

删除图片背景：在幻灯片制作过程中时，带有背景的原始图片会影响整张幻灯片的美观，这时可以通过"删除背景"按钮进行操作。

调整图片效果：可以对图片进行锐化/柔化、亮度或对比度、颜色、艺术效果等设计。

图片艺术美化：在幻灯片中，通过"图片工具"下的"格式"选项卡，选择"图片样式"选项组对图片进行"图片边框""图片效果""图片版式"的设置。

4. 图形设计　PowerPoint 中不仅可以使用系统提供的各类"形状"图形,同时还可以使用方便的"SmartArt"图形,现将两种图形分别做介绍。

(1) 形状　通过"插入"选项卡→"插图"组→"形状"按钮,可以在幻灯片中插入线条、矩形、基本形状、箭头等。

幻灯片中插入图形后,可以根据内容需要在图形中添加文字、编辑形状、多个形状进行组合与对齐等操作。

添加文字:通过鼠标右击图形,在弹出的快捷菜单中选择"编辑文字"即可。

编辑形状:需要借助"绘图工具"下的"格式"选项卡,选择"插入形状"组,鼠标左键单击"编辑形状"按钮下的"更改形状",从"更改形状"中选择一种形状即可。

多个形状进行组合:通过"Ctrl"先选定多个对象,鼠标左键单击"绘图工具"下的"格式"选项卡找到"排列"组,选择"组合对象"下拉选项"组合";若是需要取消组合,选择"取消组合"即可。

(2) "SmartArt"图形　"SmartArt"图形可以实现信息快速、有效、直观地传达,图形包括列表图、流程图、循环图、层次结构图、关系图、矩阵图、棱锥图等。

更改图形和颜色:同样,选择"SmartArt"工具选项,在"设计"选项卡中也可以完成更改"SmartArt"图形、更改颜色的操作。

5. 艺术字设置　在幻灯片中单击"插入"选项卡→"文本"组→"艺术字"按钮,即可打开艺术字样式选项,在预置的艺术字格式基础上进行艺术字效果的设置,打开"绘图工具"→"格式"选项卡→"艺术字样式"组,可设置文本填充、文本轮廓、文字效果。

(七) 添加音频和视频

在幻灯片中加入音频和视频文件,将使制作的幻灯片更具有感染力,提升内容的认知度。

1. 音频　获取音频文件有很多种方法,可以是 PowerPoint 自带声音、网络下载声音或是自己录制的声音。在幻灯片中插入音频文件后常会设置音量、隐藏声音图标、声音连续播放形式及声音播放模式,具体操作步骤如下。

(1) 添加音频　在幻灯片中通过"插入"选项卡→"媒体"选项组→音频图标,点击图标下方列表,可以选择添加音频文件方式。

(2) 设置音量　选择"音量"按钮,下拉列表中可选择高、中、低、静音四种方式。

(3) 隐藏声音图标　幻灯片中音频文件进行播放时,常将声音图标进行隐藏,选中"音频工具"下的"播放"选项卡,选择"放映时隐藏"即可。

(4) 声音启动方式　声音启动方式通过选择"音频工具"找到"播放"选项卡下的"音频选项"组,选择"开始"下拉列表,可以选择"自动""单击时"和"跨幻灯片播放",选择"跨幻灯片播放"声音将伴随整个幻灯片放映过程。

2. 视频　视频文件通常借助 PowerPoint 自带视频和网络下载视频获取。在幻灯片中插入视频文件后常会设置视频属性,包括全屏播放视频、视频播放音量、未播放时隐藏视频及视频循环播放,可根据具体情况进行选择应用。

（八）保存演示文稿

1. 保存新建的 PowerPoint 演示文稿　演示文稿完毕后需保存，第一次保存时需指定保存路径和文件名。执行"文件"→"保存"或"另存为"命令，或者单击快速访问工具栏中的"保存"按钮 ，也可以通过使用快捷键"Ctrl + S"，打开"另存为"对话框，选择保存位置，输入文件名，即可保存演示文稿。

2. 保存已经存在的演示文稿　保存已有的演示文稿，方法同保存未命名的演示文稿相似，因为保存路径和文件名已有，不会出现"另存为"对话框。

3. 自动保存　为了防止意外事件造成的演示文稿丢失，可以设置演示文稿自动保存，选择"文件"菜单→"选项"命令→"选项"对话框→"保存"选项卡→"保存"选项区→"保存自动恢复信息时间间隔"复选框，在对应的微调框中输入保存的时间间隔即可。

4. 另存为　在"文件"选项卡中选择"另存为"命令，出现"另存为"对话框，在对话框中更改演示文稿保存路径和文件名，最后单击"保存"按钮即可。

三、任务实现

任务1　创建一个空演示文稿

1. 任务要求　新建一个 PowerPoint 演示文稿"我的医学梦 . pptx"，保存在 E 盘，并输入具体内容。

2. 操作步骤

（1）启动 PowerPoint 2010，自动建立一个名为"演示文稿1"的空白演示文稿，如图7 - 3 所示。

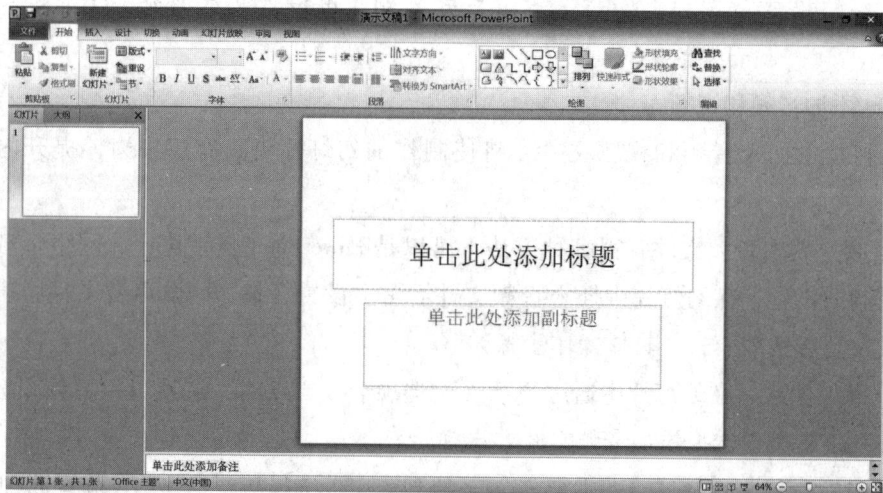

图 7 - 3　新建演示文稿

（2）第一次保存时，单击"文件"→"保存"，打开"另存为"对话框，在文件夹树窗格单击"计算机/本地磁盘（E:）"，在"文件名"输入框中输入"我的医学梦"，单击"保存类型"列表框的下拉按钮打开下拉选项，单击其中"PowerPoint 演示文稿"项，如图7 - 4 所示。单击"保存"按钮即可保

> **考点提示**
> 对话框中，"保存类型"列表框的下拉选项有多种文件类型可以选择，注意看题目要求进行选择。

存该演示文稿。

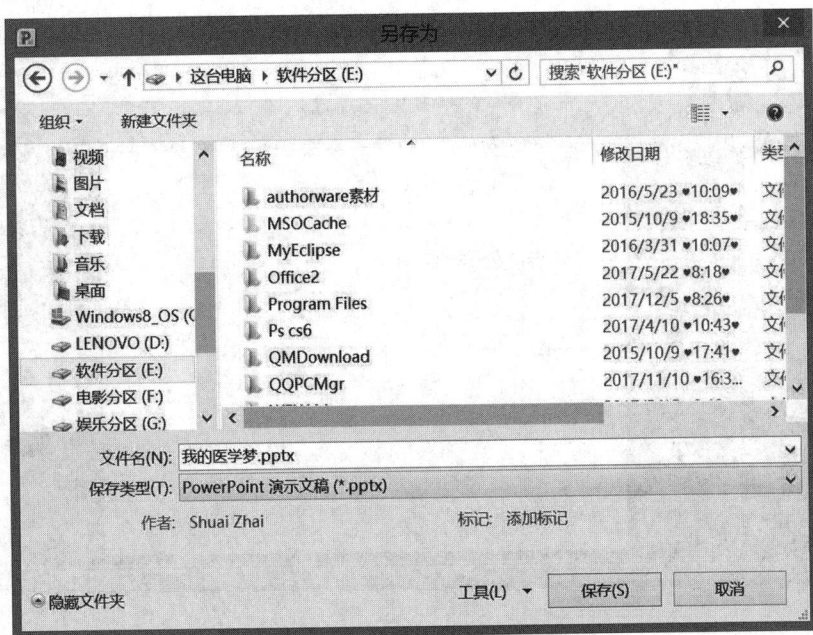

图 7 - 4　"另存为"对话框

任务 2　制作含有文本信息的幻灯片

1. 任务要求　该演示文稿共有 8 页幻灯片，输入每页的文字内容，并设置文本的字体和段落格式。

2. 操作步骤

（1）输入幻灯片内容

①在第一页幻灯片中的"单击此处添加标题"文本框内输入"我的医学梦"作为幻灯片的标题，在下面的文本框输入"孙红"，如图 7 - 5 所示。

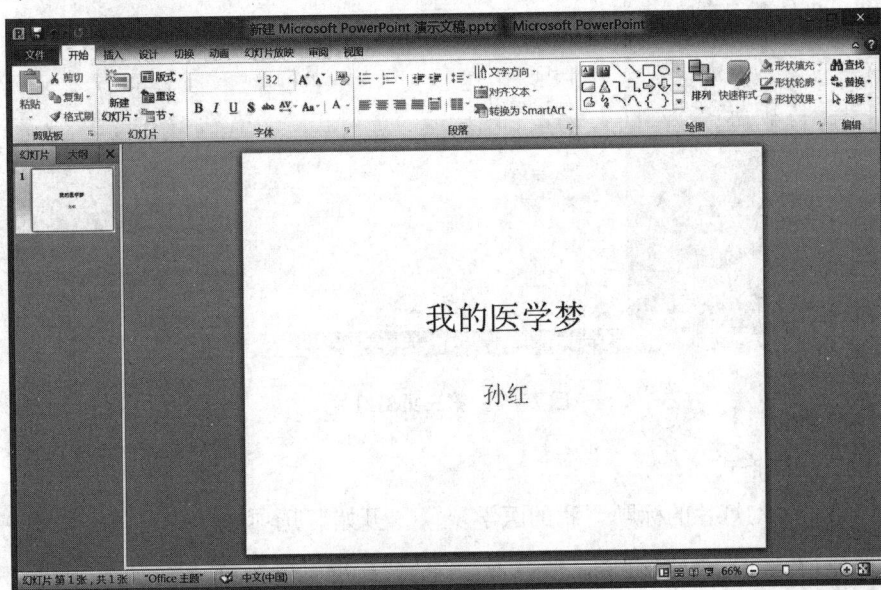

图 7 - 5　首页幻灯片

②单击"开始"菜单→"新建幻灯片"下拉按钮→"标题和内容"幻灯片样式，插入

新幻灯片，在标题处输入"个人简历"，如图7-6所示。

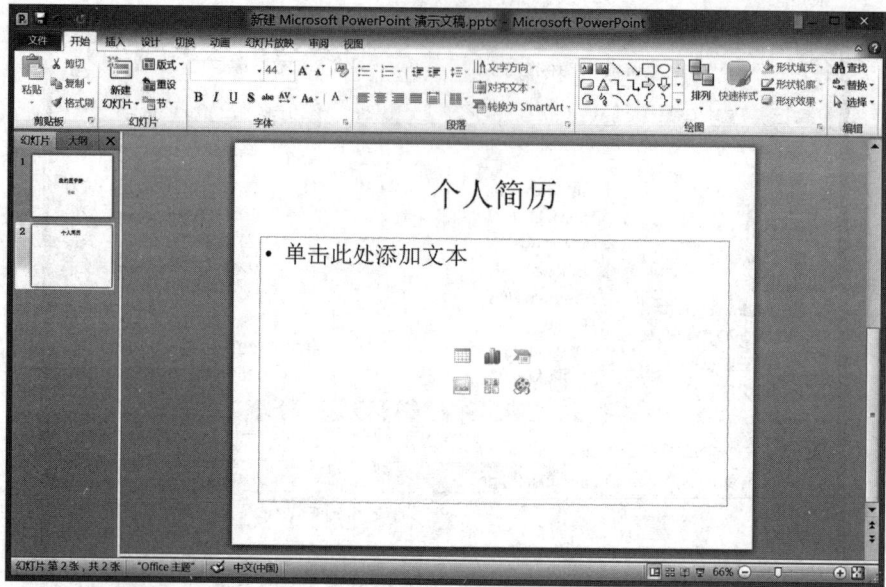

图7-6 插入第二页幻灯片

③单击"开始"菜单→"新建幻灯片"下拉按钮选择相应的样式，插入第三到第八页幻灯片，第三页幻灯片版式为"两栏内容"，第四、六、七页幻灯片版式为"标题和内容"，第五、八页幻灯片版式为"空白"。

④分别将第三、四、六、七页的幻灯片标题内容输入，在第三页幻灯片左侧正文文本框中输入文字，如图7-7所示。

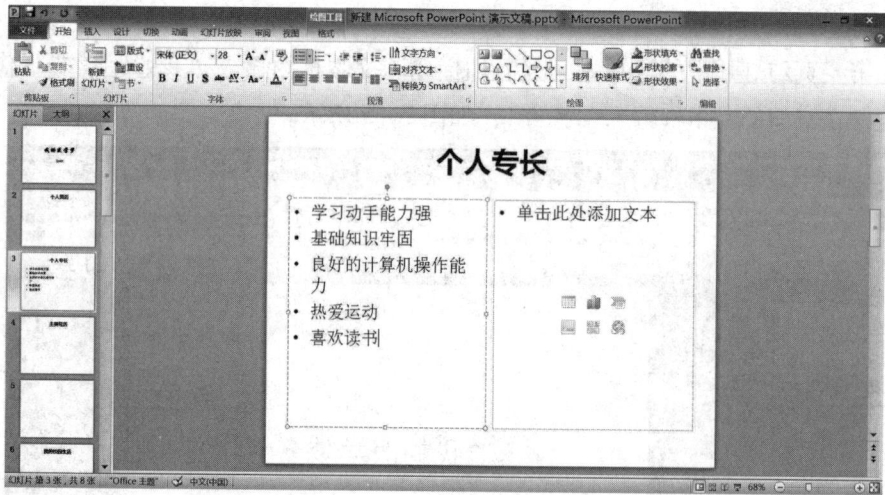

图7-7 第三页幻灯片

（2）设置字体格式

①选定第一页幻灯片的标题"我的医学梦"，"开始"选项卡→"字体"命令→设置字体为"华文行楷"，字号为"60"，字形为"加粗"，设置副标题字体为"黑体"，字号为"36"，字形为"加粗"和"文字阴影"，如图7-8所示。

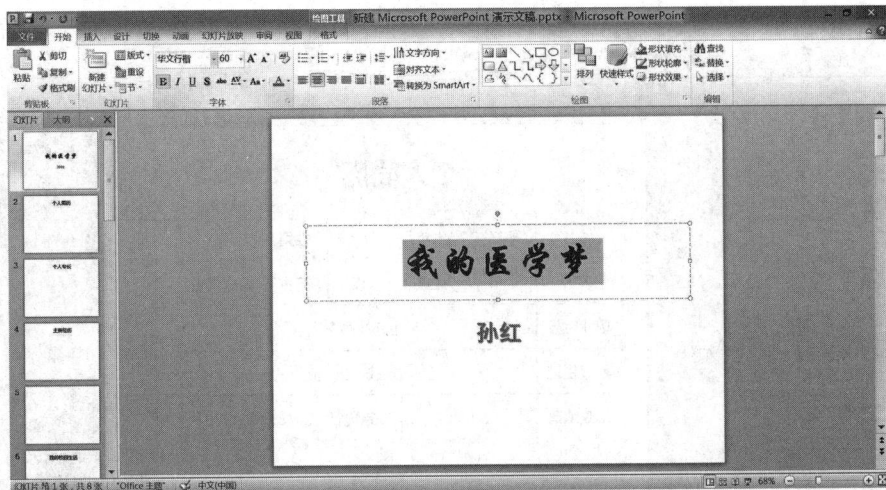

图7-8　设置字体

②选定第二页幻灯片的标题"个人简历"，"开始"选项卡→"字体"命令→设置字体为"微软雅黑"，字号为"44"，字形为"加粗"。

③将第三、四、六、七页幻灯片的标题字体都设置为"微软雅黑"，字号为"44"，字形为"加粗"。

④将第三页幻灯片的正文文本字体设置为"黑体"，字号为"28"。

> **考点提示**
>
> 在"字体"对话框中单击"文字效果"按钮打开"设置文本效果格式"对话框，可以设置文字阴影等文字效果。

任务3　添加表格、图表、图片、图形和艺术字

1. 任务要求　在第二页幻灯片插入表格，输入个人简历信息；在第三页幻灯片插入剪贴画；在第四页幻灯片中插入 SmartArt 图形，并输入文本信息；在第五页幻灯片中插入自选图形，输入文本信息；在第六页幻灯片中插入图片；在第八页幻灯片中插入图片和艺术字，最后设置每一页的艺术字格式。

2. 操作步骤

（1）添加表格

①在第二页幻灯片正文文本框中，单击幻灯片占位符中的"插入表格"按钮，在插入表格对话框的列数后面输入"6"，行数后面输入"5"，单击"确定"按钮。

②选中第三行的第二到第六个单元格，右击后选择"合并单元格"选项，将这五个单元格合并，用此方法将第四行的第二到第六个单元格合并，将第五行的第二、三个单元格与第五、六个单元格分别合并。

③在表格内输入文本信息，设置表格文字字体为"黑体"，字号为"24"。全选表格，"表格工具"中→"布局"选项卡→"对齐方式"组，选择"居中"和"垂直居中"按钮，设置表格文本的对齐方式，如图7-9所示。

④用鼠标拖动表格边框，使得表格更加美观。再全选表格，在"表格工具"中找到"设计"选项卡，在"表格样式"选项区中选择"浅色样式3"，为表格套用已有的表格样式。

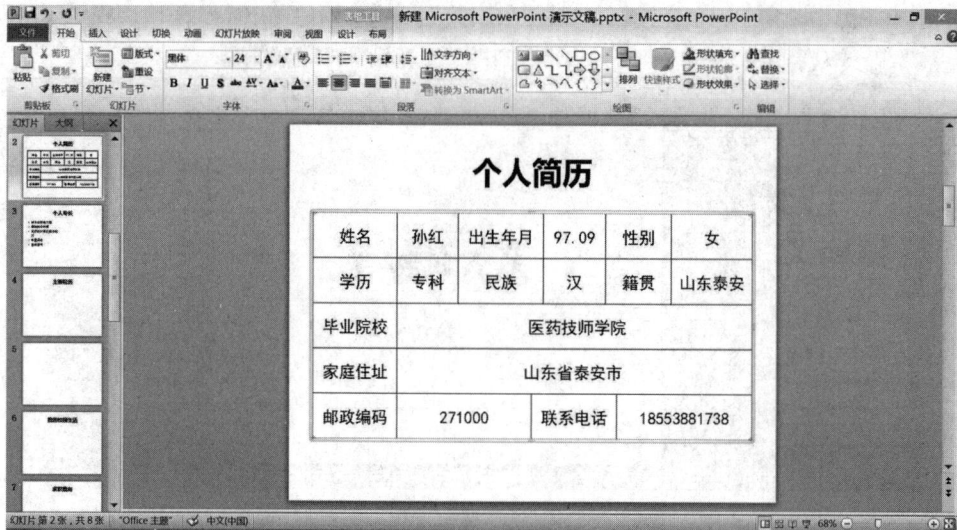

图 7 - 9　设置表格文本对齐方式

（2）插入剪贴画

①在第三页幻灯片右侧文本框中，单击幻灯片占位符中的"剪贴画"按钮 ，在界面右侧弹出剪贴画任务窗格，如图 7 - 10 所示。

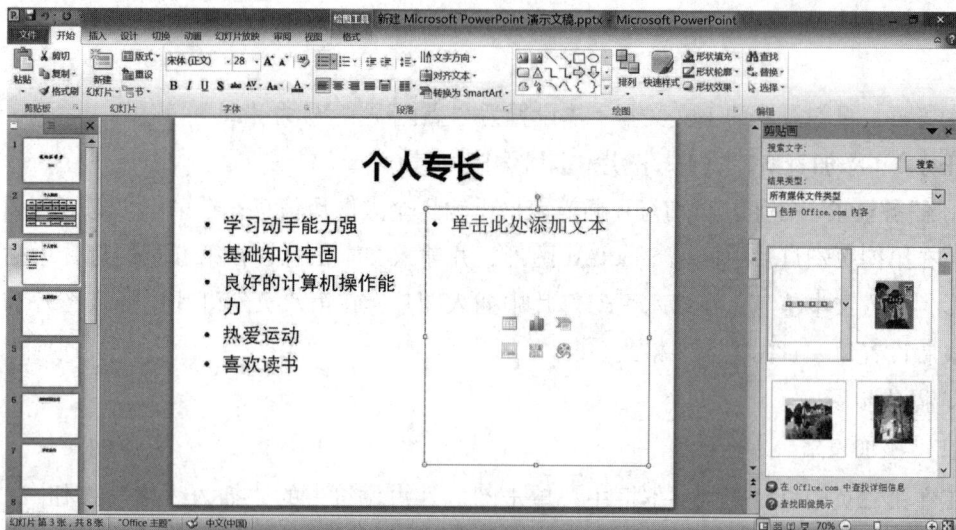

图 7 - 10　插入剪贴画窗口

②在"搜索文字"中输入"计算机"，"搜索类型"下拉菜单选项为"所有媒体文件类型"点"搜索"按钮，选择需要插入的剪贴画，单击鼠标左键进行插入。

③用鼠标拖动剪贴画的右下角，将剪贴画缩放到合适大小，选中剪贴画鼠标变为 时，适当调整剪贴画的位置。

（3）插入"SmartArt"图形

①在第四页幻灯片正文文本框中单击幻灯片占位符中的"插入 SmartArt 图形"按钮 ，弹出"选择 SmartArt 图形"对话框，如图 7 - 11 所示。

②在对话框左侧 SmartArt 图形类型中选择"列表"类型，找到"垂直 V 形列表"，点"确定"按钮，插入此种 SmartArt 图形。

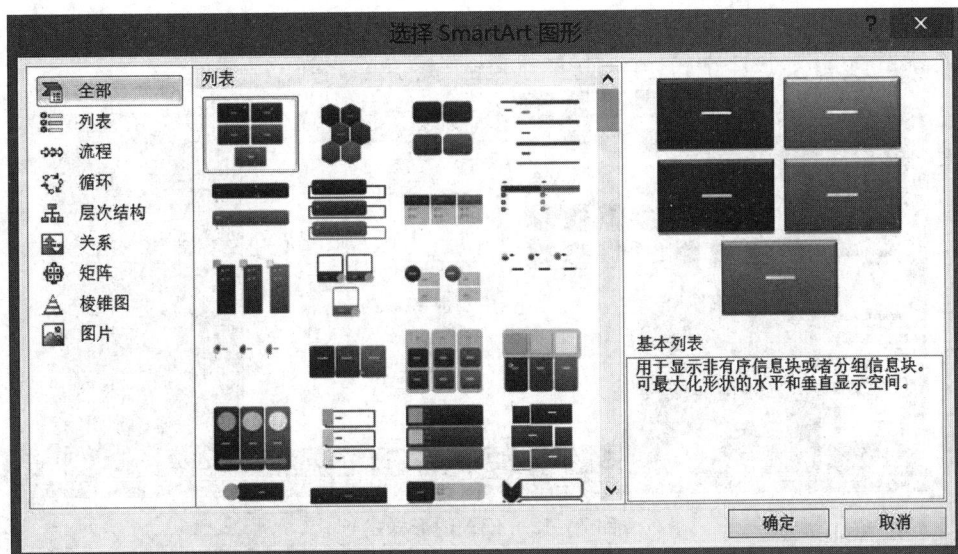

图 7 – 11 "选择 SmartArt 图形"对话框

③在 SmartArt 图形中输入相应的文本内容，选中 SmartArt 图形，在 "SmartArt 工具"中找到 "设计"选项卡→ "SmartArt 样式"组→ "更改颜色"下拉菜单，选择 "彩色 – 强调文字颜色"。

④在第七页幻灯片中，按照上述方法插入 "方形重点列表"样式的 SmartArt 图形，输入相应的文本内容后，更改 SmartArt 图形颜色为 "彩色 – 强调文字颜色"。

（4）插入图形

①选择第五页幻灯片，单击 "插入"选项卡→ "插图"选项组→ "形状"下拉菜单→ "箭头总汇"图形类型，选择 "十字箭头"，在幻灯片中拖动鼠标，将十字箭头绘出大小合适的图形。

②选中绘制的图形，"绘图工具"→ "格式"选项卡→ "形状样式"组→ "形状填充"下拉菜单，选择标准色 "浅蓝"，在 "形状填充"中找到 "渐变"选项，选择 "线性对角 – 左上到右下"。

③在 "形状轮廓"下拉菜单中选择标准色 "橙色"，在 "形状效果"下拉菜单中找到 "发光"选项中选择 "水绿色，11pt 发光，强调文字颜色 5"。

④在 "绘图工具"下的 "格式"选项卡下找到 "大小"选项组，将图形的高度和宽度都设置为 "8 厘米"。拖动鼠标将图形调整到幻灯片中间位置。

⑤选中图形，右键选择 "编辑文字"命令，输入文字 "我的荣誉"，并设置字体为 "楷体"，字号为 "32"，颜色为 "黑色"。

⑥按照上述②③④步骤，插入 "圆角矩形"，设置 "形状样式"为 "细微效果 – 橙色，强调颜色 6"，高度和宽度分别为 "4 厘米"和 "7 厘米"，如图 7 – 12 所示。

⑦将设置好的图形复制，然后复制 3 个同样的图形，分别移动到合适的位置。在每个圆角矩形内输入文字内容，设置字体为 "黑体"，字号为 "18"，颜色为 "黑色"。

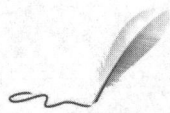

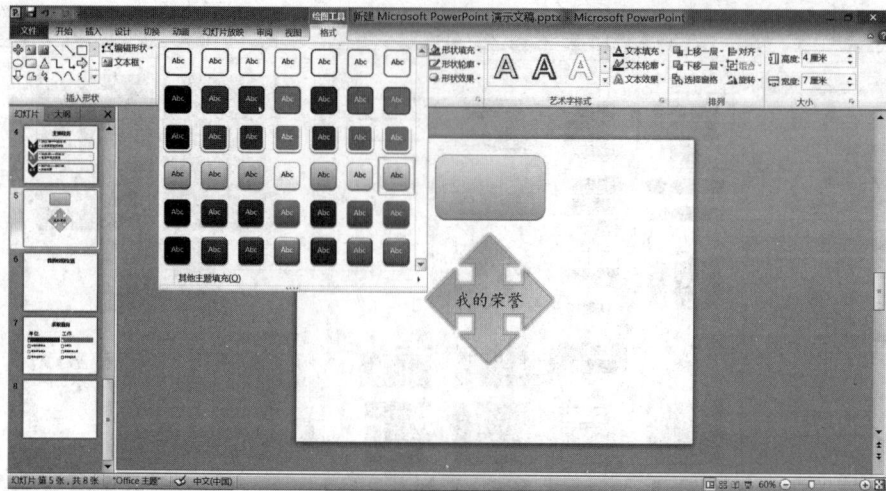

图7-12　设置图形样式

（5）插入图片

①选择第六页幻灯片，在正文文本框中，单击幻灯片占位符中的"插入来自文件的图片"按钮 ，弹出"插入图片对话框"，选取存放图片的路径，插入所需要的图片。

②选定插入的图片，单击"图片工具"中的"格式"选项卡→"大小"组，设置图片高度为"7厘米"，宽度为默认值。在"图片样式"组的预设样式中选择"柔化边缘矩形"，如图7-13所示。

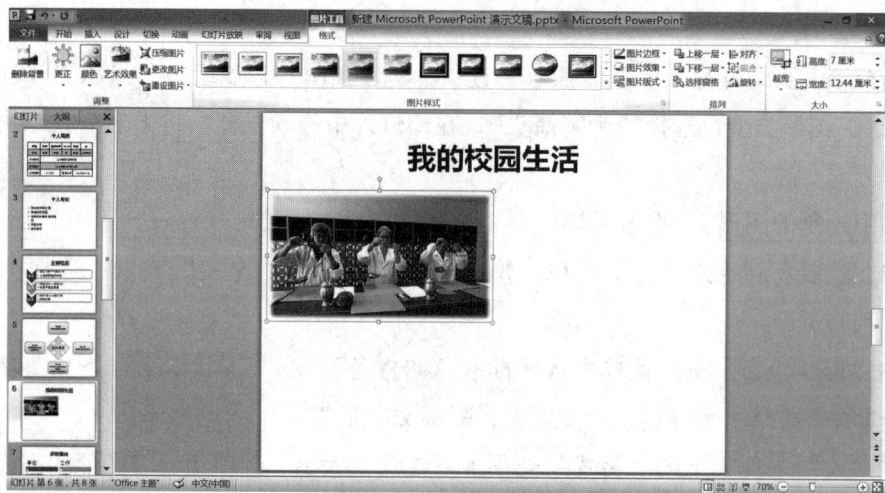

图7-13　设置图片样式

③单击"插入"选项卡→"图像"组→"图片"选项→"插入图片"对话框，选取存放图片的路径，插入所需要的图片。按照上述步骤②设置图片大小和样式，调整至合适位置。

④重复步骤③的操作，再插入两张图片。

⑤选择第八页幻灯片，单击"插入"选项卡→"图像"组→"图片"选项→"插入图片"对话框，选取存放图片的路径，插入所需要的图片。

⑥选定插入的图片，用鼠标拖动图片，调整大小使其覆盖整个幻灯片页面。

（6）插入艺术字

①在第一页幻灯片中，选定标题文字"我的医学梦"，选择"绘图工具"中的"格式"选项卡，在"艺术字样式"选项组的预设样式中选择"渐变填充－橙色，强调文字颜色6，内部阴影"。选定副标题文字"孙红"，用同样的方法设置艺术字样式为"填充－茶色，文本2"，在"艺术字样式"选项组中找到"文字效果"下拉菜单，在"映像"选项中选择"紧密映像，接触"，如图7－14所示。

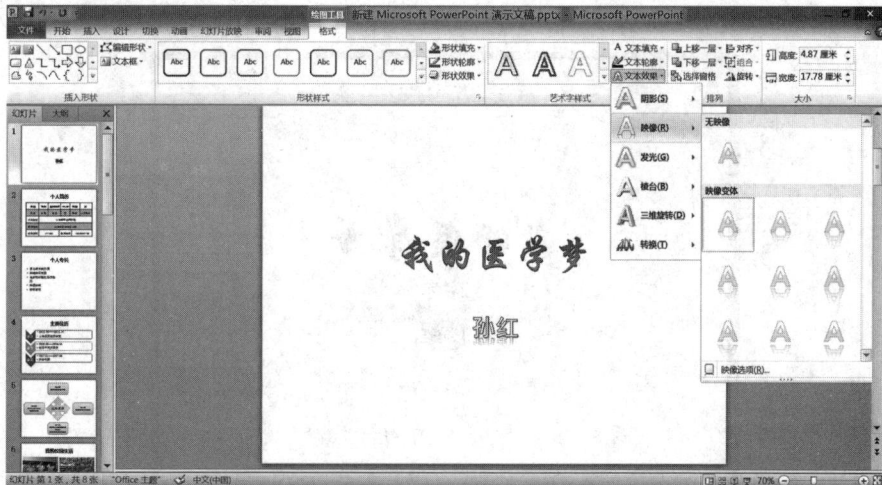

图7－14　设置艺术字效果

②重复步骤①，设置第二、三、四、六、七页幻灯片的标题艺术字样式为"渐变填充－橙色，强调文字颜色6，内部阴影"。

③在第八页幻灯片中，单击"插入"选项卡，在"文本"选项组中找到艺术字下拉菜单，选择"填充－红色，强调文字颜色2，粗糙棱台"，在幻灯片中会显示插入的艺术字，如图7－15所示。

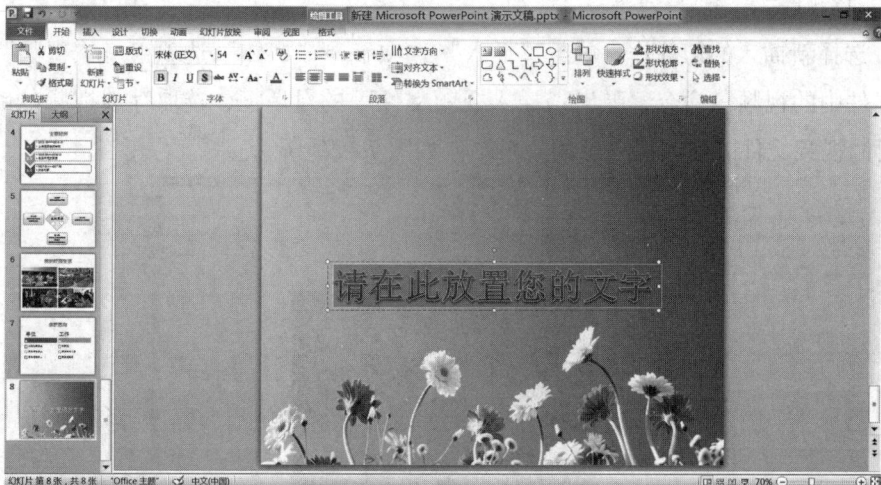

图7－15　插入艺术字

④修改新插入的艺术字内容，输入"谢谢观看"。选定艺术字，将其字体改为"华文行楷"，字号为"115"。单击"绘图工具"的"格式"选项卡→"艺术字样式"选项组→"文本效果"下拉菜单→"转换"命令，再选择"跟随路径"选项中的"上弯弧"文本样

式。设置完成后，拖动鼠标调整其位置。

任务4　添加视频和音频

1. 任务要求　在幻灯片播放时一直要有背景音乐，并插入剪辑的影片。

2. 操作步骤

（1）选择第一页幻灯片，单击"插入"选项卡→"媒体"选项组→"音频"按钮下拉菜单→"文件中的音频"命令，弹出"插入音频"的对话框，选取存放音频的路径，插入所需音频文件，插入音频后，幻灯片中间会出现一个小喇叭的图标，如图7－16所示。

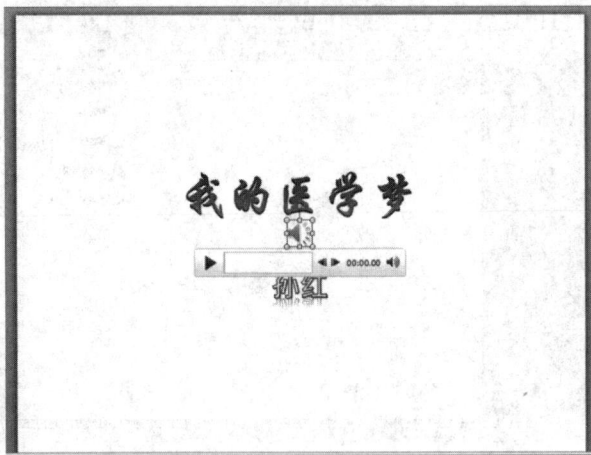

图7－16　插入音频

（2）选定小喇叭图标，单击"音频工具"中的"播放"选项卡→"音频选项"选项组→"开始"下拉菜单→"跨幻灯片播放"命令。设置完成后，拖动小喇叭图标，将其放置在幻灯片的左下角。

（3）选择第一页幻灯片，单击"开始"选项卡→"新建幻灯片"命令，插入一张"空白"版式的幻灯片。

（4）选择新插入的幻灯片，单击"插入"选项卡→"媒体"选项组→"视频"下拉菜单→"文件中的视频"命令，弹出"插入视频文件"的对话框，选取存放视频的路径，插入所需要的视频文件。插入视频后的效果图，如图7－17所示。

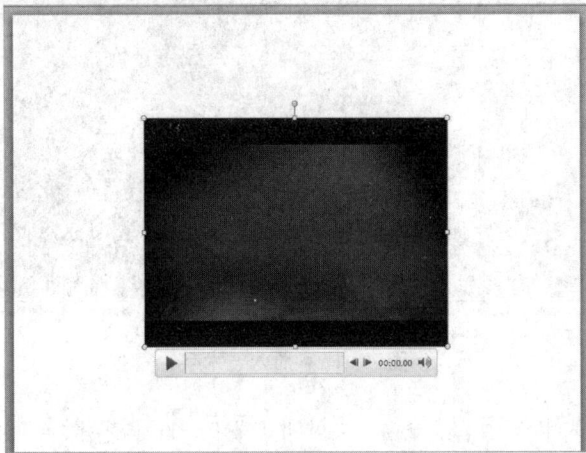

图7－17　插入视频

（5）用鼠标拖动新插入视频画面的四角，可以来缩放视频播放的画面大小。选定视频画面，在"视频工具"下的"播放"选项卡中找到"视频选项"组，可以设置视频播放开始时间，是否全屏播放等。

任务 5　移动、复制和删除幻灯片

1. 任务要求　将新插入的第二页幻灯片移动到最后一页，然后删除幻灯片，会复制幻灯片。

2. 操作步骤

（1）在"幻灯片浏览窗格"选择第二页幻灯片，鼠标右键选择"剪切"命令，然后将"幻灯片浏览窗格"的滑块滑动到最后，把光标放置在最后一页幻灯片下方，单击鼠标右键选择"粘贴"命令。将原第二页幻灯片移动至第九页幻灯片。

（2）在"幻灯片浏览窗格"选择最后一页幻灯片，鼠标右键选择"复制"命令，可以将该幻灯片复制到需要的位置。

（3）在"幻灯片浏览窗格"选择最后一页幻灯片，鼠标右键选择"删除幻灯片"命令，可以将该幻灯片删除。

四、任务总结

PowerPoint 2010 的基本编辑技术包括创建和保存新演示文稿、打开已存在的演示文稿、文本的输入、插入表格、插入图形、插入艺术字、插入文本框、插入音频和视频，幻灯片的移动、复制和删除等。通过"我的医学梦"的任务实现，不仅掌握了 PowerPoint 2010 的基本操作，能够对各类演示文稿做基本的处理，而且对于自己想表达的内容能有更直观和生动的展示。

任务二　修饰演示文稿

一、任务分析：修饰"我的医学梦"幻灯片

演示文稿可以根据内容需要进行文稿的背景、主题进行设置，也可以自行创建符合文稿内容需要的版式，使得演示文稿更加生动多彩。

二、知识点解析

（一）幻灯片母版

母版是幻灯片各种信息的设计来源，包含了项目符号、字体大小、占位符设置、背景设置、颜色方案等版式要素信息。母版有幻灯片母版、讲义母版、备注母版三种，通常母版就是指幻灯片母版。幻灯片母版可以保证制作的幻灯片整体风格统一，减少后续幻灯片制作的时间，后续添加的幻灯片还会保留母版的特征，提高制作者的工作效率。

母版的基本操作包括添加母版、添加版式、重命名母版、复制母版和版式、删除母版和版式等，下面分别进行介绍。

1. 添加母版　单击"视图"选项卡→"母版视图"选项组→"幻灯片母版"命令，在"幻灯片母版"选项卡下选择"编辑母版"中的"插入幻灯片母版"即可。

2. 添加版式　添加版式是在幻灯片母版中添加版式，具体操作与添加母版相似，在

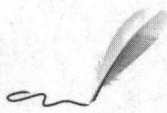

"幻灯片母版"选项卡下选择"编辑母版"中的"插入版式"即可。

3. 重命名母版 选择需要重命名的幻灯片母版，右键单击弹出快捷菜单，在快捷菜单中选择"重命名"命令；或者在"幻灯片母版"选项卡中选择"编辑母版"选项组中的"重命名"，则打开"重命名版式"对话框，输入更改的名称，点击"重命名"即可。

4. 复制母版和版式 选择需要复制的幻灯片母版，鼠标右单击在弹出的快捷菜单中选择"复制幻灯片母版"选项即可；若是复制幻灯片版式，右键单击需要复制的幻灯片版式，在弹出的快捷菜单中选择"复制版式"即可。

5. 删除母版和版式 删除操作与复制母版和版式相似，选择需要删除的幻灯片母版，鼠标右键单击在弹出的快捷菜单中选择"删除幻灯片母版"选项；若是删除幻灯片版式，右键单击需要删除的幻灯片版式，在弹出的快捷菜单中选择"删除版式"即可。

（二）幻灯片主题

在 Office 2010 版本中，引入了"主题"这一设计概念，"主题"由颜色、字体、效果和背景组成。通过"颜色"可以调整配色方案，"字体"设定演示文稿中的标题正文的字体样式，"效果"可以设定细微固体、带状边缘等不同的演示效果，"背景样式"设定幻灯片背景效果。

1. 使用预置文稿主题 可以在 PowerPoint 多种设计精美的主题中进行选择。具体操作为：首先，新建演示文稿后单击"设计"选项卡→"主题"选项组下拉按钮，选择所需主题，鼠标左键在需要的"主题"样式稍作停留，对应的"主题"名称即可显现在下方，单击鼠标左键即可将所选"主题"样式应用于该演示文稿。

2. 使用自定义文稿主题 若想自行设计文稿主题，可以通过设置主题颜色、字体、效果及背景进行个性化设计。

（1）主题颜色 每个主题都有一个基本的配色方案。操作步骤为：首先，单击"设计"选项卡→"主题"组→"颜色"选项，在弹出的颜色选项中可以任选，也可选择下方的"新建主题颜色"，在出现的"新建主题颜色"对话框窗口中进行配色方案设计。

（2）主题字体 使用合适的字体会使制作的幻灯片更加美观。操作步骤为：单击"设计"选项卡中的→"主题"组→"字体"选项。在弹出的字体选项中可以任选，也可选择下方的"自定义字体"，在出现的"自定义字体"对话框中进行字体方案设计。

（3）主题效果 演示文稿中的图案形状的效果设置称为主题效果。操作步骤为：单击"设计"选项卡→"主题"组→"效果"选项。在弹出的效果选项中可以任选。

（4）背景样式 幻灯片中的其他元素都放在背景上。背景样式的操作步骤为：单击"设计"选项卡→"背景"组→"背景样式"选项。在弹出的背景样式选项中可以任选，也可选择下方的"设置背景格式"，在幻灯片右侧窗口中会出现"设置背景格式"选项卡。若要隐藏背景图形，只需在"背景"组的"背景样式"中点击"隐藏背景图形"前的选项框即可。

（5）保存主题 新建的演示文稿主题可以进行保存便于以后使用，保存的主题不仅能在幻灯片中使用，也可以在 Word、Excel 等文档中使用。操作步骤为：单击"设计"选项卡→"主题"列表框下拉按钮→"保存当前主题"命令，在弹出的"保存当前主题"对话框中，选择保存路径、主题名称后单击"保存"按钮即可。

（三）幻灯片的背景

1. 使用预设背景 单击"设计"选项卡→"背景"组→"背景样式"选项，可以在弹出的下拉列表中选择"设置背景样式"进行设置。

2. 使用自定义背景 对背景不仅可以进行预设，还可以进行自定义背景设置，单击"设计"选项卡→"背景"组→"背景样式"选项，在弹出的下拉列表中选择"设置背景格式"，在编辑窗口右侧会出现"设置背景格式"选项卡，可以设置纯色填充、渐变填充、图片或纹理填充、图案填充。

（1）纯色填充 在幻灯片中进行单一的颜色填充，是幻灯片背景中最简单，也是应用最广泛的一种设置。操作步骤为：选择需要自定义背景的幻灯片，在设置背景格式选项中选择"填充"→"纯色填充"。然后，在选项卡下方设定需要的颜色和透明度，可对当前幻灯片进行设置，若是全部幻灯片都采用同一颜色设置，点击选项卡右下角全部应用。

（2）渐变填充 使用两种以上颜色设置，通过颜色渐变设计出美观的幻灯片背景。在渐变填充中可以进行预设渐变、类型、方向、角度、渐变光圈、颜色、位置、透明度、亮度的设置。

（3）图片或纹理填充 设置图片既可以是幻灯片自带纹理图片，也可以是自有图片。

（4）图案填充 通过图案填充进行前景色和背景色的颜色选择，组合成不同的图案。

三、任务实现

任务1 用母版统一幻灯片的外观

1. 任务要求 创建一套幻灯片母版，设置母版的主题、配色方案、字体和效果等，设置完成后保存母版。

2. 操作步骤

（1）设置母板的主题

①启动 Microsoft PowerPoint 2010，打开"我的医学梦"演示文稿。

②单击"视图"选项卡→"母版视图"组→"幻灯片母版"命令，进入"幻灯片母版"设置的界面，如图 7-18 所示。

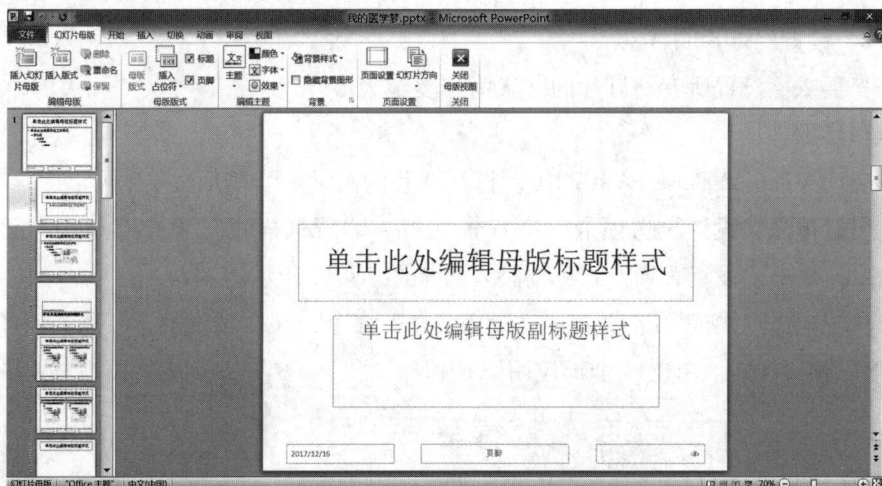

图 7-18 幻灯片母版设置

③在"编辑主题"功能区中找到"主题"下拉菜单选项，在"内置"的 Office 主题中选择"行云流水"主题样式。

④在"编辑主题"功能区的"颜色"下拉菜单选项中选择"波形"的配色方案，在"字体"下拉菜单中选择"华丽"样式字体设置，在"效果"下拉菜单中选择"技巧"样式。

（2）不同版式幻灯片中字体大小设置

①在"幻灯片浏览窗格"中选择"标题幻灯片版式"。在右侧"幻灯片窗格"，将光标放置"单击此处编辑母版标题样式"，单击"开始"菜单，在"字体"组中设置标题字体为"华文行楷"，字号为"60"，如图 7-19 所示。

②重复步骤①中的方法，设置副标题的字体为"方正姚体"，字号为"36"。

③在"标题和内容版式"幻灯片中设置标题字号为"48"。

（3）保留幻灯片母版　在"幻灯片浏览窗格"中选择"幻灯片母版"。单击"幻灯片母版"选项卡，在"关闭"功能区中点"关闭母版视图"按钮即可。

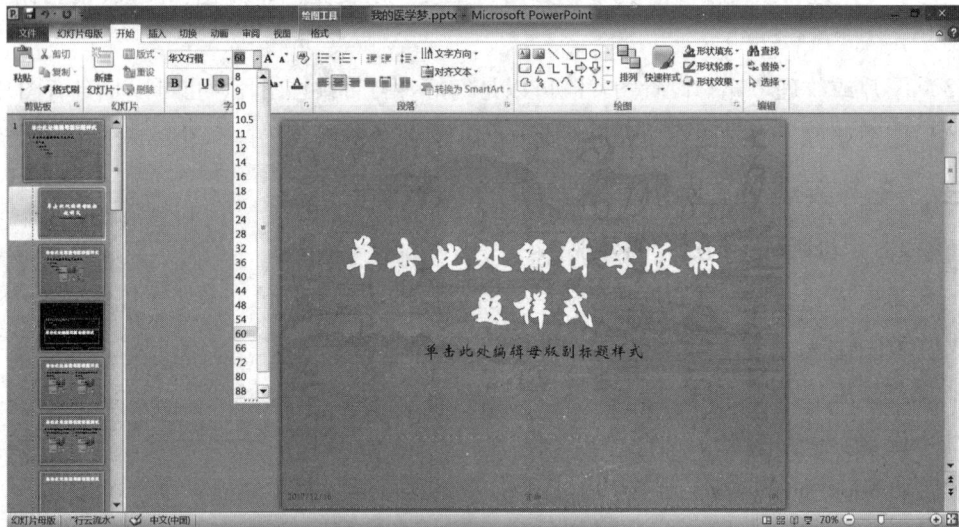

图 7-19　标题幻灯片字体设置

任务2　设置幻灯片的背景

1. 任务要求　设置所有幻灯片的背景为"麦浪滚滚"。

2. 操作步骤

（1）启动 Microsoft PowerPoint 2010，打开"我的医学梦"演示文稿。

（2）鼠标单击"设计"选项卡→"背景"组→"背景样式"下拉菜单→"设置背景格式"命令，弹出"设置背景格式"对话框，如图 7-20 所示。

（3）鼠标单击"填充"选项卡→"渐变填充"命令，在"预设颜色"下拉菜单中找到"麦浪滚滚"预设样式。单击"全部应用"按钮。

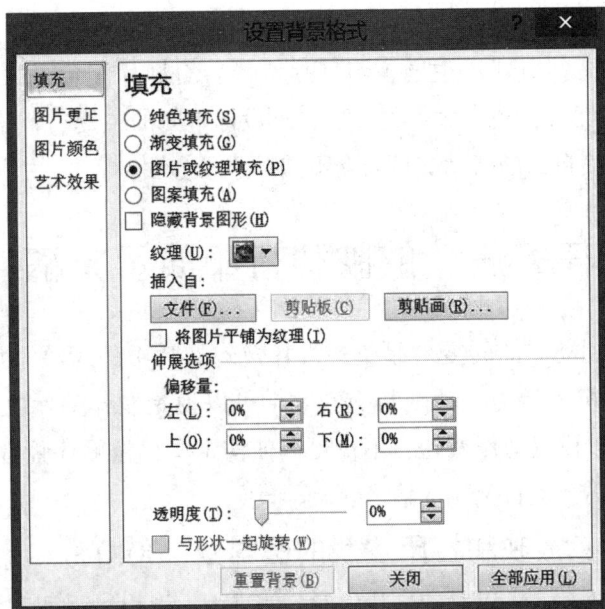

图 7-20　"设置背景格式"对话框

任务 3　应用设计主题

1. 任务要求　设置幻灯片的主题，配置主题颜色。

2. 操作步骤

（1）启动 Microsoft PowerPoint 2010，打开"我的医学梦"演示文稿。

（2）鼠标单击"设计"选项卡，在"主题"组中在预设的主题中选择"波形"主题样式，在"颜色"下拉菜单中选择"新建主题颜色"选项，弹出"新建主题颜色"选项卡，如图 7-21 所示。

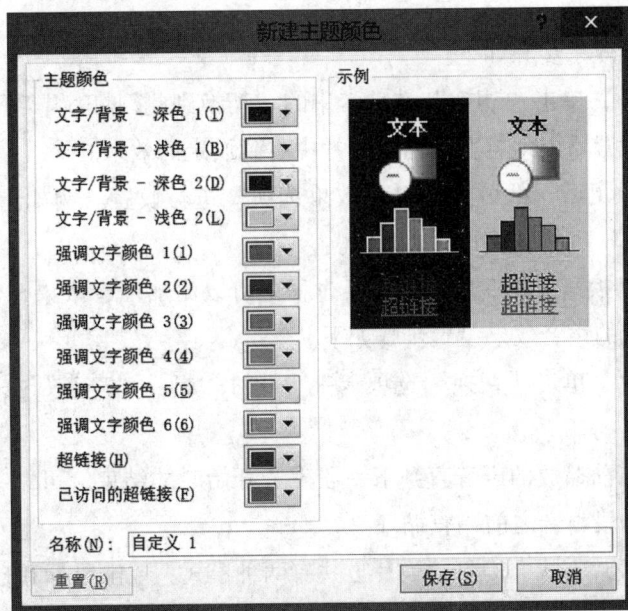

图 7-21　"新建主题颜色"对话框

（3）在对话框中可以根据自己需要设置不同的颜色。

四、任务总结

幻灯片的母版中包含幻灯片主题、幻灯片背景、幻灯片配色方案等设计，可以选择Office提供的主题、背景和配色方案，也可以自行设计不同的主题、背景和配色方案。利用不同的色彩搭配可以使自己的演示文稿与众不同，凸显个性。

任务三　放映和打印演示文稿

演示文稿由静态到动态的转变就是给幻灯片及幻灯片中的对象添加动画和交互效果，使得演示文稿更富生机和活力。动画与交互效果可以说是制作演示文稿的精髓所在，在PowerPoint 2010中可以设置动作按钮，不仅可以使演示文稿按顺序播放，还可进行交互式播放，同时按不同的需要进行文稿的输出。

一、任务分析：放映和打印"我的医学梦"幻灯片

演示文稿制作完成后，可以对幻灯片中对象的进入、退出、强调和动作路径进行设置，以确保演示文稿中幻灯片动画效果的质量，提高观众对演示文稿的兴趣。PowerPoint 2010提供了多种保存、输出演示文稿的方式，可以将制作出来的演示文稿输出为多种样式，以满足在不同环境下的需要。

二、知识点解析

（一）幻灯片的切换效果

幻灯片切换动画是指从一张幻灯片跳转到另一张幻灯片时的过渡效果设置。恰当使用幻灯片切换效果可增加幻灯片的观赏性。

1. 设置幻灯片动画切换　PowerPoint 2010中提供了三种幻灯片动画切换设置：细微型、华丽型、动态效果。

具体的切换动画效果步骤如下。

（1）选定幻灯片，单击"切换"选项卡中的"切换到此幻灯片"组的下拉按钮，选择需要切换的效果，设置后，即可在当前幻灯片中看到设定的效果。

（2）切换效果设定后，都可具体对"效果选项"进行设置。例如选择"淡出"，又可进行"平滑""全黑"两种不同的效果设置。

2. 设置幻灯片切换声音　在幻灯片切换过程中可以添加声音效果，使幻灯片播放时更加富有吸引力，具体的声音效果设置步骤如下。

（1）选定幻灯片，单击"切换"选项卡→"计时"组→"声音"按钮，单击选择需要切换时的声音。

（2）若要设定当前播放的声音直到下一段声音开始时才结束，可以在"声音"下拉列表中选择"播放下一段声音之前一直循环"。

3. 设置幻灯片换片方式　幻灯片换片方式有两种模式：单击鼠标和自动切换。

（1）单击鼠标表示幻灯片进行换片时通过鼠标单击。

（2）自动换片表示根据设定的换片时间进行自动切换。

4. 更改切换效果设置　若对之前设置的幻灯片切换动画效果不满意，可重新选择动画效果进行设置。

5. 删除切换效果设置　删除幻灯片切换动画效果，可以在"切换"选项卡下"切换到此幻灯片"选项组中选择"无"选项即可；需要删除声音只需选择"切换"选项卡下"计时"组中"声音"选项下选择"无声音"即可。

（二）为幻灯片中的对象设置动画效果

可以对幻灯片中的插入对象进行动画效果设置，操作简单，效果明显。

1. 幻灯片内部动画效果设置　幻灯片中插入对象动画效果设置有四种：进入、强调、退出和动作路径。每种动画效果下又有多个具体的设置。PowerPoint 还提供了更多动画效果选择项，在"动画"选项卡中"动画"组的下拉列表选项中，还可以点击"更多进入效果"等选项进行选择，点击后会出现对应动画效果的选项框，方便进行使用。

2. 为对象设置多个动画　PowerPoint 中，对幻灯片中的插入对象设置动画效果可以是多个。

例如要将幻灯片标题设置为多个动画效果，在已有的动画效果"浮入"中添加动画效果设置"放大/缩小"。

具体操作步骤如下：选定标题框，单击"动画"选项卡→"高级动画"组→"添加动画"按钮，在下拉列表中选择"强调"效果下的"放大/缩小"按钮，即可将文本框设置为两种动画效果。

设置完成后，在标题框的左上角会出现 1、2 两个记号，这表示当前标题框进行了两个动画效果设置，也可通过"动画"选项卡中"高级动画"组中"动画窗格"进行查看。

3. 幻灯片切换时间设置　幻灯片的切换时间是幻灯片放映时两张幻灯片间的过渡时间，具体的时间效果设置操作步骤为：首先，单击"切换"选项卡→"计时"组→"持续时间"复选框，然后，在方框内输入时间长度，或者单击右侧小三角，改变一次时间变化为 0.25 秒。

4. 设置幻灯片元素计时　幻灯片中插入对象的动画效果完成后，还可对对应的时间进行设置，具体操作步骤为：单击"动画"选项卡→"计时"组→"持续时间"右侧的上、下三角形，每单击一次时间改变 0.25 秒。

设置完成后，可以在动画窗格中看到对应的时间条也发生了相应的变化。在"计时"组中还可以设置动画开始的方式"单击时""与上一动画同时""上一动画之后"，表示当前对象是通过鼠标单击显示，或是与前一动画显示的先后顺序。

5. 查看幻灯片插入对象设置　幻灯片插入对象动画效果设置后，可以通过动画窗格中进行"效果选项"的设置。例如将幻灯片的图表效果选项设置为"按系列"，操作步骤如下。

（1）选择幻灯片中需要设置的元素，选择图表框，动画窗格中相应的图表框也被选中。

（2）点击动画窗格选项右侧的下拉三角形，在下拉列表中选择"效果选项"对话框。

（3）在"效果选项"对话框中选择"图表动画"选项卡，在"组合图表"下拉列表中选择"按系列"即可。不同的动画效果对应的效果选项不一定相同，还可以在"效果选项"中通过"效果"选项卡对细节部分进行设置。

6. 调整幻灯片插入对象动画顺序　幻灯片中对插入对象动画顺序进行调整，可以通过幻灯片"动画窗格"进行设置。

7. 使用"动画刷"复制动画　"动画刷"与"格式刷"使用方式相似，可以将幻灯片

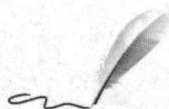

中某个插入对象设置好的动画效果复制到另一个对象上，合理使用可以提高制作幻灯片的效率。

8. 删除幻灯片插入对象动画效果　通过"动画窗格"可以快速将设置好的动画效果删除，可以在"动画窗格"中点击下拉列表，在弹出的下拉列表中选择"删除"命令即可。

（三）交互式放映演示文稿

交互式演示文稿主要借助于超级链接和动作按钮的设置来完成。

1. 设置超链接　顾名思义超链接是从一个位置直接跳转到另外一个位置，在 Power-Point 中，幻灯片和幻灯片之间、幻灯片和外部文件之间、幻灯片与网页之间、幻灯片与邮箱之间都可以超链接。

（1）内部超链接　将演示文稿内部幻灯片和幻灯片之间进行链接，例如将第一张幻灯片链接到第三张幻灯片，操作步骤为：首先，选择第一张幻灯片中的某个插入对象为超链接对象（例如标题），单击"插入"选项卡→"链接"组→"超链接"按钮，即可打开"插入超链接"对话框。然后在"链接到"下方选择"本文档中的位置"，即可显现当前演示文稿的所有幻灯片，单击第三张幻灯片后，在右侧"幻灯片浏览"即可看到第三张幻灯片内容，最后，设置好超链接后，单击右下角"确定"按钮即可。

幻灯片放映时，当点击第一张幻灯片标题后，将直接跳转到第五张幻灯片。

（2）外部超链接　与内部超链接类似，外部超链接只是需要选择具体的文件路径。

（3）网页超链接　还可以将幻灯片与网页链接起来，在打开的图中先选择"现有文件或网页"，在下方"地址"栏中输入对应网址。

（4）邮箱超链接　单击"插入"选项卡→"地址链接"组→"超链接"，点击电子邮件地址，在打开的"超链接"对话框中输入电子邮件地址名和邮件主题即可。

2. 设置动作按钮　使用者在演示文稿播放过程中，可能需要通过操作幻灯片中某个对象来完成下一步内容的展示，动作按钮的设定会让幻灯片在演示过程中互动性更强。首先选定需要设置动作的对象，然后单击"插入"选项卡→"链接"组→"动作"按钮。

在打开的"操作"按钮对话框中进行设置，各选项功能如下。

◆ "单击鼠标时的动作"：可以选定链接的地址或文件。

◆ "鼠标移过的动作"：表示当鼠标移过对象时发生的动作。

◆ "运行程序"：表示当鼠标单击或者移动时，会自动运行所选的应用程序。

在进行动作设置时，也可以根据需要来设置动作发生时伴随的声音和视觉效果，通过对话框窗口下方的"播放声音"和"单击时/鼠标移动时突出显示"进行设置。

（四）演示文稿的放映方式

可以点击"幻灯片放映"下"设置幻灯片放映"进行个性化设置，可进行放映类型、放映选项、放映幻灯片、换片方式等选项设置。

（五）幻灯片放映计时

可以根据自己需要设置演示文稿放映的总时长，通过"幻灯片放映"选项卡中"设置"选项组中"排练计时"来设置整个演示文稿的放映时间、每一张幻灯片放映的时间。

（六）幻灯片放映的语音旁白

想在幻灯片放映时有演讲者的原音讲解，可通过在幻灯片中加入旁白就可以实现。录制的旁白可以直接嵌入到每一张幻灯片中。

具体操作步骤为：单击"幻灯片放映"选项卡，在"设置"组单击"录制幻灯片演示"下拉菜单，可以选择"从头开始录制"，也可以选择"从当前幻灯片开始录制"，弹出"录制幻灯片演示"对话框，勾选"旁白和激光笔"选项点"开始录制"按钮即可。

（七）幻灯片的放映

打开"幻灯片放映"选项卡下的"开始放映幻灯片"组，制作好的演示文稿有四种放映选项，现进行介绍。

1. 从头开始　将从演示文稿第一张幻灯片开始播放。

2. 从当前幻灯片开始　将从鼠标所在处的幻灯片开始播放。

3. 广播幻灯片　群体通过网络可以远程访问，同步观看演示文稿内容。

4. 自定义幻灯片放映　通过点击"自定义幻灯片放映"，可以自行设计幻灯片播放的起始位置。具体步骤如下。

（1）打开"自定义幻灯片放映"下拉列表中的"自定义放映"选项。

（2）选择"新建"按钮，在"自定义放映"对话框左侧选择需要播放的幻灯片后，单击"添加"按钮，将所选幻灯片放置在右侧，并可根据需要进行顺序调整。

（3）设置完成后单击"确定"，弹出"自定义放映"选项，单击"放映"按钮，幻灯片即可按照设置的要求和顺序进行放映。

（八）演示文稿的打印

1. 页面设置　对演示文稿通过进行页面设置，单击"设计"选项卡中的"页面设置"组中"页面设置"按钮，在弹出的对话框中即可进行页面设置。

2. 打印演示文稿　对演示文稿进行打印，单击"文件"菜单下"打印"选项，可以一次对打印份数、打印机、打印范围、打印顺序、打印颜色进行设置，完成设置后点"打印"按钮即可完成打印。

（九）演示文稿的打包

1. 打包为 CD 演示文稿　打包后，文件可以在未安装 PowerPoint 的电脑里播放，也不需要考虑原来幻灯片中的外部链接文件。具体操作步骤如下。

（1）单击"文件"选项卡→"保存并发送"→"将演示文稿打包成 CD"，单击"打包成 CD"按钮。

（2）在弹出的"打包成"对话框中，输入对应的 CD 名称及点击"复制到文件夹……"按钮选择保存位置即可。

若需要将幻灯片刻成 CD 盘，直接点击"复制到 CD"按钮即可。

2. 创建视频　幻灯片导出为视频，是一种非常简单的视频制作方法。具体操作步骤如下。

（1）单击"文件"→"保存并发送"→"创建视频"→"创建视频"按钮。

（2）在弹出"另存为"对话框后选择保存路径、输入保存后的文件名和保存类型即可。

3. 创建 PDF/XPS 文档　在"导出"选项中，"创建 PDF/XPS 文档"格式可避免打印格式不同而产生的问题。

具体设置步骤为：单击"文件"选项卡→"保存并发送"→"创建 PDF/XPS 文档"，设定文件路径、文件名称、保存类型，单击"发布"即可；若需要修改演示文稿选项，可在图中点击"选项"按钮，出现"选项"对话框，可根据需要进行选择。

4. 创建讲义　通过创建讲义可以将幻灯片和备注内容放在 Word 文档中，演示文稿内容变化，也会自动更新讲义中的幻灯片。

具体设置步骤如下：首先，单击"文件"选项卡→"保存并发送"命令→"创建讲义"，单击"创建讲义"按钮后弹出对话框，在"发送到 Microsoft Word"对话框中选择一种版式，点击"确定"即可完成。

5. 更改文件类型 演示文稿根据不同的需要，可以转换成不同的格式类型。单击"文件"选项卡中"保并发送"命令的"更改文件类型"选项，可自行选择。

6. 通过电子邮件发送 演示文稿制作好后，也可通过电子邮件发送给他人，单击"文件"选项卡中"共享"命令的"电子邮件"，即可通过启动 Outlook 进行邮件发送。

> **知识拓展**
>
> PPT 格式类型有以下三种。
>
> （1）PPT 是 PowerPoint 2003 版之前的文件保存格式，打开后可直接对演示文稿进行编辑。
>
> （2）PPTX 是 PowerPoint 2007 版之后的文件保存格式，相比 PowerPoint 2003 版之前的版本功能要强大，打开后可直接对演示文稿进行编辑。
>
> （3）PPSX 是演示文稿保存为打开能直接全屏播放的格式，不能进行编辑，这是防止别人修改幻灯片的一种方法。

三、任务实现

任务1 设置幻灯片的切换效果

1. 任务要求 为"我的医学梦"演示文稿中每页幻灯片都设置不同的切换效果。

2. 操作步骤

（1）启动 Microsoft PowerPoint 2010，打开"我的医学梦"演示文稿。

（2）选择第一页幻灯片，单击"切换"选项卡→"切换到此幻灯片"组下拉菜单按钮→"细微"组→"形状"按钮，点击左侧"预览"按钮可以预览当前设置的切换效果。

（3）重复步骤（2），将第二至第八页幻灯片的切换效果分别设置为"百叶窗""时钟""淡出""擦除""显示""轨道""飞过"，如图 7-22 所示。

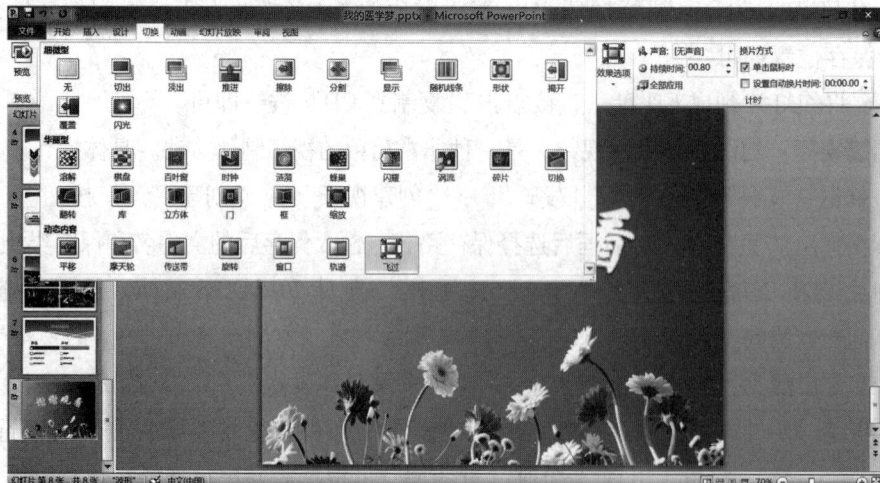

图 7-22 幻灯片切换效果设置

任务2 为幻灯片中的对象设置动画效果

1. 任务要求 为每页幻灯片中的标题和幻灯片内的对象设置不同的动画效果。

2. 操作步骤

（1）启动 Microsoft PowerPoint 2010，打开"我的医学梦"演示文稿。

（2）选定第一页幻灯片中的标题文字"我的医学梦"，单击"动画"选项卡→"动画"组下拉菜单→"跷跷板"选项，然后选定副标题"孙红"，在"动画"组的下拉菜单中找到"浮入"选项，设置完成后，在"高级动画"组中找到"动画窗格"按钮并点击，如图7-23 所示，在右侧出现"动画窗格"窗口。

（3）在"动画窗格"中，选择标号为"2"的副标题动画效果，在上方"计时"组中，单击"向前移动"命令，可以看到副标题动画效果的标号变为"1"，如图7-24 所示。

（4）在"动画窗格"中，选择标号"2"的标题动画效果，在"计时"组中"开始"选项的下拉列表中选择"上一动画之后"，设置完成后"动画窗格"如图7-25 所示。

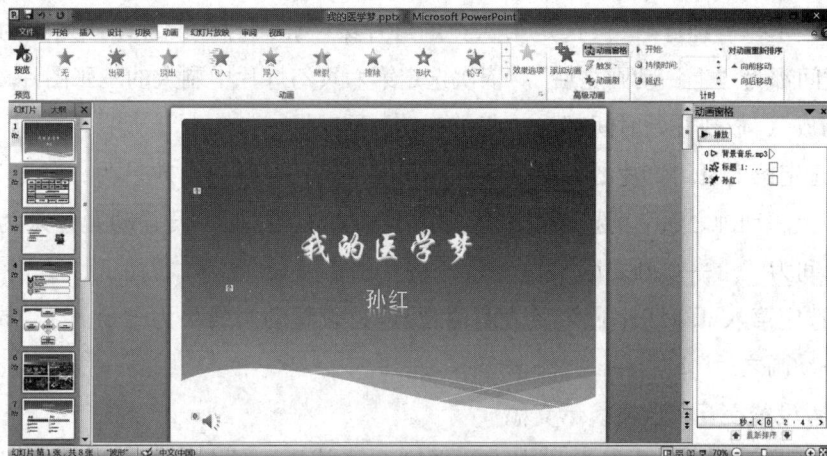

图7-23 "动画窗格"窗口

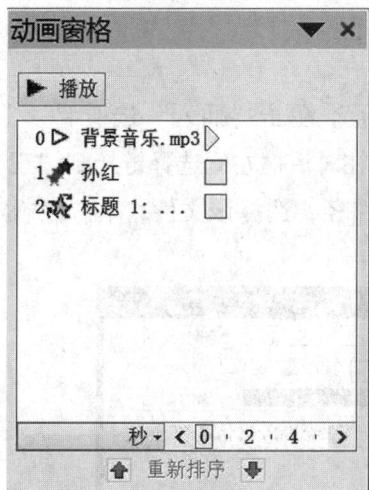

图7-24 动画窗格1

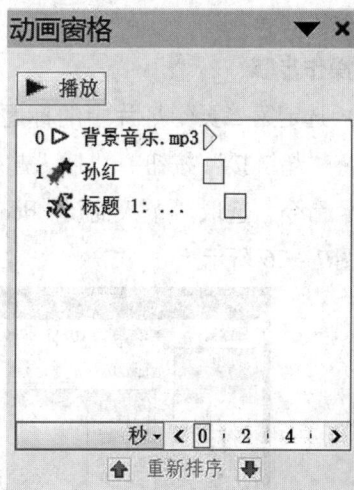

图7-25 动画窗格2

（5）选定第二页幻灯片的标题文字"个人简历"，设置动画效果为"轮子"，放映开始时间为"上一动画之后"。选定第二页幻灯片整个表格，设置动画效果为"劈裂"，放映开始时间为"上一动画之后"。

（6）选定第三页幻灯片的标题文字"个人专长"，设置动画效果为"轮子"，放映开始时间为"上一动画之后"。选定第三页幻灯片左侧全部文字，设置动画效果为"飞入"，放映开始时间为"上一动画之后"。选定第三页幻灯片右侧剪贴画，设置动画效果为"飞入"，放映开始时间为"与上一动画同时"。

（7）选定第四页幻灯片的标题文字"主要经历"，设置动画效果为"轮子"，放映开始时间为"上一动画之后"。选定第四页幻灯片 SmartArt 图形，设置动画效果为"缩放"，放映开始时间为"上一动画之后"。

（8）选定第五页幻灯片的"十字箭头"图形，设置动画效果为"旋转"，放映开始时间为"上一动画之后"。选定第五页幻灯片其中一个"圆角矩形"，设置动画效果为"随机线条"，放映开始时间都为"上一动画之后"。依次选定第五页幻灯片中剩余的三个"圆角矩形"，设置动画效果为"随机线条"，放映开始时间都为"与上一动画同时"。

（9）选定第六页幻灯片的标题文字"我的校园生活"，设置动画效果为"轮子"，放映开始时间为"上一动画之后"。选定第六页幻灯片第一张图片，设置动画效果为"缩放"，放映开始时间都为"上一动画之后"。依次选定第六页幻灯片中剩余的三张图片，设置动画效果为"缩放"，放映开始时间都为"与上一动画同时"。

（10）选定第七页幻灯片的标题文字"求职意向"，设置动画效果为"轮子"，放映开始时间为"上一动画之后"。选定第七页幻灯片 SmartArt 图形，设置动画效果为"劈裂"，放映开始时间为"上一动画之后"。

（11）选定第八页幻灯片的文字"谢谢观看"，设置动画效果为"脉冲"，放映开始时间为"上一动画之后"。

任务3　设置交互式放映演示文稿

1. 任务要求　在第二页幻灯片中为标题"个人简历"添加超链接，链接到"个人简历.docx"文档；为表格内文本"医药技师学院"添加超链接，链接网址为"http：//www.yyjsxy.com/"。

2. 操作步骤

（1）选定第二页幻灯片中的标题文字"个人简历"，单击"插入"选项卡→"链接"选项组→"超链接"按钮→"插入超链接"对话框，在对话框左侧选择链接到"现有文件或网页"命令，选取"个人简历.docx"文档所在的路径，选择该文件，单击"确定"按钮，如图 7-26 所示。

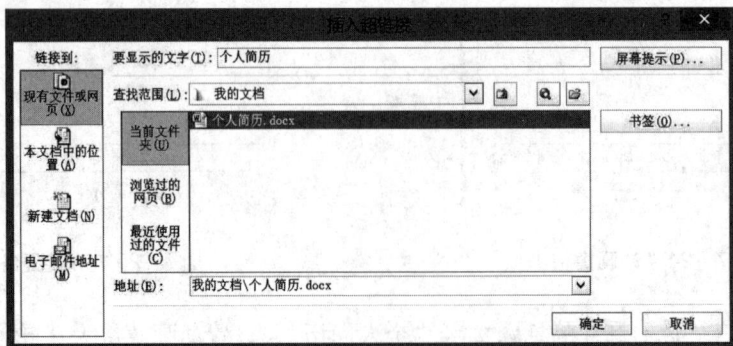

图 7-26　"插入超链接"对话框

（2）选定第二页幻灯片表格中的文字"医药技师学院"，单击"插入"选项卡→"链接"选项组→"超链接"按钮→"插入超链接"对话框，在对话框左侧选择链接到"现有文件或网页"命令，在下方"地址"中输入网址"http：//www.yyjsxy.com/"，单击"确定"按钮。

任务4　设置演示文稿的放映方式

1. 任务要求　设置幻灯片全屏放映，显示之前设置的所有动画效果。

2. 操作步骤

（1）单击"幻灯片放映"选项卡→"设置"组→"设置幻灯片放映"按钮，弹出"设置放映方式"对话框，如图7-27所示。

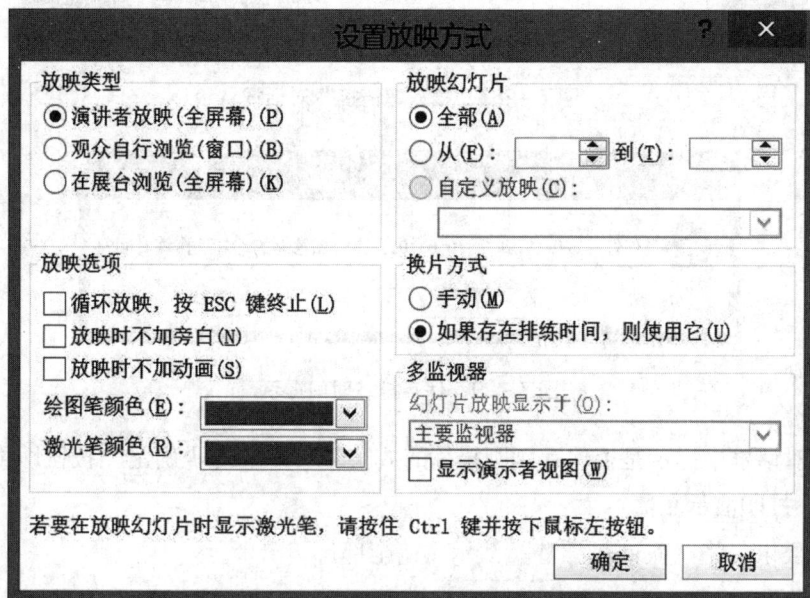

图7-27　"设置放映方式"对话框

（2）在对话框中，放映类型设置为"演讲者放映（全屏幕）"，放映选项中三个选项都不要勾选，放映幻灯片选"全部"，换片方式为"如果存在排练时间，则使用它"，点"确定"按钮。

任务5　计时放映演示文稿

1. 任务要求　设置整个演示文稿的放映时间为3分钟，第一到八页的幻灯片放映时长分别为10秒、30秒、30秒、20秒、20秒、30秒、30秒和10秒。

2. 操作步骤

（1）单击"幻灯片放映"选项卡→"设置"选项组→"排练计时"按钮。此时幻灯片从首页开始放映并计时，如图7-28所示。

（2）在全屏放映的左上角有计时窗口，小窗口白色区域内的时间为当前幻灯片放映的时长，灰色区域内的时间为整个演示文稿已经放映的时长。

（3）以第一页幻灯片为例，当白色区域时间为"0：00：10"时，单击鼠标切换到第二页幻灯片，依次类推，直到最后一页幻灯片放映至10，点"Esc"键退出放映时，会弹出对话框，如图7-29所示。

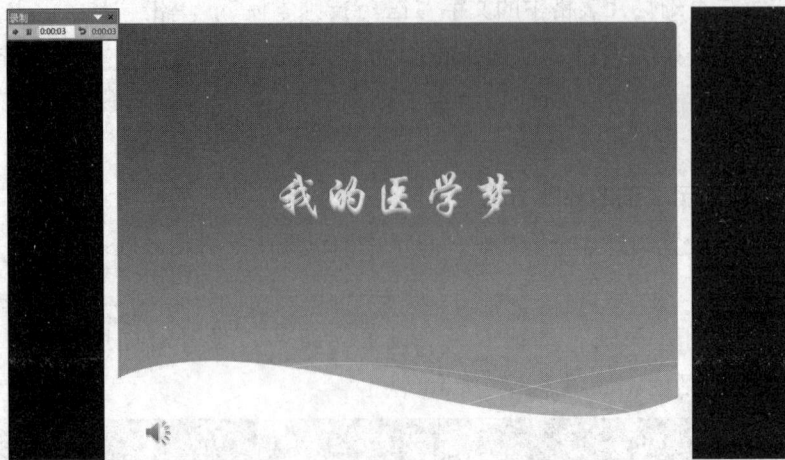

图 7-28 "插入超链接"对话框

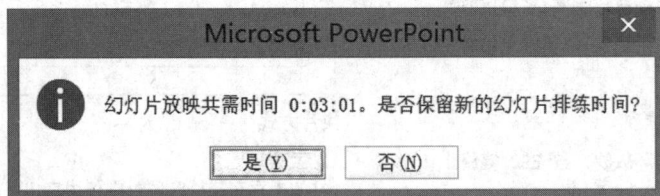

图 7-29 保存排练时间提示

（4）在对话框中提示是否保存刚刚排练的放映时长，单击"确定"按钮即可保存。

任务 6　打印演示文稿

1. 任务要求　将"我的医学梦"演示文稿全部打印出来。

2. 操作步骤

（1）单击"文件"选项卡中的"打印"命令。

（2）打印份数设置为"1"，在"设置"下拉菜单中选择"打印全部幻灯片"。单击"打印"按钮将演示文稿全部打印。

四、任务总结

　　PowerPoint 2010 拥有强大的功能可设置幻灯片放映时间、切换动画，可以录制旁白，也可以设置链接等，为制作 PPT 提供了极大的便利。只有熟练地使用这些功能才能做出满足自己需求的幻灯片。

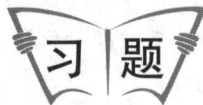

习 题

一、选择题

1. PowerPoint 2010 中新建文件的默认名称是（　　）。

　　A. docl　　　　　　　B. sheetl　　　　　　　C. 演示文稿 1　　　　D. bookl

2. PowerPoint 2010 的主要功能是（　　）。

　　A. 电子演示文稿处理　　　　　　　　　　B. 声音处理

C. 图像处理   D. 文字处理

3. 在 PowerPoint 2010 中，添加新幻灯片的快捷键是（   ）。

A. "Ctrl + M"   B. "Ctrl + N"   C. "Ctrl + O"   D. "Ctrl + P"

4. 下列视图中不属于 PowerPoint 2010 视图的是（   ）。

A. 幻灯片视图   B. 页面视图   C. 大纲视图   D. 备注页视图

5. PowerPoint 2010 制作的演示文稿文件扩展名是（   ）。

A. pptx   B. xls   C. fpt   D. doc

6. （   ）视图是进入 PowerPoint 2010 后的默认视图。

A. 幻灯片浏览   B. 大纲   C. 幻灯片   D. 普通

7. 在 PowerPoint 2010 中，要同时选择第 1、2、5 三张幻灯片，在（   ）视图下操作最方便。

A. 普通   B. 大纲   C. 幻灯片浏览   D. 备注

8. 在 PowerPoint 2010 中，"视图"选项卡可以查看幻灯片（   ）。

A. 母版，备注母版，幻灯片浏览   B. 页号

C. 顺序   D. 编号

9. 要进行幻灯片页面设置、主题选择，可以在（   ）选项卡中操作。

A. 开始   B. 插入   C. 视图   D. 设计

10. 要对幻灯片母版进行设计和修改时，应在（   ）选项卡中操作。

A. 设计   B. 审阅   C. 插入   D. 视图

11. 从当前幻灯片开始放映幻灯片的快捷键是（   ）。

A. "Shift + F5"   B. "Shift + F4"   C. "Shift + F3"   D. "Shift + F2"

12. 从第一张幻灯片开始放映幻灯片的快捷键是（   ）。

A. F2   B. F3   C. F4   D. F5

13. 要让 PowerPoint 2010 制作的演示文稿在 PowerPoint 2003 中放映，必须将演示文稿的保存类型设置为（   ）。

A. PowerPoint 演示文稿（ ∗. pptx）

B. PowerPoint 97 – 2010 演示文稿（ ∗. ppt）

C. XPS 文档（ ∗. xps）

D. Windows Media 视频（ ∗. wmv）

14. 在 PowerPoint 2010 中，"审阅"选项卡可以检查（   ）。

A. 文件   B. 动画   C. 拼写   D. 切换

15. 按住（   ）键可以选择多张不连续的幻灯片。

A. "Shift"   B. "Ctrl"   C. "Alt"   D. "Ctrl + Shift"

16. 按住鼠标左键，并拖动幻灯片到其他位置是进行幻灯片的（   ）操作。

A. 移动   B. 复制   C. 删除   D. 插入

17. 光标位于幻灯片窗格中时，单击"开始"选项卡的"幻灯片"组中的"新建幻灯片"按钮，插入的新幻灯片位于（   ）。

A. 当前幻灯片之前   B. 当前幻灯片之后

C. 文档的最前面   D. 文档的最后面

18. 幻灯片的版式是由（   ）组成的。

A. 文本框　　　　　B. 表格　　　　　C. 图标　　　　　D. 占位符

19. 如果打印幻灯片的第 1，3，4，5，7 张，则在"打印"对话框的"幻灯片"文本框中可以输入（　　）。

　　A. 1 - 3 - 4 - 5 - 7　　　　　　　　B. 1，3，4，5，7

　　C. 1 - 3，4，5 - 7　　　　　　　　D. 1 - 3，4 - 5，7

20. 演示文稿与幻灯片的关系是（　　）。

　　A. 演示文稿和幻灯片是同一个对象　　　B. 幻灯片由若干张演示文稿组成

　　C. 演示文稿由若干张幻灯片组成　　　　D. 演示文稿和幻灯片没有联系

21. 在应用了版式之后，幻灯片中的占位符（　　）。

　　A. 不能添加，也不能删除　　　　　　B. 不能添加，但可以删除

　　C. 可以添加，也可以删除　　　　　　D. 可以添加，但不能删除

22. "插入图片"在对话框中，以（　　）视图模式显示图片文件可以直接浏览到图片效果。

　　A. 大图标　　　　B. 小图标　　　　C. 浏览　　　　D. 缩略图

23. 结合（　　）键可以绘制出正方形和圆形图形。

　　A. "Alt"　　　　B. "Ctrl"　　　　C. "Shift"　　　　D. "Tab"

24. "背景"组在功能区的（　　）选项卡中。

　　A. 开始　　　　B. 插入　　　　C. 设计　　　　D. 动画

25. "主题"组在功能区的（　　）选项卡中。

　　A. 开始　　　　B. 设计　　　　C. 插入　　　　D. 动画

26. 下列关于幻灯片动画效果的说法不正确的是（　　）。

　　A. 如果要对幻灯片中的对象进行详细的动画效果设置，就应该使用自定义动画

　　B. 对幻灯片中的对象可以设置打字机效果

　　C. 幻灯片文本不能设置动画效果

　　D. 动画顺序决定了对象在幻灯片中出场的先后次序

27. 按（　　）键可以启动幻灯片放映。

　　A. "Enter"　　　　B. "F5"　　　　C. "F6"　　　　D. "空格"

28. 在幻灯片放映过程中，能正确切换到下一张幻灯片的操作是（　　）。

　　A. 单击鼠标左键　　　　　　　　B. 按 F5 键

　　C. 按 PageUP 键　　　　　　　　D. 以上的都不正确

29. PowerPoint 2010 提供的幻灯片模板，主要是解决幻灯片的（　　）。

　　A. 文字格式　　　　B. 文字颜色　　　　C. 背景图案　　　　D. 以上全是

30. （　　）是幻灯片缩小之后的打印件，可供观众在观看演示文稿放映的时候参考。

　　A. 幻灯片　　　　B. 讲义　　　　C. 演示文稿大纲　　　　D. 演讲者备注

二、思考题

1. 制作演示文稿的时候，如何设置插入的音频文件全程播放？

2. 若想在每页幻灯片的右下角都显示当前日期，该如何设置？

扫码"练一练"

项目八　医学信息系统

医学信息系统是医学与计算机、信息科学、管理科学等学科相互交叉而产生的综合性学科。医学信息系统根据实际应用包括医院信息系统、病人关系管理系统、电子病例系统、社区卫生服务管理信息系统等。目前，各类医学信息系统已广泛应用于我国各大、中、小型医院，促进了医院管理水平的提高，并产生了一定的社会效益和经济效益。

任务一　医学信息系统概述

医学信息学是一个伴随着计算机技术在生物医学领域的应用而产生和发展起来的学科，是一门多学科交叉所形成的综合性学科，在医学教育、医疗实践以及医学研究中扮演着越来越重要的角色。医学信息系统是医学信息学的主要研究课题。随着医疗信息化的不断发展，医学信息系统在医疗领域的应用越来越广，在公众健康管理、卫生资源计划与配置、疾病预防与管理、医疗保健等领域占有重要的位置。

一、ERP

企业资源计划（Enterprise Resource Planning，ERP），是指建立在信息技术基础上，对企业拥有的人、财、物、信息、时间和空间等综合资源进行综合平衡和优化管理，协调企业各个管理部门，围绕市场导向开展业务活动，以系统化管理思想，为企业决策层提供决策的管理平台。ERP在医院中应用，可以实现对"物流、资金流、信息流"的集成控制，通过系统提高精细化运营管理水平、优化业务流程、提高服务质量、降低服务成本、控制医院运营管理风险，进一步保持和增强医院竞争力。

（一）医院ERP建设的目标

医院ERP项目建设的总体目标：为医院构建起一整套以会计为核心、预算为主线、物流和成本为基础、绩效薪酬为杠杆的医院运营管理目标决策理论与方法，实现医院运营管理中"物流、资金流、信息流"的统一；增强管理者对人、财、物各项综合资源的计划、使用、协调、控制、评价和激励等方面的管理体系，全面提升医院运营管理效率，最终建立现代医院的财务业务综合运营管理模式。

1. 降低医疗成本 通过成本的分析工具和分析报表，找出支出控制的点，通过预算管理、会计核算、物流管理等业务系统的支撑，形成对医疗成本控制，最终降低医院的医疗总成本。

2. 提高医疗质量 从财务指标、内部流程管理、学习能力和病人满意度等多纬度考核医务人员，从绩效考评的方面来引导医务人员自觉地提高医疗服务水平和医疗质量。

3. 保证医疗安全 降低医疗事故率，对医疗纠纷问题有追溯的依据；提供耗材的保质期管理和供应商资质管理；固定资产管理系统提供计量检测医疗设备的计划、预警服务；从多方面为医疗安全起到有力的保障。

4. 提高医院综合运行的效率 通过医院综合运营管理系统的一体化应用，可以帮助医院优化管理流程，从而能够使医院提高资金使用效率、提高床位使用率，使管理效率得到全面地提升，使医院能够维持健康、全面、稳定的可持续发展局面。

（二）医院 ERP 的职能和范围

医院 ERP 按管理职能和归口部门划分为：财务管理范畴、物流管理范畴、人力资源管理范畴、经营分析及决策范畴。医院 ERP 的体系结构图如图 8-1 所示。

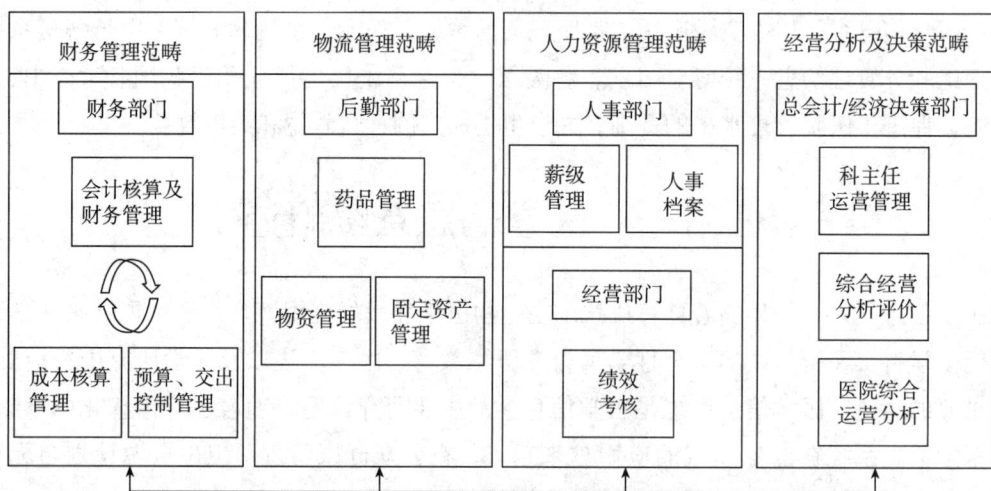

图 8-1　医院 ERP 体系结构图

1. 财务管理范畴 主要是和财务部门相关的业务，主要包括会计核算和薪酬的发放、预算编制及控制、成本核算；这三部分业务内容是运营管理的核心部分，预算、会计和成本核算构成了财务一体化的一个小闭环。

2. 物流管理范畴 主要是和后勤管理部门（如药库、药房、物资供应科、设备科、总务科、行政科、信息科等）相关的业务，主要包括药品管理、物资管理和固定资产管理等业务；物流业务是医院综合运营管理的基础部分；它是支撑医疗业务和运营管理的基本管理内容。

3. 人力资源管理范畴 主要是和经管、人事管理部门相关的业务，包括薪酬管理、人事档案信息管理和绩效考评管理等。这部分业务是医院综合运营管理的主要部分，是对职工个人的管理和考核，是医院综合运营管理的重要组成部分。

4. 经营分析及决策范畴　主要是为了给医院领导及中层管理者提供管理决策信息的相关业务范围，主要是科主任（科长、处长）、院长等相关管理部门利用医院在运营过程中的业务数据，以全院（或科室）为信息单元进行全方位的资源整合，在一定期间内对本科室目标达成的结果进行综合的统计、分析、评价和控制；并为下一步的运营管理行为作出判断，它是对医院运营管理结果的评价和判断，是医院综合运营管理的高层应用部分。

二、病人关系管理系统

病人关系管理系统（Customer Relationship Management System，CRMS）意为客户关系管理，即通过管理客户资源，提供客户满意的产品和服务，与客户建立起长期、稳定、相互信任、互惠互利的密切关系的动态过程和经营策略。CRM 从本质上讲，是一种"以客为本"的管理思想、管理策略。医院与企业一样，客户始终都是最重要的因素之一，医院引入 CRM 是必要的，医院的客户关系管理我们称之为"病人关系管理"。病人关系管理的功能体现在它能通过医院内各相关机构及人员与病人进行良好的沟通，并能根据所掌握的信息进行病人关系评价；医院的决策者与管理部门则利用病人关系管理的评价结果，制定各种措施与对策，并通过各机构与人员作用于客户，以达到不断改善与客户关系的目的。病人关系管理系统是一套"以病人为中心，服务为核心"的管理系统，为医院提供院前、院中、院后的专业医疗营销服务。

随着医疗机构竞争的日益激烈，仅仅提高医疗技术水平和质量远远不够，还必须重视病人关系、倾听病人的呼声和需求、把病人潜在需求转化为现实需求、建立医院和病人之间良好的关系，同时实现从传统的"以医疗技术为核心"的经营模式向现

> **考点提示**
>
> 病人关系管理系统是一套"以病人为中心，服务为核心"的管理系统。

代化的"以客户为中心"的经营模式转变，提高病人满意度和忠诚度，从而提高医院的核心竞争力。病人关系管理系统的主要模块包括如下几个部分。

（一）客户档案

主要是对客户档案进行维护管理，包括新客户档案的建立，老客户多个档案进行合并，老客户档案信息修改，以及客户就诊过程中各种信息的整合，具体包括：客户从院前咨询记录、预约挂号、门诊就诊、门诊消费、住院登记、住院消费、出院记录等各种业务的历史记录，形成客户一个完整的档案信息。

（二）客户服务

客户服务主要是为病人提供客服咨询、预约挂号、就诊确认等服务。可以由医院的导医、导诊人员在医院的咨询服务台来操作登记病人的咨询信息，在预约挂号处登记病人的预约信息，在就诊挂号分诊处登记病人的就诊确认信息。

1. 客户咨询功能　咨询信息窗口主要是登记病人的咨询信息，包括病人的咨询内容信息以及咨询处理内容。

2. 预约挂号功能　预约挂号是客户服务的重要内容之一，在医院的各科室或导诊岗位，为病人提供预约挂号服务，减少病人挂号和就诊排队时间，解决病人看病难的问题，缓解医院业务时间段过分集中的现象。

3. 就诊确认功能　就诊确认主要是处理预约病人的就诊信息，对就诊情况做收集。

（三）客户随访

客户随访管理模块用于医院服务人员对客户进行关怀和反馈，包含电话随访和网络调查问卷两种方式。电话随访是医院服务人员在一定的时间按照随访内容进行随访，并将随访反馈进行记录；网络调查问卷是管理员建立调查问卷并将问卷发布到前端页面中，病人在前端系统中根据自己的情况，选择答案后提交。最后，系统对反馈的结果进行统计和分析。

1. 电话随访　电话随访发起者为随访人员，随访人员制定随访问卷，选择随访对象，然后根据问卷生成随访计划，随访人员执行随访计划，并录入随访记录，可以起到跟踪病人病情、加强医患交流的作用，及减少投诉的目的。

2. 网络调查问卷　管理员首先通过系统设置调查问卷的问题，然后通过网络的形式对病人进行满意度调查，内容可包括医院的医疗水平、医疗环境、就诊费用、医生、护士、相关工作人员的服务水平和态度等。管理员可对病人的回复进行统计分析，以列表、柱状图、饼状图等形式来表示调查结果。

（四）投诉管理

投诉管理主要是对病人的投诉信息进行收集登记，将投诉登记、受理、跟进、处理、终结的投诉流程进行电子化管理。为医患间提供一个交流平台，使医院能够及时了解并处理病人的不满，将医患矛盾置于萌芽状态，从而实现减少医患矛盾，提高病人的满意度。

（五）呼叫中心

呼叫中心是医院和病人交流的第一窗口，病人通过呼叫中心咨询，了解疾病和医院的各种信息，医院通过呼叫中心的初次接触，向病人建立一个正面的形象，取得病人的信任，引导病人进行预约登记，建议病人来院就诊。呼叫中心需要实现如下功能。

1. 系统接听电话排队功能　主要是以系统中硬件所支持的电话排队功能来解决有限的电话线路所不能解决的问题。

2. 来电弹屏功能　系统在接收到用户来电时将自动弹出提示窗口，如果用户为注册用户，需要在弹出窗口中显示用户的基本信息，包括姓名、性别、电话号码、病人标识号等；如果为非注册用户，则只显示来电号码。

3. 来电屏蔽功能　如果来电用户的号码已经被列入黑名单，系统将自动屏蔽掉该号码。

4. 电话录音功能　系统可以根据用户需要，对接收来电或去电内容进行录音。

三、数据挖掘与电子病历系统

（一）数据挖掘

数据挖掘（Data Mining，DM）是揭示存在于数据里的模式及数据间关系的学科，它强调对大量观测到数据的处理。从大型数据库的数据中提取人们感兴趣的知识，这些知识是隐含的、事先未知的、潜在有用的信息，提取的知识表示为概念、模式、规则、规律等形式。数据挖掘的核心技术是人工智能、机器学习和统计学，但是一个数据挖掘系统不是多项技术的简单组合，而是一个完整的体系，它还需要辅助技术的支持，才能完成数据采集、预处理、数据分析、结果表达这一系列任务，最后将分析结果呈现在用户面前。因此，数据挖掘系统是一个集

> **考点提示**
> 数据挖掘提取的知识表示为概念、模式、规则、规律等形式。

信息管理、信息检索、专家系统、分析评估、数据仓库等为一体的应用软件系统。数据挖掘系统由各类数据库、挖掘前处理模块、挖掘操作模块、模式评估模块、知识输出模块组成，这些模块的有机组合就构成了数据挖掘系统的体系结构。数据挖掘系统体系结构图如图8-2所示。

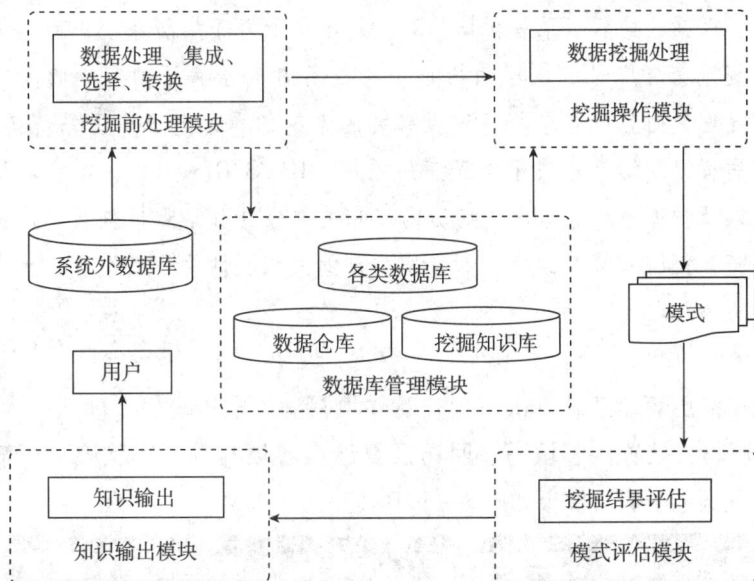

图8-2 数据挖掘系统体系结构图

(二) 电子病历系统

电子病历（electronic medical record，EMR）是医疗机构的医务人员对门诊、住院病人（或保健对象）临床诊疗和指导干预所使用的信息、系统生成的文字、符号、图表、图形、数据以及影像等数字化的医疗服务工作记录，是居民个人在医疗机构历次就诊过程中产生和被记录的完整、详细的临床信息资源。它可在医疗卫生服务中作为主要的信息源，取代纸张病历。

电子病历系统（electronic medical record system，EMRS）是基于计算机和信息网络的电子病历收集、储存、展现、检索和处理系统。电子病历系统登录界面如图8-3所示。

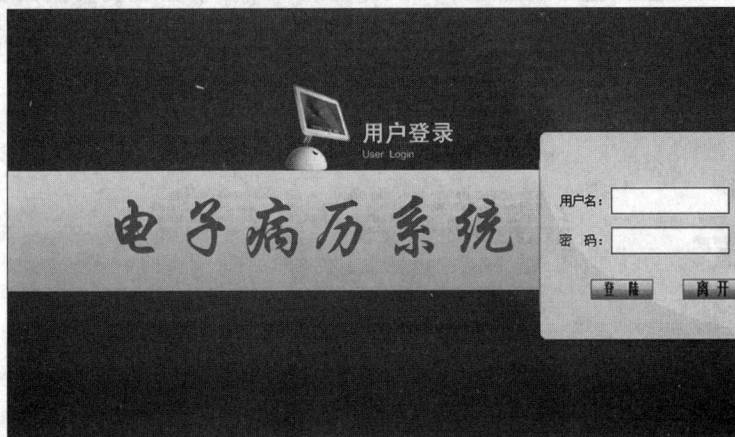

图8-3 电子病历系统登录界面

电子病历系统包括：门诊电子病历管理系统、住院电子病历管理系统、病历质控管理系统、护理记录模块、后台管理系统。

知识拓展

狭义的电子病历系统不负责病历内容的产生，仅负责收集、储存、展现、检索和处理。这样，医嘱、病程记录编辑器等系统都不属于电子病历系统，而应统一纳入到临床信息系统范畴。广义的电子病历系统不仅负责电子病历内容的收集、储存、展现、检索和处理，而且所有与电子病历有关的系统都属于电子病历系统范畴。这样，不仅医嘱、病程记录编辑器属于电子病历系统，PACS/RIS、LIS、重症监护系统、手术麻醉系统以及护理系统等与电子病历内容相关部分（如诊断报告系统）都属于电子病历系统范畴，但科室管理部分（如科室内部的排班、预约、工作量统计等功能）不属于电子病历系统。

1. 门诊电子病历管理系统 供医生查看并填写病人电子病历，确认病人治疗的过程；提供病历内容填写、处置内容填写、回访及复诊内容填写等。甲状腺电子病历模板如图8-4所示，心脏病电子病历模板如图8-5所示。

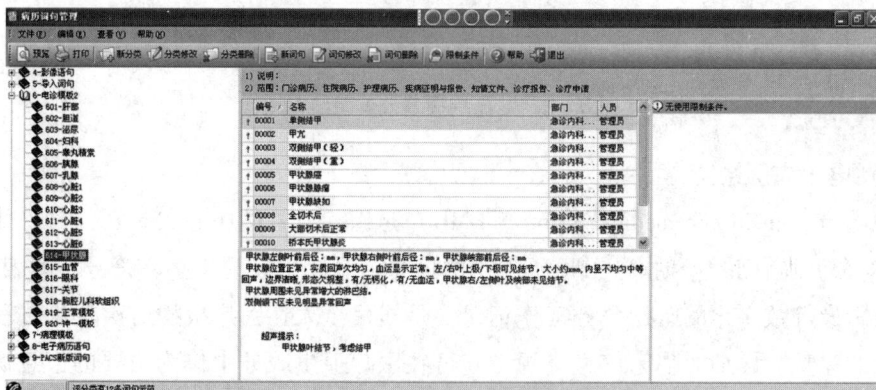

图8-4 甲状腺电子病历模板

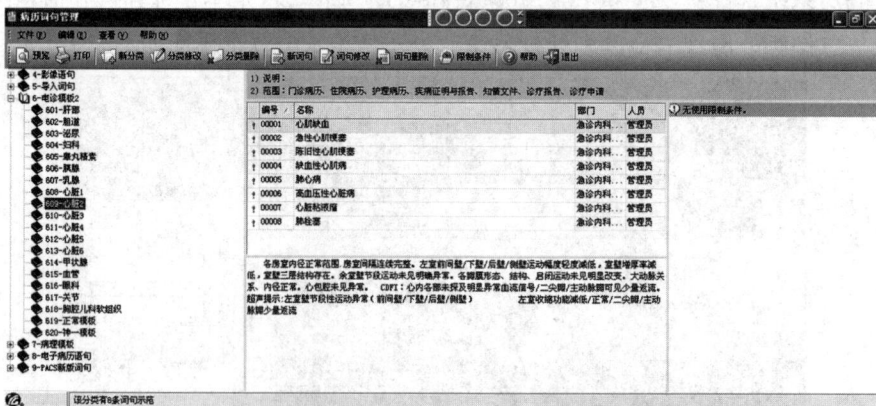

图8-5 心脏病电子病历模板

2. 住院电子病历管理系统 支持全部住院医疗文书的规范处理，包括住院病历、入院记录、术前讨论、手术记录、术后病程记录、出院小结、转院记录；支持医生查阅相关资料：历次住院信息，检验、检查、影像报告的结果等。入院记录电子病历模板如图8-6所示，出院小结电子病历模板如图8-7所示。

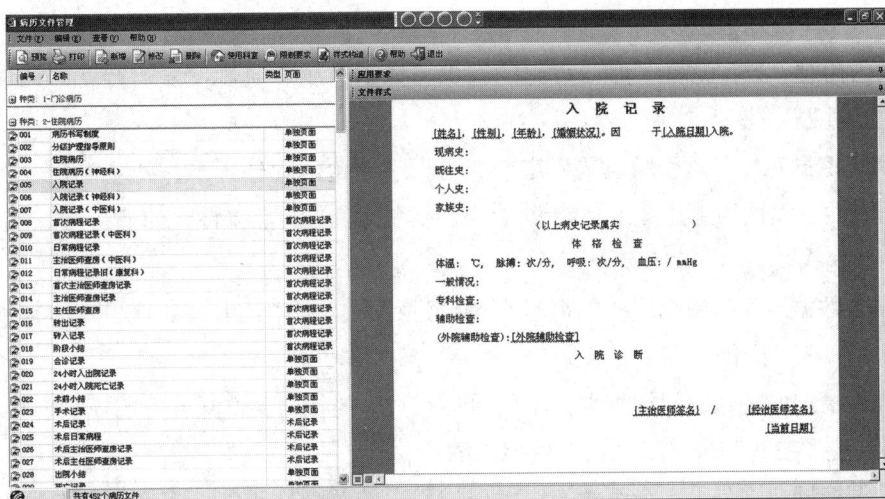

图8-6 入院记录电子病历模板

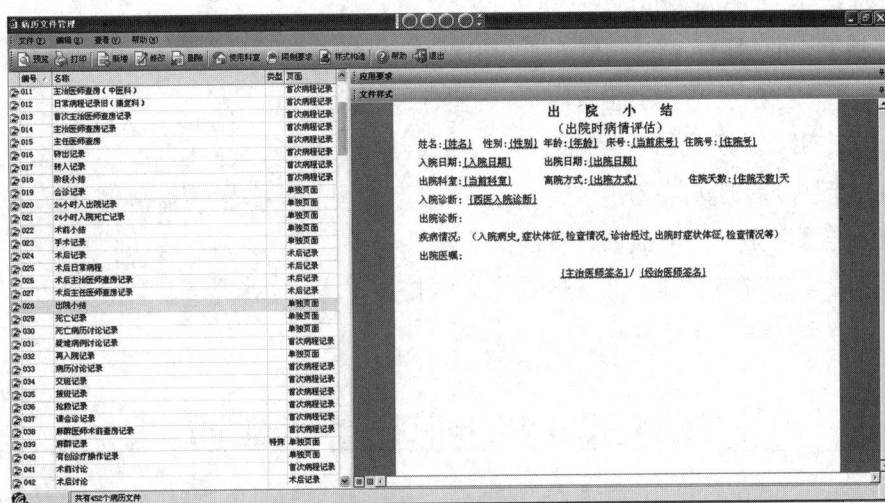

图8-7 出院小结电子病历模板

3. 病历质控管理系统 能够事先提醒医务人员按时完成病历书写，系统设置绝对时限控制和频次时限控制，及时提示运行病历内容中超时部分；按照三级病案质控环节，实现对医院医疗质量、病案质量的全面质控。

4. 护理记录模块 包括护理病历、护理计划单、护理观察记录、各种护理记录单、三测表、引流记录单、综合观察记录单、血尿糖观察记录单、血压脉搏观察记录单、护理交班记录、手术室护理观察记录、手术室护理记录、产科出院卡、婴儿记录等。

5. 后台管理系统 支持录入、查询、修改病历，包括病人主诉、现病史、家族史、婚姻史、药物过敏史、体检情况、诊断等。

（三）数据挖掘技术在电子病历中的应用

随着数字化医院建设的不断推进和计算机应用技术的不断普及，现代医院正在逐步向无纸化运行迈进，电子病历系统作为数字化医院管理的一个重要组成部分，其囊括了医疗过程和医患活动的全部数据资源，并积累了相当庞大的数据量，通过对电子病历的数据挖掘，提取出病历数据库中的有用医疗信息，并挖掘出隐含于其中的医学诊断规则和模式，可盘活尘封的海量数据，为疾病诊断、治疗及预防提供科学准确的辅助决策。

对电子病历应用数据挖掘技术可以细分成以下6个步骤，即确定挖掘对象、准备数据、提供模型的构建、数据挖掘、评估得到的知识、知识应用。通过反复运行，即构成了完整的数据挖掘过程。

1. 确定挖掘对象　这个阶段要确定挖掘目标和结论的评估标准，初步确定数据挖掘需要的数据属性。属性的选择应该是能够说明病人并发症的病情属性，如病历号、疾病名称、就诊时间、病人就诊号、就诊科室等。

2. 准备数据　面对数据库中的海量数据要进行选择，并做出预处理。具体来说，其工作有集成、清洗、变化以及简化数据。

3. 提供模型的构建　根据数据挖掘的目标和数据的特征，选择合适的模型。在该阶段，需要选择和应用各种建模技术，设置模型参数。

4. 数据挖掘　这是另一个医学知识发现过程中的关键性步骤。实现数据挖掘的方法包括粗糙集理论、进化计算、决策树、神经网络等，数据挖掘的精确度很大程度上取决于挖掘方法与研究目标的匹配程度。

5. 评估得到的知识　结合医学专业知识对数据挖掘的结果进行解释，选择最优的模型，作出评价。追溯挖掘过程中可能出现错误的步骤，寻找解决方法。

6. 知识应用　对所得知识应用过程中，进行阶段性总结，指导今后的实际应用。

以上的步骤不是一次完成的，可能其中某些步骤或者全部要反复进行。其中准备数据和数据挖掘两个步骤占整个过程的70%左右。

> **考点提示**
>
> 对电子病历应用数据挖掘技术可以细分的6个步骤。

任务二　卫生信息系统概述

卫生信息管理系统是政府卫生管理部门对各医疗卫生机构进行管理、为辖区内居民提供各类卫生信息服务的信息系统，它能大幅度提高政府机构管理水平及部门间协同工作的能力，提高政府管理能力、工作效能和社会服务能力。它也是各类医疗卫生机构根据自身的工作目标和特点，利用各种信息技术，对各自管理和服务的对象进行综合管理，以提高管理和服务的效率与水平的一套应用系统。

卫生信息管理系统作为一种领域信息系统，主要包含医疗服务和公共卫生服务两个部分，其类型可以根据不同的分类进行划分。

（1）按照行政级别进行划分　可以分为国家卫生信息管理系统、省市级卫生信息管理系统、县区卫生信息管理系统等。

（2）按照卫生机构的类型进行划分　可以分为医院信息管理系统、卫生监督信息管理系统、妇幼保健信息管理系统、社区卫生系信息管理系统等。

（3）按照事务处理或承担职能的不同划分　可以分为人事信息管理系统、财务信息管理系统、科研信息管理系统、物流信息管理系统等。

（4）按照信息系统发展的历程和趋势划分　可以分为数据处理系统、事务处理系统、办公自动化系统、管理信息系统、知识管理系统、决策支持系统等。

（5）按照信息的管理模式划分　可以分为集中式信息管理系统、分布－中式信息管理系统、分布式信息管理系统。

实际上，随着信息技术、通信技术、现代管理理论和技术的发展及人们对医疗卫生服务要求的提高，卫生信息管理系统的内涵会发生与时俱进的变化。不同发展阶段和规模的地区以及部门在实施卫生信息化时，一般都需要各种类型信息系统的支持。

一、医院信息系统

医院信息系统（Hospital Information System，HIS），亦称"医院信息管理系统"，是一门容医学、信息、管理、计算机等多种学科为一体的边缘科学，在发达国家已经得到了广泛的应用，并创造了良好的社会效益和经济效益。

医院信息管理系统是现代化医院运营的必要技术支撑和基础设施，实现医院信息管理系统的目的就是为了以更现代化、科学化、规范化的手段来加强医院的管理，提高医院的工作效率，改进医疗质量，从而树立现代医院的新形象，这也是未来医院发展的必然方向。医院信息系统通过遍布全院各处的医疗、收费、物资、药库、病区、行政后勤等各科室的网络终端，将每时每刻发生的各类业务数据送入 7 * 24 小时服务的服务器中进行分析与汇总，并提供实时的查询功能，从而达到控制与管理目的。

> **考点提示**
> 医院信息系统，亦称"医院信息管理系统"，英文缩写是 HIS。

> **知识拓展**
> 完整的 HIS 系统实现了信息的全过程追踪和动态管理，从而做到简化病人诊疗过程，优化就诊环境，改变目前排队多、等候时间长、秩序混乱的局面。如目前多数医院就诊必须经过挂号、等候病历、划价、收费、取药或治疗一系列过程，一个病人少则排 3 次队，多则 5、6 次，用于过程性的时间最少在 1 个小时以上。实施 HIS 以后，每个病人用于诊疗的中间过程性时间会大幅度减少。假定一家医院门诊人次为 2000 人次/天，年门诊 250 天，每人少花费半小时，则日节约 1000 小时，一年节约 36 万小时，其产生的社会效益和间接经济效益是明显的。

医院信息系统由系统管理、挂号收费系统、住院管理系统、门诊药房系统、住院药房系统、西药库管理系统、中药药房管理系统和后勤管理组成。下面分别介绍各子系统的功能。

（一）系统管理
完成用户维护、菜单维护、权限分配、系统字典维护。

（二）挂号收费系统
解决在病人持卡或不持卡的情况下进行门诊活动的首要工作，为病人建立最初入院信息；同时实现药品项目、诊疗项目、服务项目的划价收费和电子医嘱的收费，打印报销凭证，随时查询病人费用票据信息，并灵活处理退费操作。挂号收费系统界面如图 8 - 8 所示。

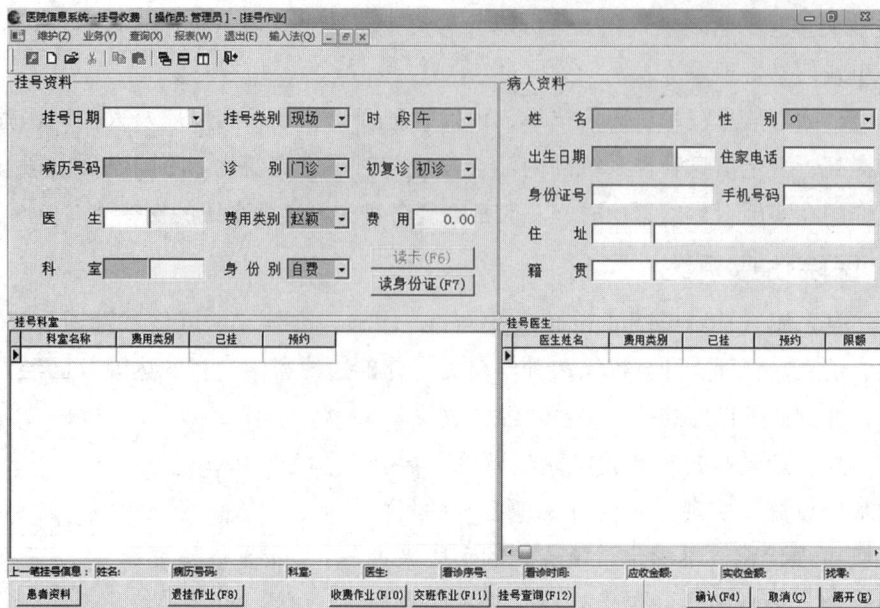

图8-8　挂号收费系统界面

挂号收费系统共有六个功能项："维护""业务""查询""报表""退出"和"输入法"，经常使用的是前四个功能项。

1."维护" 其主要功能是修改一些必要的信息。包括挂号类别、挂号类别对应费用、折扣类别、挂号时段、科室排班和挂号医生排班。

2."业务" 主要是和挂号相关的业务操作，包括挂号作业、退号作业、收费作业、退费作业、财务科退费、划价作业、预约挂号和病人资本资料。

3."查询" 包含了收费信息、挂号信息、挂号清单及收费清单的查询等。

4."报表" 包括交班作业、收费员日报汇总和收入月报功能项等。

(三) 住院管理系统

住院管理系统定义住院病区、病区的床位以及床位相应的床位等级和费用；病人资料的维护，并定义各个病人的预支限额；提供病人入院时可在住院柜台分配床位，也可先办理入院然后在病区护士站分配床位；提供病人住院收预交款和欠费时打印催款单功能等；提供多项查询和打印功能，包括账款查询、住院病人查询、发票重打、病案首页打印、住院收入月报表、住院收入日报表等。住院管理系统界面如图8-9所示。

住院管理系统共有六个功能项："维护""业务""查询""报表""退出"和"输入法"，经常使用的是前四个功能项。

1."维护" 其主要功能是修改入院科室、病区和床位。

2."业务" 其主要是入院登记、取消入院、收预交款、住院划价作业、出院结算、取消结算、退药作业、转换身份和发票重打等业务操作，它就是该系统的核心，大部分时间都是对它进行操作。

3."查询" 它包含了催款单、病人账款查询、在院病人费用、出院病人费用、出院病人记录查询和入院病人记录查询的查询浏览。

4."报表" 它具有住院交班作业、收冲预交款明细和住院月报表等功能项。

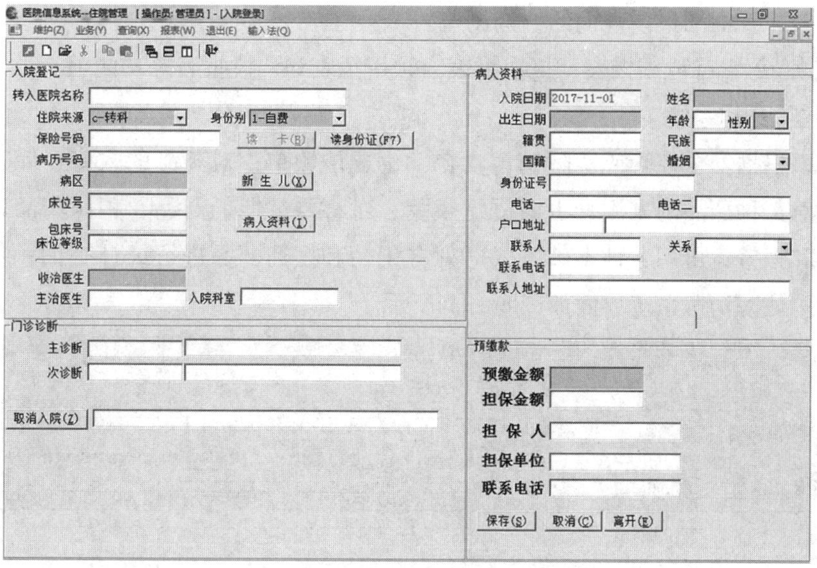

图 8-9　住院管理系统界面

(四) 门诊药房系统

对药品的入库、库存和出库进行管理；可对每种药品的来源、去向进行跟踪；对将要过期的药品、积压药品以及呆滞药品提供统计和报警等。门诊药房系统界面如图 8-10所示。

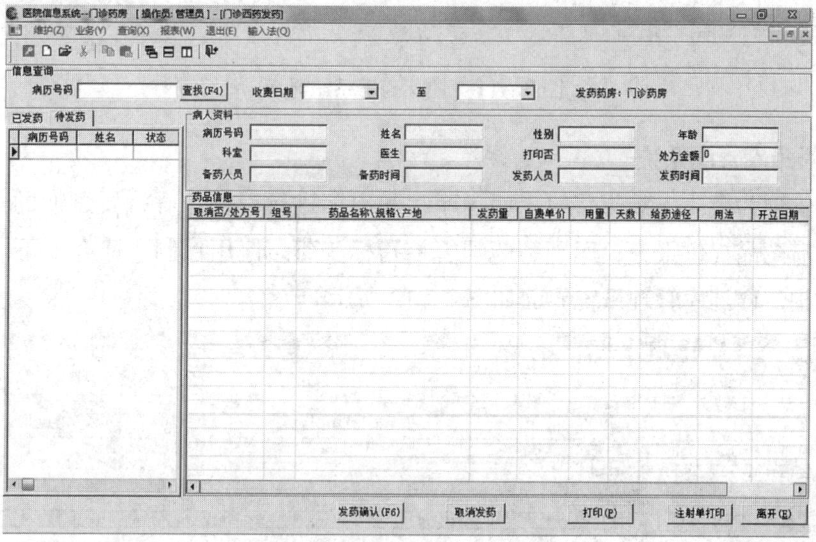

图 8-10　门诊药房系统界面

门诊药房系统共有六个功能项："维护""业务""查询""报表""退出"和"输入法"。经常使用的是前四个功能项。

1."维护"　其主要功能是修改仓库货位号。

2."业务"　其主要是发药、入库出库、报损和产生盘点等业务操作，包括发药作业、划价作业、发药作业、请领入库、调拨入库、调拨出库、科室领用、报损作业、退库作业、产生盘点单，盘点调整和月末结账。

3."查询"　包含药品库存、门诊处方药品消耗查询、请领查询、调领查询、调拨出库查询、调拨入库查询和报损查询的查询浏览。

4. "报表" 它有请领报表、报损报表、领用报表和调拨报表等功能项。

（五）住院药房系统

药房可以根据安全控管或实际销售量自动生成请领单；对药品的入库、库存和出库进行管理；可对每种药品的来源、去向进行跟踪；对将要过期的药品、积压药品以及呆滞药品提供统计和报警；可用各种条件方式对处方用药和摆药药品进行统计查询；提供药品调价盈亏统计。住院药房系统界面如图 8 – 11 所示。

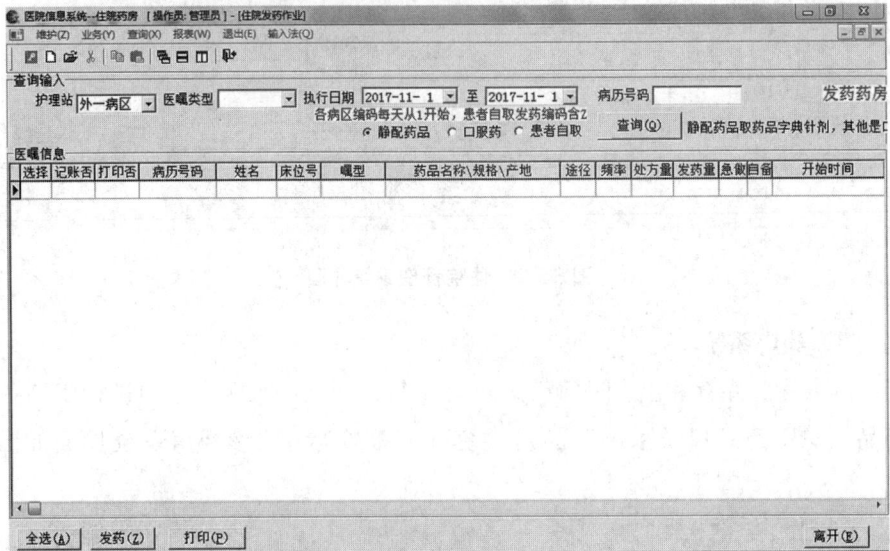

图 8 – 11　住院药房系统界面

（六）西药库管理系统

以批次管理为模式，对药品的入库、库存和出库进行管理，对将要过期的药品、积压药品以及呆滞药品提供报警；库别、药师管控指标、药品停用控制、库存上下限和药品有效期等的维护。西药库管理系统界面如图 8 – 12 所示。

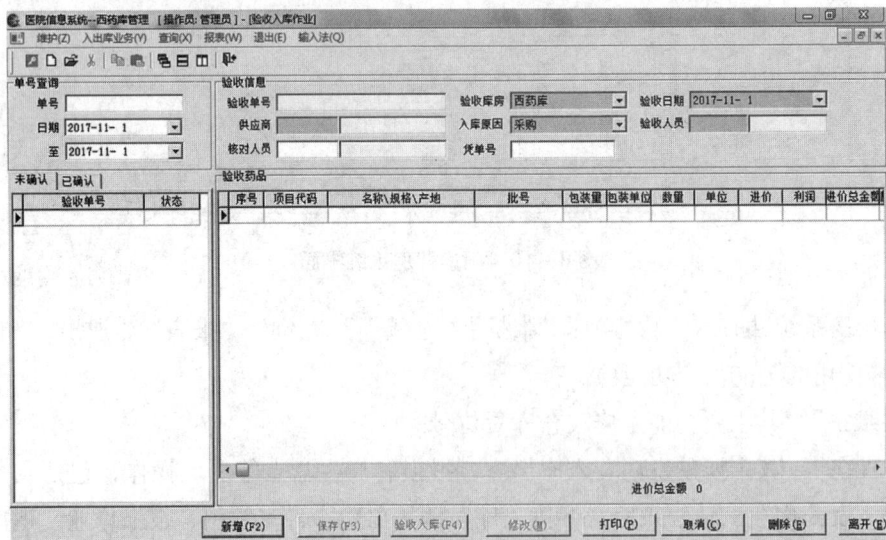

图 8 – 12　西药库管理系统界面

（七）中药药房管理系统

其主要是管理药品信息、已发药和未发药等业务操作。中药药房管理系统界面如图 8 -13 所示。

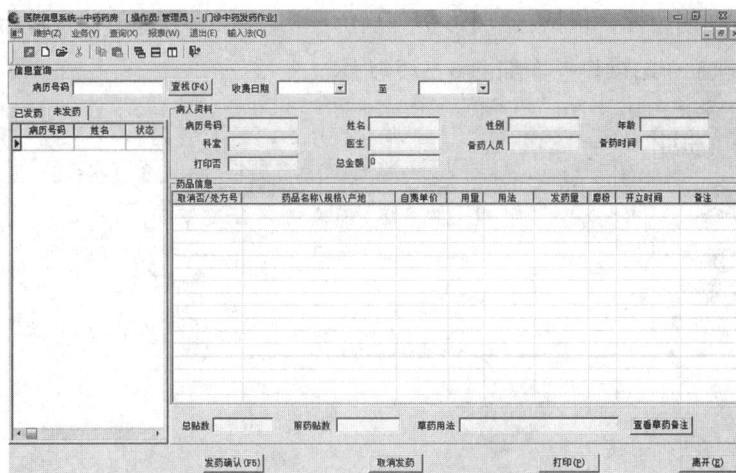

图 8 - 13　中药药房管理系统界面

（八）后勤管理

包括卫材管理系统、物资管理系统和固定资产管理系统。

二、临床信息系统

临床信息系统（Clinical Information System，CIS）是指利用计算机软硬件技术、网络通讯技术对病人信息进行采集、存储、传输、处理、展现，为临床医护人员和医技科室的医疗工作服务，为提高医疗质量为目的的信息系统。其主要目标是支持医院医护人员的临床活动，收集和处理病人的临床医疗信息，丰富和积累临床医学知识，并提供临床咨询、辅助诊疗、辅助临床决策，提高医护人员的工作效率，为病人提供更多、更快、更好的服务。临床信息系统是以病人为中心的，为提高医疗质量对临床医疗信息进行管理的系统，它的直接用户是医生、护士、医技人员。

临床信息系统主要包括：门诊护理工作站、门诊医生工作站、住院医生工作站、住院护理工作站、病历质量管理、查询系统、用户中心、后台管理。现主要介绍前六部分。临床信息系统主界面如图 8 - 14 所示。

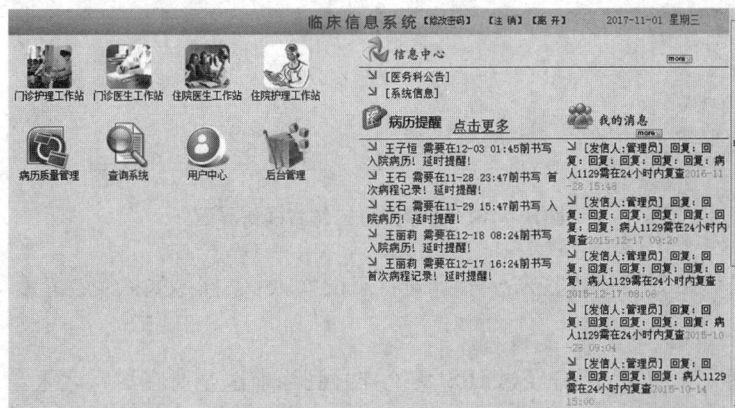

图 8 - 14　临床信息系统主界面

（一）门诊护理工作站

点击"门诊护理工作站"图标 ，进入门诊护理工作站操作界面，界面左边显示门诊输液室的所有功能图标，包括："门诊护理病历""门诊皮试""门诊预检台""门诊处方查询"。门诊护理工作站操作界面如图 8-15 所示。

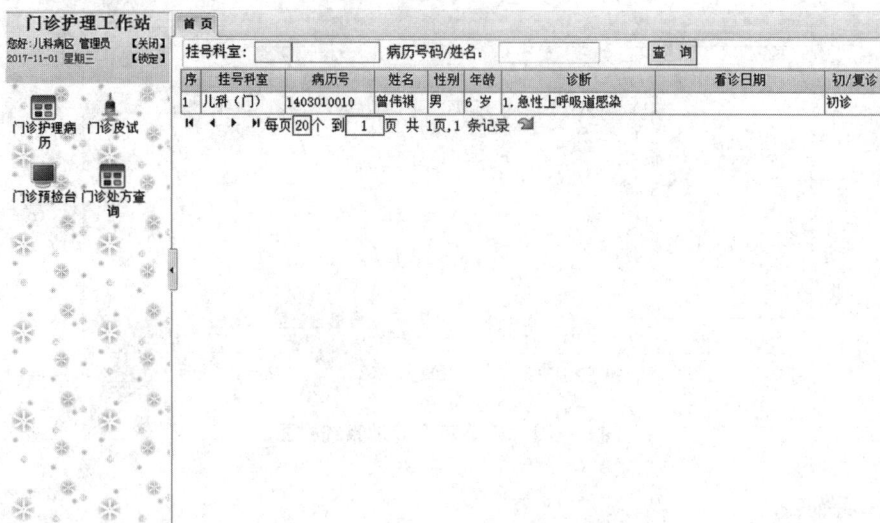

图 8-15　门诊护理工作站操作界面

（二）门诊医生工作站

门诊医生工作站提供给门诊医生为病人看诊，开立处方、书写病历、维护病人基本资料、过敏史登记、疾病上报、会诊管理等。门诊医生工作站操作界面如图 8-16 所示。

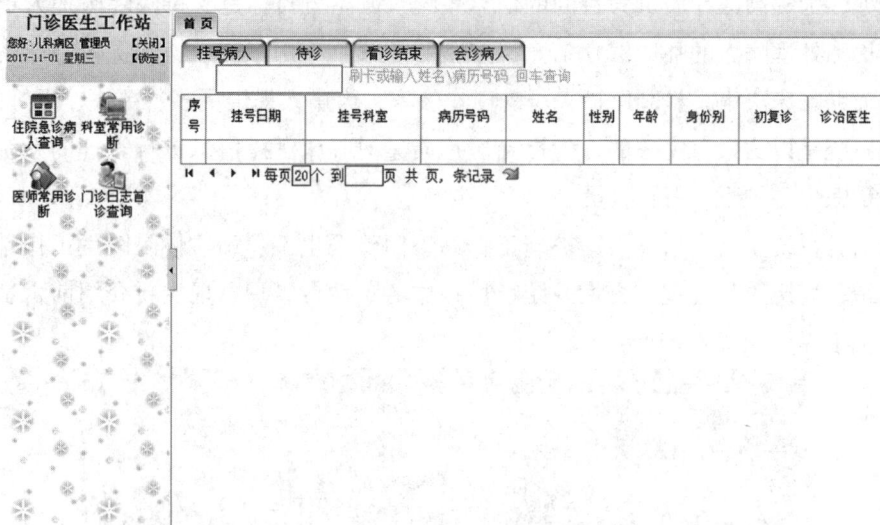

图 8-16　门诊医生工作站操作界面

门诊医生工作站分四个页签来显示不同状态的病人："挂号病人""待诊""看诊结束""会诊病人"。

1. "挂号病人"　显示所有经过 HIS 系统挂号到当前医生所在科室名下，或当前医生名下的所有未就诊病人，该页签下显示在挂号有效期内的病人信息，挂号有效期由系统参数维护。

2. "待诊" 提供等待看诊的病人信息，并依照等待次序进行看诊。

3. "看诊结束" 看诊病人时，点击"结束"后，病人看诊状态变为看诊结束，该病人跳转到该页签。

4. "会诊病人" 显示当前所有操作用户所发出的会诊请求和发送给当前操作用户的会诊请求。

（三）住院医生工作站

住院医生工作站提供住院医生维护病人基本资料、对病人开立医嘱、书写住院病历、维护住院病案首页等。住院医生工作站操作界面如图 8 - 17 所示。

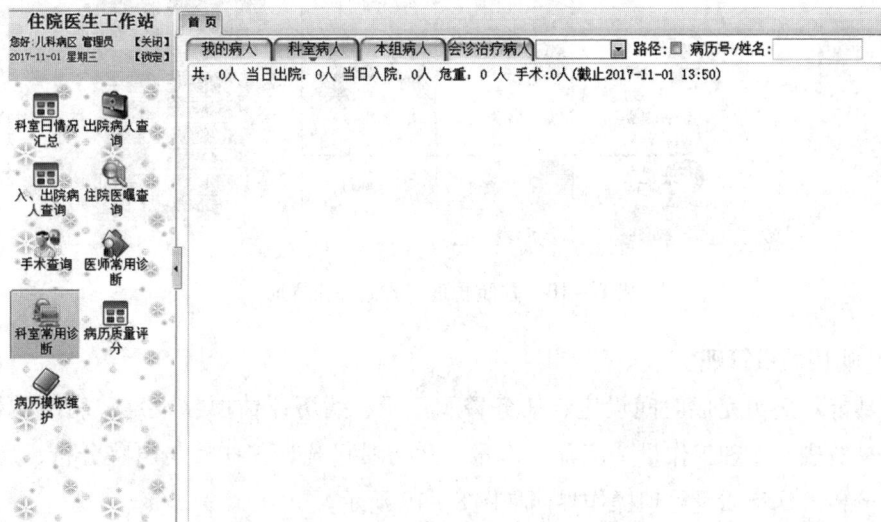

图 8 - 17　住院医生工作站操作界面

住院医生工作站操作界面分四个页签："我的病人""科室病人""本组病人""会诊治疗病人"。

1. "我的病人" 在进行新病人入院登记分床时，选择接诊医生、住院医生、主任医生，其中一项为当前操作用户的，该病人即为"我的病人"；

2. "科室病人" 显示所有住院病人的住院科室为当前科室的病人。

3. "本组病人" 在医疗工作组和医疗组对应床位维护中，维护当前操作用户所属的医疗组，以及该医疗组负责的床位后，当所负责床位上有病人入住时，即在本组病人内显示该病人。

4. "会诊治疗病人" 显示经我发出的病人会诊的治疗信息和邀请我参与会诊治疗的病人会诊信息。

收到会诊信息后，该医生即有权限书写该病人病例，双击显示的病人记录时，可以直接进入进行会诊、治疗病例的书写。

（四）住院护理工作站

病人开立入院证明进入住院后，必须先经过住院护理工作站进行入院登记分配床位，然后住院医生才能对病人开立医嘱、书写病历。住院护理工作站提供对病人的管理、新病人入院分床、医嘱审核提交、病人转床/专科/转病区、体温单编辑、护理病历书写、皮试结果更新、过敏史登记、工作清单打印等。住院护理工作站界面上显示当前操作员所负责病区下的所有床位信息，当床位被占用时，显示该床位病人的基本信息，当床位空闲时，直接显示空床卡片。住院护理工作站操作界面如图 8 – 18 所示。

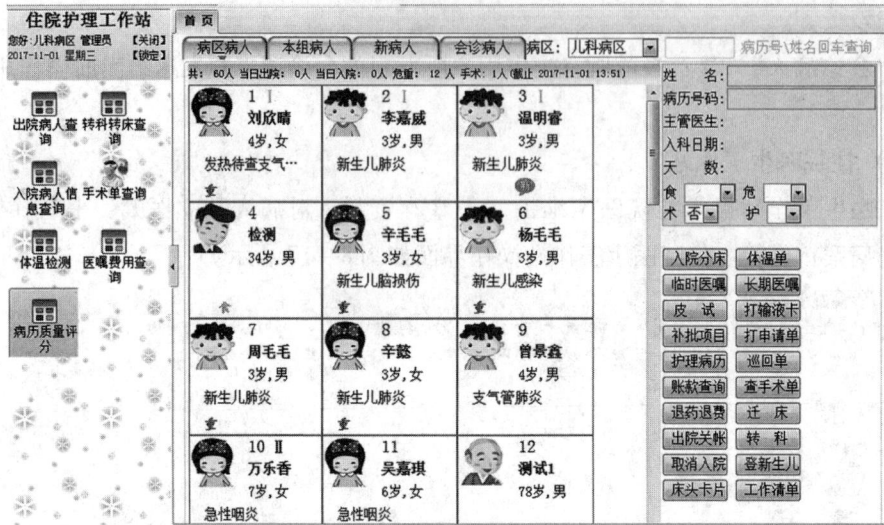

图 8 – 18　住院护理工作站操作界面

（五）病历质量管理

主要功能：病历完成时间设定、任务警示记录、病历评估项目设定、病历质量评分、危重病人一览表、护理工作量、医师工作量、病历质量统计、挂号与出院分析、病历完成情况统计分析。病历质量管理操作界面如图 8 – 19 所示。

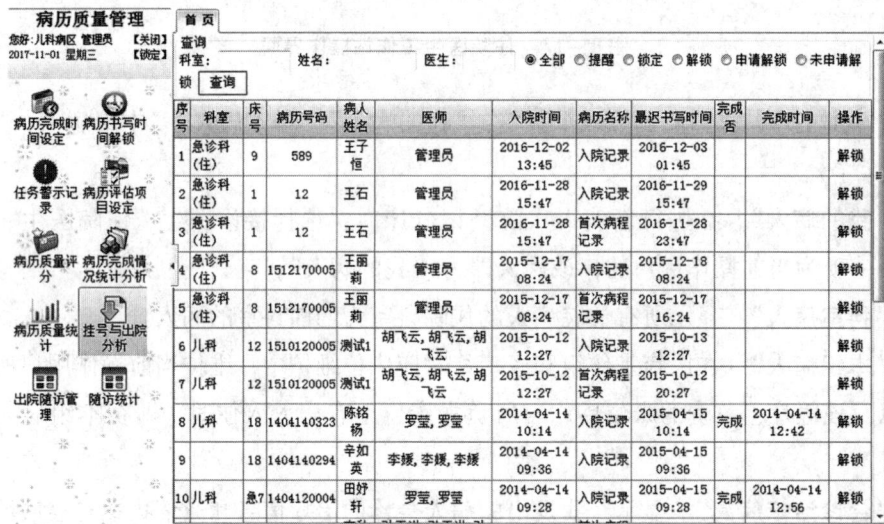

图 8 – 19　病历质量管理操作界面

（六）查询系统

主要功能：病人费用查询、门诊处方查询、门诊日志、手术单查询、住院病人一览表、出院病人一览表、病人基本资料查询、饮食医嘱查询、检查查询、检验查询、会诊查询、住院医嘱查询、医疗项目查询等。查询系统操作界面如图 8 – 20 所示。

序号	编码	类别	名称/规格	其他名称	价格	产地	处方单位	价格单位
1	999194	检查	脓培养+药敏		130		次	次
2	4500002177	检查	14碳呼气试验		85		次	次
3	4500002152	检查	18氟－脱氧葡萄糖断层显像		255		次	次
4	4500000114	检查	CT膀胱		237		次	次
5	4500000099	检查	CT鼻咽部		227		次	次
6	4500000107	检查	CT胆		237		次	次
7	4500000096	检查	CT蝶鞍		227		次	次
8	4500000128	检查	CT额窦		227		次	次
9	4500000074	检查	CT肺		227		次	次
10	4500000103	检查	CT付鼻窦		227		次	次
11	4500000125	检查	CT腹部包块		237		次	次
12	4500000106	检查	CT肝		237		次	次
13	4500000108	检查	CT肝胆		237		次	次
14	4500000104	检查	CT甲状腺		227		次	次
15	4500000095	检查	CT颅脑		227		次	次
16	4500000116	检查	CT盆腔		237		次	次
17	4500000109	检查	CT脾		237		次	次
18	4500000115	检查	CT前列腺		237		次	次
19	4500000119	检查	CT乳腺		227		次	次

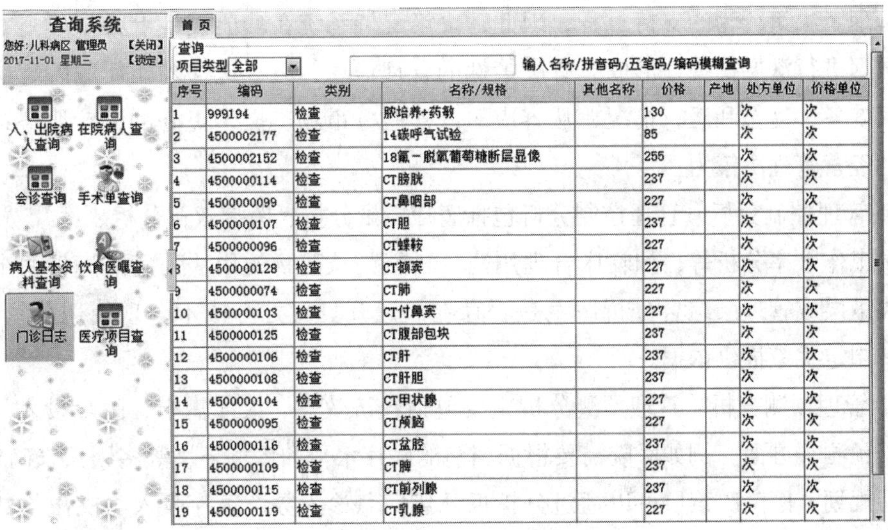

图 8－20　查询系统操作界面

三、决策支持系统

决策支持系统（Decision Support System，DSS），是辅助决策者通过数据、模型和知识，以人机交互方式进行半结构化或非结构化决策的计算机应用系统。它是管理信息系统向更高一级发展而产生的先进信息管理系统。它为决策者提供分析问题、建立模型、模拟决策过程和方案的环境，调用各种信息资源和分析工具，帮助决策者提高决策水平和质量。

（一）决策支持系统在医院中的应用

随着医疗信息技术的飞速发展，医院间的竞争也日益加剧，越来越多的医院认识到正确及时的决策是医院生存和发展的关键所在。因此，充分利用现代科技信息技术，自动快速获取有用的决策信息，为医院提供快速、准确的决策支持，已成为大多数成功医院的共识。

1. 决策支持系统的实现　决策支持系统是建立在医院各类管理系统之上的，它将各类业务系统采集的基础数据加以整合，然后进行统计汇总分析。从医院管理运营的角度看，可分为核心决策、一般管理决策和业务分析决策 3 个层面，简单说就是领导层决策、职能部门管理决策、医务人员业务决策。

（1）核心管理决策的实现　核心决策是医院决策层在全面分析了解多方面数据的基础上，所形成的一些前瞻性、方向性的重要决策，因此医院决策支持系统在建设上应注重在医院基本建设、重点学科建设、社会效益提升、人员绩效考核等重大决策方面发挥作用。

（2）一般管理决策的实现　一般管理决策是职能部门管理人员通过多视角统计分析数据，结合管理指标所作出的一些规范性、时效性较强的决策。

（3）医疗业务决策的实现　医疗业务决策是医务人员通过分析统计部分数据，所作出的一些知识性、专业性较强的决策，比如单病种人员在地区、年龄、职业、性别等的分布状况、治疗方案的确定等。

> **考点提示**
>
> 决策支持系统从医院管理运营的角度看，可分为核心决策、一般管理决策和业务分析决策 3 个层面。

2. 决策支持系统的功能　决策支持系统是对医

院各级管理者决策行为的支持过程，因此，决策支持系统在功能设计上必须建立在对医院的业务数据进行深层挖掘，形成具有决策性的管理信息，只有这样才能使医院高层领导始终掌握医院各种动态和运行情况，从容应对医疗服务市场，提供更好的医疗服务，从而提升医院的经营管理决策力。

（1）管理控制分析　管理控制分析包括医疗质量分析、医疗效益分析、医疗费用分析、医务人员工作效率分析等，如临床合理用药分析就是从药物的用法与病人病情两个方面帮助医院决策层或管理层综合分析医生是否存在故意开具大处方或不合理使用药物的现象，从而为其制定决策提供依据。

（2）管理预测分析　管理预测分析主要包括经济效益、人才需求、医疗投入、中长期发展规划预测等方面。例如医院需要根据当前的医疗水平和市场环境等多因素来确定未来5年的发展规划，医院决策层可以通过分析近几年门急诊人数、医疗收入与支出等数据来预测未来几年医院的发展趋势，进一步推算出医院对医疗设施设备、重点学科和人才建设等一系列的增长需求。

（3）工作人员绩效分析　工作人员绩效分析可以借鉴企业资源管理中有关人员绩效管理的方式，系统地评价员工的工作行为和工作效率。例如对医生进行绩效分析：首先根据工作性质将全院医生进行分类，从工作数量与质量、效率与效益、科研与教学成绩、职业素养等多方面制定评价标准，并给予合理的权重和分值，进行综合考核。

（二）临床决策支持系统

临床决策支持系统可以为临床医生提供大量的医学支持，从而帮助临床医生做出最合理的诊断、选择最佳治疗措施。大量研究表明临床决策支持系统的应用可以有效解决临床医生知识的局限性问题、减少人为疏忽、相对降低医疗费用，为医疗质量提供保障。

1. 临床决策系统架构　临床决策支持系统分为三个核心部分：人机交互、逻辑推理、知识库。系统采用应用层、服务层、数据层三层架构体系与之对应，实现分布式数据处理。

（1）数据层　数据层对应知识库，它提供了完善、全面的结构化医学知识库，采用权威学科知识如临床诊疗指南、临床技术操作规范等作为知识来源。

（2）服务层　服务层提供逻辑推理功能，利用决策树的原理对重要关键词语进行判断，把结果与知识库中的关键词进行匹配，等同于一个小型搜索引擎。

（3）应用层　应用层对应人机交互，提供系统与用户之间数据输入和输出部分的操作界面，系统根据电子病历中获得的信息进行判断，从知识库中抽取对应的相关知识显示出来。

2. 临床决策系统功能　临床决策支持系统根据建议方式可以分为主动和被动两种。临床决策支持系统功能如图 8-21 所示。主动的方式是系统主动地给医生提供决策建议，不管医生此时有没有决策

> **考点提示**
> 临床决策支持系统根据建议方式可以分为主动和被动两种。

帮助的需要，这种方式可以强制性阻止一些严重后果的发生，如用药配伍禁忌和药物-疾病禁忌等，即医生在电子病历系统下诊断、开医嘱等环节中系统采用主动方式来给医生提

供智能提醒。被动的方式是只有医生主动询问系统时才给出决策建议，在 CDSS 客户端程序中提供的症状、诊断查询等服务都属于被动模式。

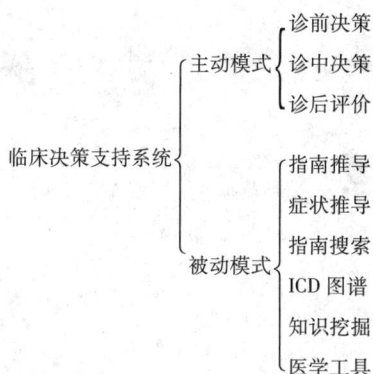

图 8-21　临床决策支持系统功能

任务三　新型农村合作医疗与社区卫生服务信息管理系统

一、新型农村合作医疗系统概述

1. 新型农村合作医疗定义　新型农村合作医疗简称新农合，是指由政府组织、引导、支持，农民自愿参加，个人、集体和政府多方筹资，以大病统筹为主的农民医疗互助共济制度。采取个人缴费、集体扶持和政府资助的方式筹集资金。

2. 新型农村合作医疗信息管理系统定义　新型农村合作医疗信息系统是指利用计算机软硬件技术、网络通讯技术等现代化手段，对新型农村合作医疗工作中发生的有关信息进行采集、存储、处理、提取、传输、汇总加工，从而为农村合作医疗工作提供全面的、自动化的管理及各种服务的信息系统。

二、新型农村合作医疗信息管理系统

新型农村合作医疗信息管理系统主要由"补偿管理""系统维护""综合查询"三大功能模块组成。新型农村合作医疗信息管理系统主界面如图8-22组成。其中，补偿管理是本系统的核心。

考点提示
　新型农村合作医疗信息管理系统的核心是补偿管理。

参合人到定点机构就诊后，可在定点医疗机构工作站进行就诊登记，提供诊疗费用清单，补偿工作人员把参合人费用明细输入到系统后，系统根据预先设置的诊疗药品目录以及补偿比例等设置，结合补偿政策配置，计算出本次就诊的可补偿金额和实际补偿金额。补偿工作人员可直接对参合人进行实际补偿，即报销，资金暂由定点机构垫付。每月底固定时间，各定点机构统计月度补偿统计表，按该报表的总额到合管办申请支付。合管办审核后，予以支付，同时自动生成基金支付凭证，冲减对应的基金账户的余额。

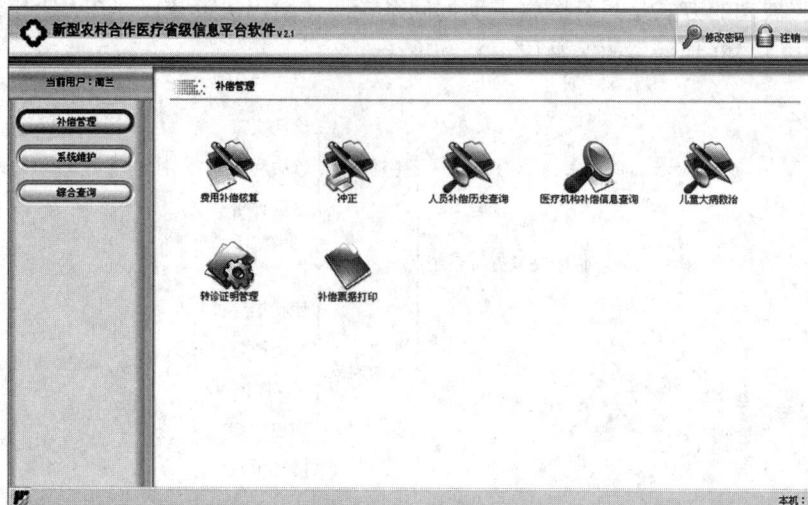

图 8 - 22　新型农村合作医疗信息管理系统主界面

（一）补偿管理

补偿管理分为费用录入、补偿计算、补偿审核、补偿垫付几个部分，该部分工作主要在定点机构完成。费用录入是指把参合人就诊期间发生的各项费用逐项录入系统的过程，目前各地合管办一般都要求录入明细数据，及具体发生的费用项目、单价、

> **考点提示**
>
> 补偿管理分为费用录入、补偿计算、补偿审核、补偿垫付几个部分，该部分工作主要在定点机构完成。

数量等。费用录入以后，可以根据当年的补偿政策，计算出补偿信息。一般超过某预设额度的补偿信息需要合管办进行审核后才能进行垫付；如不超过该预设额度，定点机构可以直接垫付。所谓的垫付就是定点机构按照计算出的可补偿金额向参合人支付现金的过程。

补偿管理模块由"费用补偿核算""冲正""人员补偿历史查询""医疗机构补偿信息查询""儿童大病救治""转诊证明管理""补偿票据打印"组成。如图 8 - 22 所示。其中，"费用补偿核算"是补偿管理模块的核心，费用补偿核算由"门诊慢病补偿信息录入""住院补偿信息录入""医院接口信息""接口数据合并"组成。费用补偿核算主界面如图 8 - 23 所示。

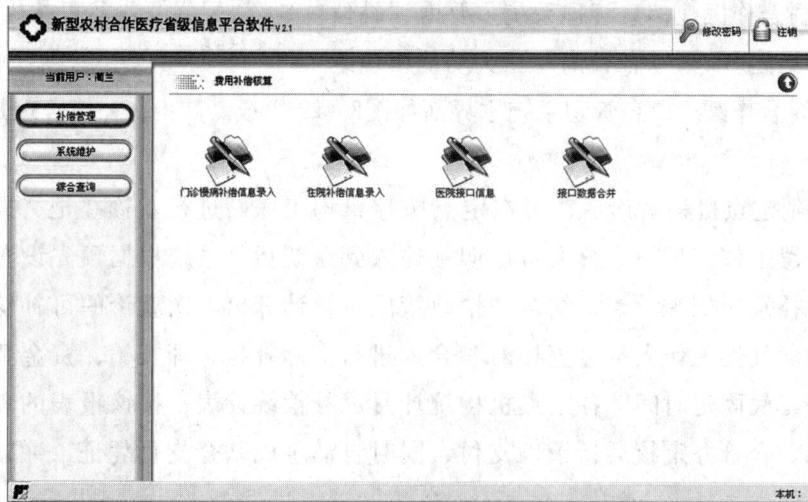

图 8 - 23　费用补偿核算主界面

点击"住院补偿信息录入"按钮 ![icon]，可进入住院补偿主界面，可实现对住院病人基本信息录入、住院情况录入、计算费用、查明补偿明细、查明处方费用等功能。如图 8 - 24 所示。

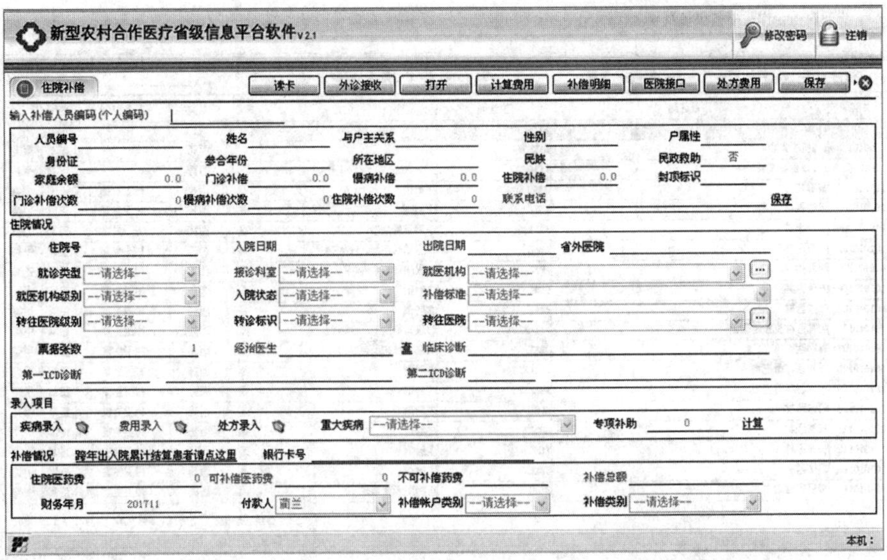

图 8 - 24　住院补偿界面

（二）系统维护

系统维护是新农合系统展开工作的起始点，可以维护与医疗机构相关的基础信息，如医疗机构的科室和人员，医疗机构的药品和诊疗等。系统维护主界面如图 8 - 25 所示。系统维护模块包括"药品字典""诊疗项目字典""权限配置""用户维护""ICD 编码""接口字典"组成。药品字典提供药品目录；诊疗项目字典提供各种诊疗项目；权限配置为不同用户和角色授予对应的权限；用户维护包括新建、修改、废除用户；ICD 编码把每种疾病进行有序编码；接口字典实现医疗机构增加、修改、信息变更等。

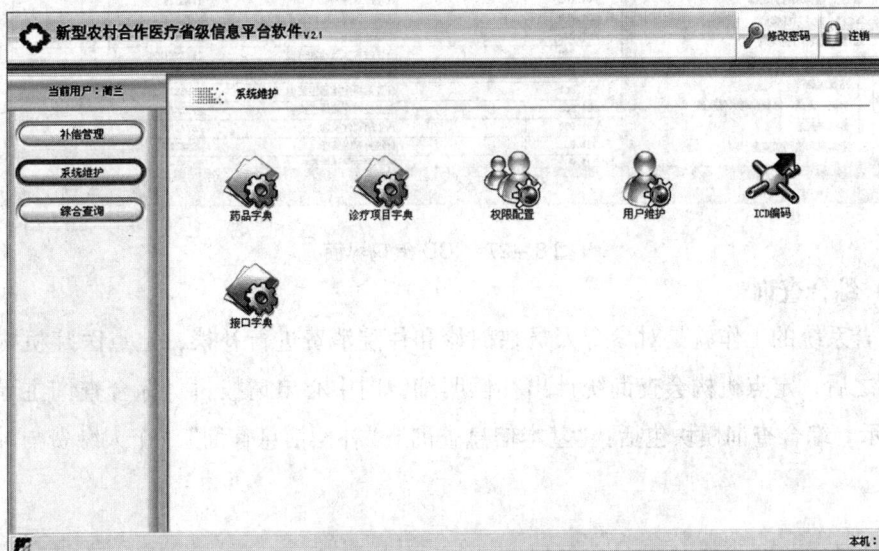

图 8 - 25　系统维护主界面

1. 药品字典 可提供按药品类别、药品级别、甲乙类等查询药品信息。药品字典界面如图 8-26 所示。

2. ICD 编码 实现对每种疾病进行编码。ICD 编码界面如图 8-27 所示。

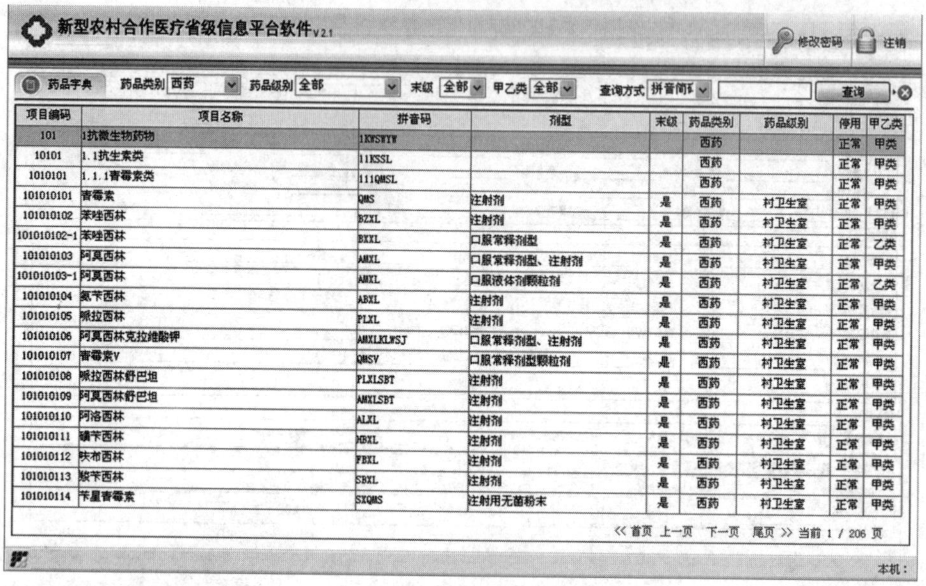

图 8-26 药品字典界面

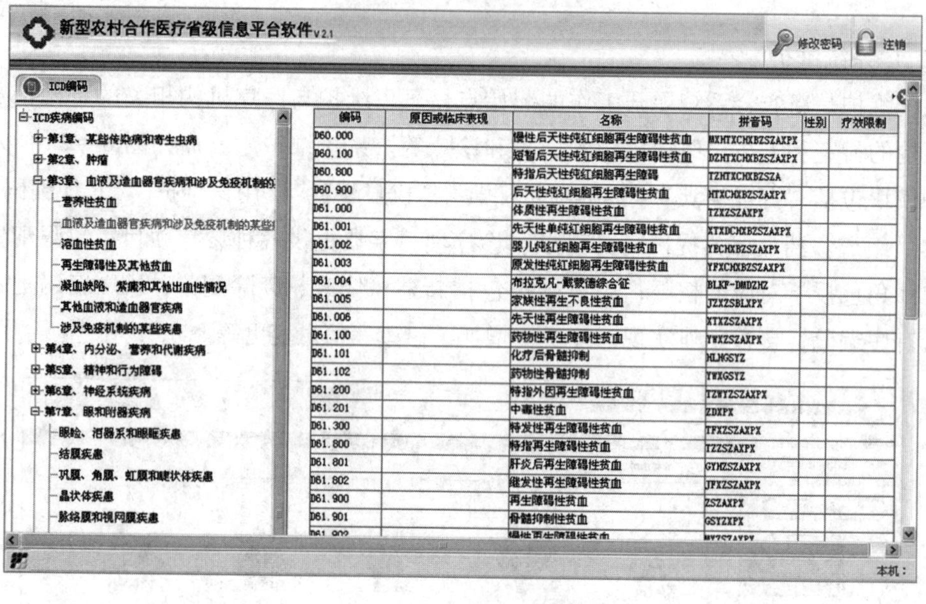

图 8-27 ICD 编码界面

（三）综合查询

新农合系统的工作就是对参合人员在门诊和住院消费进行补偿，定点医疗机构对病人进行补偿之后，定点机构会查询统计出补偿明细，向中心申请拨付。综合查询主界面如图 8-28 所示。综合查询模块包括："基本信息查询""补偿信息查询""个人缴费与补偿信息查询"。

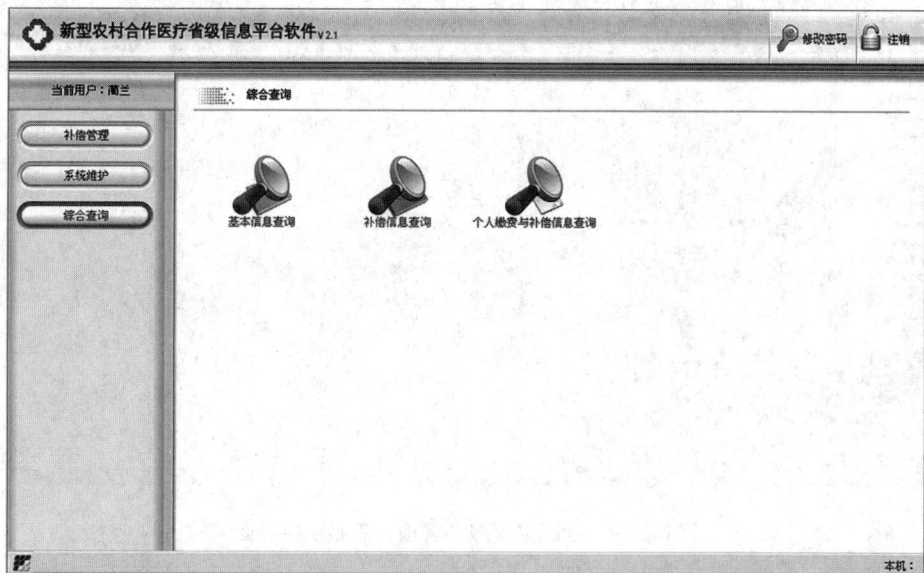

图 8-28 综合查询主界面

三、社区卫生服务信息系统概述

1. 社区卫生服务 社区卫生服务是以基层卫生机构为主体，全科医师为骨干，合理使用社区资源和适宜技术，以人的健康为中心、个人为单位、社区为范围、需求为导向，以妇女、儿童、老年人、慢性病病人、残疾人等为重点，以解决社区主要卫生问题、满足基本卫生服务需求为目的，有效、经济、方便、综合、连续的基层卫生服务。

2. 社区卫生服务信息系统定义 社区卫生服务信息系统是以满足基本卫生服务需求为目的，融预防、医疗、保健、康复、健康教育、计划生育技术服务等信息为一体，利用计算机软硬件技术、网络通信技术等现代化手段，根据社区卫生个人服务的特点，对相关信息进行收集、处理、反馈和应用。建设社区卫生服务信息系统的目的是对社区卫生服务进行标准化、规范化、科学化管理，从而提高社区卫生服务的管理水平。社区卫生服务信息系统的使用对象是城乡各级社区卫生服务中心、服务站、诊所、村卫生室等。

四、社区卫生服务管理信息系统

社区卫生服务管理信息系统以居民健康档案信息系统为核心，包括"人口档案""儿童保健""妇女保健""老年人""慢性病""传染病""精神病""计划免疫及健康教育"9 大功能模块。社区卫生服务管理信息系统主界面如图 8-29 所示。

> **考点提示**
>
> 社区卫生服务管理信息系统以居民健康档案信息系统为核心。

1. 人口档案功能模块 居民健康档案内容包括个人基本信息、健康体检及其他医疗卫生服务记录，这是整个社区卫生服务管理信息系统的基础内容。可以对社区内的家庭成员档案进行调动、封存，同时还可以以社区为范围对本社区内的年龄分布、婚姻情况、年龄段的收入以及以家庭成员基本健康情况为依据进行健康情况的统计。人口档案查询界面如图 8-30 所示。

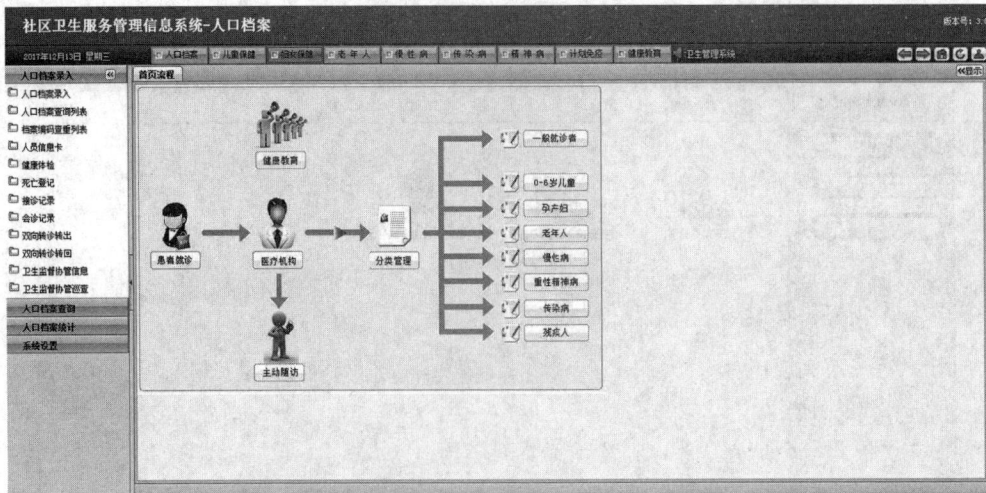

图 8-29　社区卫生服务管理信息系统主界面

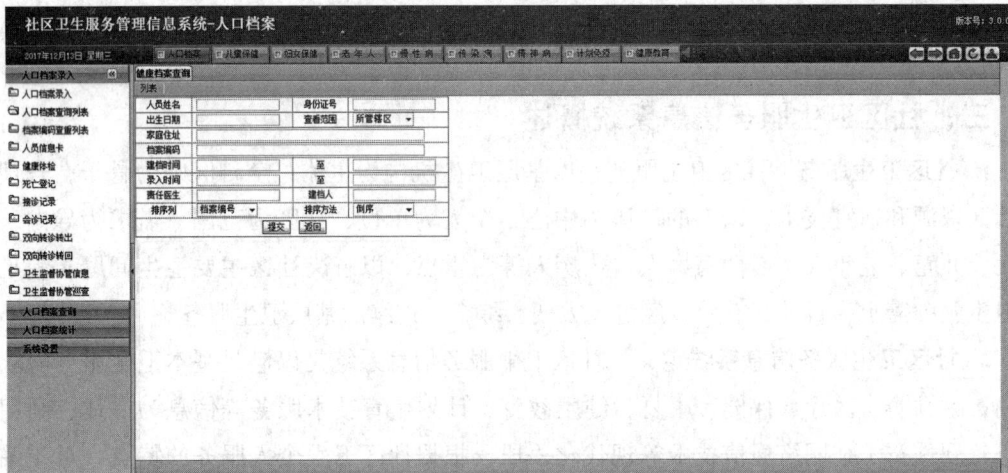

图 8-30　人口档案查询界面

知识拓展

居民健康档案是记录每个人从出生到死亡的所有生命体征的变化，以及自身所从事过的与健康相关的一切行为与事件的资料。具体内容主要包括个人生活习惯、以往病史、诊治情况、家族病史、现病史、体检结果及疾病的发生、发展、治疗和转归过程等。其记载居民的健康状况及其发展变化，以及影响健康的有关因素和享受卫生保健服务的过程，为社区医生提供完整、系统的居民健康状况数据，是社区医生掌握居民健康状况、进行社区诊断的主要依据，也是进行社区卫生管理的重要前提。

2. 儿童保健功能模块　以社区儿童的健康检查和中医药健康管理为重点，定期对儿童进行体格检查，监测儿童的生长发育情况，加强对体弱儿童的管理。

3. 妇女保健功能模块　针对妇女人群，建立妇女普查手册，定期对妇女身体健康情况进行检查。对孕产期的妇女进行全程健康跟踪，及时上报本社区的工作完成情况。

4. 老年人功能模块　对社区内 60 岁以上老年人建立专项档案，对老年人进行定期的健康随访，记录老年人的健康情况。

5. 慢性病功能模块　针对指定的慢性病（如糖尿病、高血压），对社区范围内患病个体以及易感人群进行管理，主要包括：①为慢性病病人登记建卡，录入慢性病病人的基本情况，记录每次随访结果，并可做综合统计与查询；②登记社区居民易感人群慢性病普查情况及结果，记录预防治疗情况。慢性病高血压查询界面如图 8 - 31 所示。

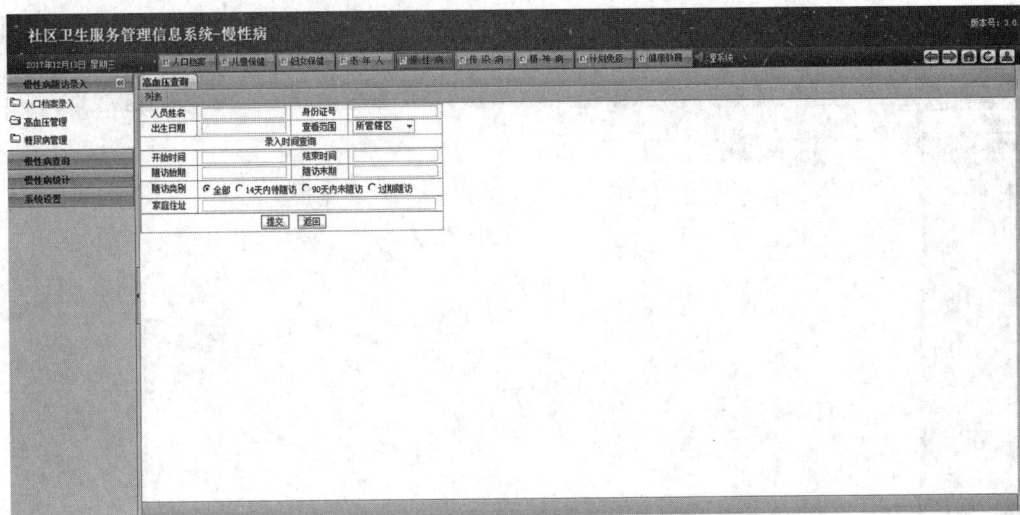

图 8 - 31　慢性病高血压查询界面

6. 传染病功能模块　对本社区患有肺结核等传染性疾病的社区居民建立传染病档案，并进行定期的随访。

7. 精神病功能模块　对本社区患有严重精神障碍的社区居民建立精神疾病档案，记录全科医生对他们每次康复指导、治疗信息，以及阶段性的评估意见。

8. 计划免疫功能模块　计划免疫的主要对象是儿童，我国儿童自出生 3 日内接种"卡介苗"，至 6 岁左右将要进行几十种疫苗的接种，如"乙肝""脊髓灰质炎"等。其目的是通过预防接种使小孩自身产生对一些传染病的免疫力，从而控制传染病的发生。系统详细记录儿童计划免疫情况、自动生成和打印每月的预防接种通知、自动统计每月的儿童计划免疫应接种人数和实际接种人数情况等。接种列表查询界面如图 8 - 32 所示。

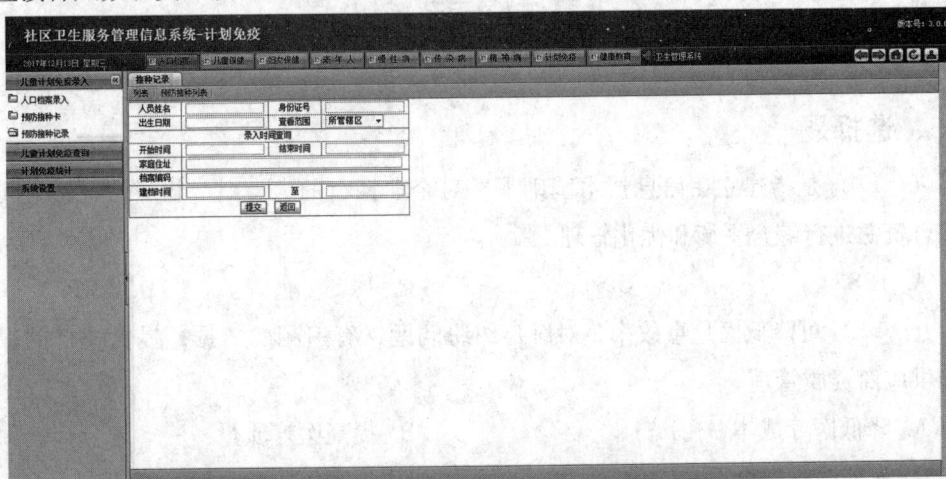

图 8 - 32　接种列表查询界面

9. 健康教育功能模块 该模块包括健康教育知识库、健康教育处方以及对特定个体或群体进行健康教育的记录。社区医疗机构的健康教育负责人制定健康教育短期或长期计划，按照计划开展丰富多彩的宣传教育活动，每次组织活动的情况需要记录在案，每年年终对健康教育活动情况进行总结并按时向上级汇报健康教育的情况。健康教育统计界面如图8-33所示。

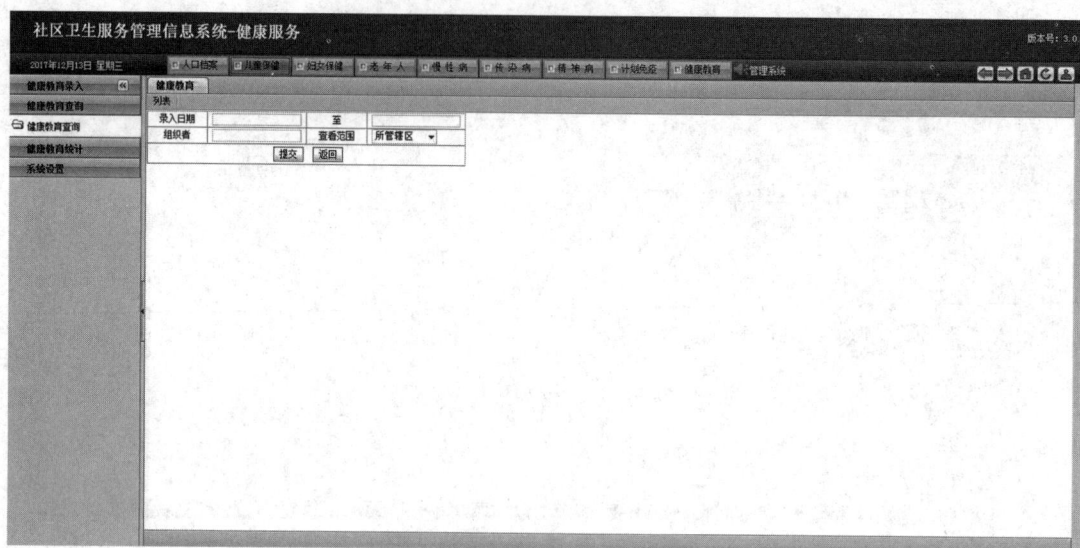

图 8-33 健康教育统计界面

项目总结

本任务通过系统定义和系统功能等方面介绍了目前较前沿的各类医学信息系统，并应用实际运行的各类医院信息系统介绍了系统界面、系统功能以及主要操作，增强了学生的学习效果。医学信息系统体现了计算机技术、信息技术和医学技术的紧密融合，为医疗卫生部门带来了丰厚利益和效率，同时提高了医疗卫生部门的管理水平。

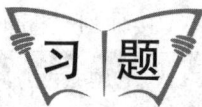

习 题

一、选择题

1. (   ) 是指建立在信息技术基础上，对企业拥有的人、财、物、信息、时间和空间等综合资源进行综合平衡和优化管理。

    A. HIS   B. CIS   C. DSS   D. ERP

2. (   ) 可降低医疗事故率，对医疗纠纷问题，有追溯的依据；提供耗材的保质期管理和供应商资质管理。

    A. 降低医疗成本   B. 提高医疗质量

    C. 保证医疗安全   D. 提高医院综合运行的效率

3. 病人关系管理系统是一套 (   ) 的管理系统。

A. "以病人为中心，医疗技术为核心"

B. "以病人为中心，服务为核心"

C. "以医疗技术为中心，病人为核心"

D. "以医疗技术为中心，服务为核心"

4. （　　）是从大型数据库的数据中提取人们感兴趣的知识，这些知识是隐含的、事先未知的、潜在有用的信息，提取的知识表示为概念、模式、规则、规律等形式。

A. 人工智能　　　　B. 知识发现　　　　C. 数理结构　　　　D. 数据挖掘

5. 电子病历的英文缩写为（　　），是用电子设备保存、管理、传输和重现的数字化的医疗记录，取代手写纸张病历。

A. HPR　　　　　　B. EMR　　　　　　C. EHR　　　　　　D. PIVR

6. 电子病历的组成元素包括基础信息与诊疗信息，其从信息的表现形式上，可以分为文字型、图表型和（　　）型。

A. 声音　　　　　　B. 影像　　　　　　C. 图像　　　　　　D. 视频

7. 卫生信息管理系统作为一种领域信息系统，主要包含（　　）和公共卫生服务两个部分。

A. 医疗卫生服务　　B. 社区卫生服务　　C. 区域卫生服务　　D. 医药服务

8. 医院信息系统的英文简称是（　　）。

A. HIS　　　　　　B. CIS　　　　　　C. DSS　　　　　　D. ERP

9. （　　）是通过遍布全院各处的医疗、收费、物资、药库、病区、行政后勤等全方位各科室的网络终端。

A. 卫生信息管理系统　　　　　　　　B. 医院信息系统

C. 临床信息系统　　　　　　　　　　D. 决策支持系统

10. 医院信息系统将每时每刻发生的各类业务数据送入（　　）服务的服务器中进行分析与汇总。

A. 3＊24 小时　　B. 5＊24 小时　　C. 6＊24 小时　　D. 7＊24 小时

11. （　　）是解决在病人持卡或不持卡的情况下进行门诊活动的首要工作，为病人建立最初入院信息。

A. 住院管理系统　　B. 门诊药房系统　　C. 挂号收费系统　　D. 住院药房系统

12. （　　）的主要目标是支持医院医护人员的临床活动，收集和处理病人的临床医疗信息，丰富和积累临床医学知识。

A. 卫生信息管理系统　　　　　　　　B. 医院信息系统

C. 临床信息系统　　　　　　　　　　D. 决策支持系统

13. 门诊护理工作站操作界面包括：门诊护理病历、门诊皮试、（　　）、门诊处方查询。

A. 医嘱审核提交　　B. 体温单编辑　　C. 护理病历书写　　D. 门诊预检台

14. 门诊医生工作站不包括（　　）工作。

A. 开立处方　　　　B. 疾病上报　　　　C. 过敏史登记　　　　D. 书写住院病历

15. 门诊医生工作站不包含以下（　　）页签。

A. 我的病人　　　　B. 待诊　　　　　　C. 看诊结束　　　　D. 会诊病人

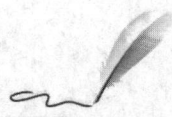

16. （   ）提供住院医生维护病人基本资料、对病人开立遗嘱、书写住院病历、维护住院病案首页等。

    A. 门诊医生工作站   B. 住院医生工作站

    C. 门诊护理工作站   D. 住院护理工作站

17. 住院医生工作站界面左侧不包含（   ）功能图标。

    A. 住院医嘱查询   B. 手术查询

    C. 住院急诊病人查询   D. 科室常用诊断

18. （   ）是新型农村合作医疗信息管理系统的核心。

    A. 补偿管理   B. 系统维护   C. 综合查询   D. 业务管理

19. （   ）是指把参合人就诊期间发生的各项费用逐项录入系统的过程。

    A. 费用录入   B. 补偿计算   C. 补偿审核   D. 补偿垫付

20. 社区卫生服务管理信息系统以（   ）为核心。

    A. 儿童保健   B. 居民健康档案   C. 妇女保健   D. 老年人

二、思考题

1. 简述 HIS 与电子病历的区别。

2. 谈谈医院信息系统建设的必要性和意义。

扫码"练一练"

参考答案

项目一

1. D　2. C　3. B　4. A　5. A　6. ABCD　7. ABCD　8. ABCD
9. ABC　10. ABD

项目二

1. B　2. A　3. A　4. B　5. B　6. B　7. C　8. A　9. D　10. B
11. A　12. B　13. B　14. B　15. D　16. B　17. C　18. C　19. B　20. A

项目三

1. A　2. A　3. B　4. D　5. D　6. A　7. A　8. A　9. B　10. A
11. A　12. A　13. D　14. B　15. A　16. ABCD　17. BCD　18. ABD　19. BD
20. ABD

项目四

1. A　2. D　3. B　4. B　5. B　6. B　7. C　8. A　9. A　10. B
11. A　12. C　13. C　14. C　15. C　16. ABC　17. BCD　18. ABC　19. ACD
20. ABC

项目五

1. A　2. B　3. A　4. A　5. A　6. B　7. C　8. A　9. D　10. B
11. D　12. C　13. B　14. D　15. D　16. ABC　17. ABCD　18. ABCD　19. AC
20. ABC

项目六

1. D　2. B　3. A　4. C　5. D　6. A　7. B　8. A　9. C　10. C
11. D　12. B　13. D　14. C　15. C　16. B　17. D　18. C　19. B　20. B
21. B　22. A　23. B　24. C　25. A　26. D　27. A　28. D　29. C　30. D
31. D　32. C　33. B　34. A　35. D　36. D　37. D　38. A　39. C　40. C

项目七

1. C　2. A　3. A　4. B　5. A　6. D　7. C　8. D　9. D　10. C
11. A　12. D　13. B　14. C　15. B　16. A　17. D　18. D　19. B　20. C
21. B　22. D　23. C　24. C　25. B　26. C　27. B　28. A　29. D　30. B

项目八

1. D　2. C　3. B　4. D　5. B　6. B　7. A　8. A　9. B　10. D
11. C　12. C　13. D　14. D　15. A　16. B　17. C　18A　19. A　20. B

参考文献

[1] 叶青，刘中军. 计算机基础 [M]. 北京：中国医药科技出版社，2017.

[2] 李畅. 计算机基础 [M]. 北京：中国医药科技出版社，2017.

[3] 王博. 计算机应用基础 [M]. 北京：人民卫生出版社，2016.

[4] 刘丹丹，李玲，姜洋. 医学信息检索 [M]. 北京：人民卫生出版社，2016.

[5] 胡浩江. 计算机应用基础 [M]. 北京：中国劳动社会保障出版社，2016.

[6] 金艳，庞津. 医药信息技术基础 [M]. 北京：中国医药科技出版社，2015.

[7] 李安华，周建军. 计算机应用基础 [M]. 西安：西安交通大学出版社，2015.

[8] 曾文权，郭永玲. 计算机技术基础 [M]. 北京：高等教育出版社，2014.

[9] 胡国生，吴俊君. 计算机应用基础项目驱动教程 [M]. 重庆：西南师范大学出版社，2014.

[10] 胡军，底利娟，郭成. Internet 应用 [M]. 北京：电子工业出版社，2014.

[11] 陈涛，庞津. 医学计算机应用基础 [M]. 北京：高等教育出版社，2012.

[12] 叶莉华. 医患沟通过程现状及其影响因素研究 [D]. 长沙：中南大学，2012.

[13] 袁琳. 论政府在构建和谐医患关系中的责任 [D]. 石家庄：河北师范大学，2012.

[14] 王淼. 医疗卫生信息化建设存在的问题与对策 [J]. 中国卫生产业，2012，11 (6)：26.

[15] 郝龙海. 信息技术应用基础 [M]. 北京：人民卫生出版社，2011.

[16] 张洪. 浅谈医患关系管理中的信息化建设 [J]. 现代医院，2011，(1)：246.

[17] 杨鹏宏，韩俊. 医院管理决策支持系统的建设方法 [J]. 中国数字医学，2011，7 (2)：90 – 92.

[18] Han Jiawei, Kamber Micheline. 数据挖掘：概念与技术（影印版）[M]. 北京：高等教育出版社，2000.